协和内科住院医师手册

（第三版）

主　　审：吴　东　李　剑

名誉主编：赵久良　冯云路

主　　编：施　文　沈恺妮

中国协和医科大学出版社
北　京

图书在版编目（CIP）数据

协和内科住院医师手册 / 施文，沈恺妮主编. —3版. —北京：中国协和医科大学出版社，2021.5

ISBN 978-7-5679-1666-1

Ⅰ. ①协… Ⅱ. ①施… ②沈… Ⅲ. ①内科－疾病－诊疗－手册 Ⅳ. ①R5-62

中国版本图书馆CIP数据核字（2021）第093777号

协和内科住院医师手册（第三版）

主　　编：施　文　沈恺妮
责任编辑：戴申倩
封面设计：许晓晨
责任校对：张　麓
责任印制：卢运霞

出版发行：中国协和医科大学出版社
（北京市东城区东单三条9号　邮编100730　电话010-65260431）

网　　址：www.pumcp.com
经　　销：新华书店总店北京发行所
印　　刷：三河市龙大印装有限公司

开　　本：787mm×1092mm　　1/32
印　　张：17.5
字　　数：550千字
版　　次：2021年5月第3版
印　　次：2022年10月第8次印刷
定　　价：75.00元

ISBN 978-7-5679-1666-1

敬献
北京协和医院建院100周年

《协和内科住院医师手册》历任主编

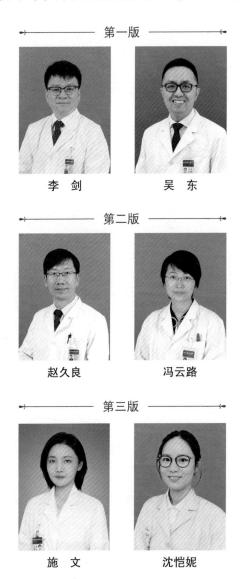

第一版

李 剑　　　　　　吴 东

第二版

赵久良　　　　　　冯云路

第三版

施 文　　　　　　沈恺妮

编　委　会

序 一

健全的住院医师培训制度是现代医学发展的必然要求。1921年，北京协和医院率先建立了国内住院医师培训制度。一直以来，住院医师培训始终是协和临床教学和人才培养的重要法宝，张孝骞、林巧稚、曾宪九等一代医学大家都因此受益。协和内科继承和发扬了这一宝贵传统，尤其重视对住院医师的培养，致力于通过严格系统的训练，使内科住院医师掌握扎实全面的临床知识，具备独立工作的能力，养成过硬的科研和教学能力，为各专科输送人才。

经过多年探索，协和内科住院医师培训形成了一套独特的模式：一是发扬协和"三基三严"传统，重视内科通识教育；二是努力培养复合型人才，提高医师胜任力；三是实行总住院医师制度，择优强化培训；四是加强国际交流，开拓国际视野。内科鼓励住院医师发挥自身特长，主动参与临床教学和文化建设。《协和内科住院医师手册》即出自我们的住院医师之手，目前已出第三版，国内内科住院医师几乎人手一册，在全国产生了广泛影响和示范效应。第一版和第二版《手册》编委中，有的已成为各专科骨干，有的参加了2020年的援鄂抗疫，正在成长为协和乃至医界的中坚力量。一代代协和内科住院医师在这本手册的滋养下成长，这是最令人欣慰的。

十年树木，百年树人，正是有了一代又一代协和人的坚守和传承，协和文化才能薪火相传，医学事业才能不断发展壮大。希望协和经验能够对国内住院医师规培事业提供有益借鉴，希望广大内科住院医师在"健康中国"美好蓝图的指引下，守正创新、奋发有为，为人民健康事业再立新功！

张抒扬

北京协和医院院长

序　二

　　《协和内科住院医师手册》第三版问世了，这本手册汇集了协和医院内科住院医师的心血，是他们对艰苦的工作实践的总结和升华。这本手册自2008年第一版起平均每六年再版一次，说明这本书受到了读者的欢迎。

　　自1921年北京协和医院建院以来，住院医师一直接受最严格、系统和规范的培训，从未间断和放松。低年资住院医师、高年资住院医师、总住院医师，加上病房主治医师、专科教授，形成一个完整的团队（team）。在这个团队中，每级人员各司其职，使被诊治的患者得到了全面的照护。在诊疗过程中，住院医师是重要的组成部分，从最初的病史采集、查体，做出初步诊断与治疗方案，向上级医师汇报，共同讨论，再到具体实施这些方案，进行各种操作，观察病情变化，可以说他们最了解病人的每一细微的病情转变，与病人共同经历了整个诊疗过程并见证了预后与转归。他们了解作为临床日夜奋斗在患者旁边的住院医师最需要的知识是什么。正是基于这个原因，由他们编写这本书，才非常贴近实际，也正是因为这本书源于工作实践，才受到了广大读者的欢迎，成为一批批住院医师必读之书。

　　《协和内科住院医师手册》第三版秉承前两版的特点，从住院医师最需求的基本理论、基本知识、基本技能出发，结合医学进步、社会发展、人文关怀，增加相关内容，这些新的内容丰富了住院医师的知识，对我国近几年开始实行的住院医师规范化培训必将起到积极的作用。

张奉春

北京协和医院内科学系主任

第三版前言

《协和内科住院医师手册》（以下简称《手册》）第一版的编写和出版距今已有十二年。第一版的各位编委如今已成为各自领域的专家，历版《手册》也见证了国内住院医师规范化培训制度的建立和完善，陪伴了一批又一批内科住院医师的成长。

《手册》始终坚持由住院医师编写、关注住院医师需求，甫一问世便因其实用性和便携性受到了热烈欢迎。如今，即将与大家见面的第三版《手册》依然由正在接受协和内科培训的高年资住院医师担任编委，也将继续秉承实用、便携与准确的一贯传统。第三版《手册》较前两版在以下四方面进行了修订：一是各章节内容大幅更新，并增加了危重症患者院内转运、体外膜氧合、无创机械通气、消化内镜注意事项、难辨梭菌感染、IgG4相关性疾病、骨质疏松、颅内静脉系统血栓形成、口服降糖药及胰岛素的使用等新章节，力求与时俱进，更好地满足住院医师的工作需求；二是对章节结构进行了调整，如感染性疾病部分，调整为以感染部位作为主要章节的分类依据（如泌尿生殖系感染、皮肤软组织与骨感染等），其他系统分论部分则按照常用检查、重要症状学、重要疾病的顺序统一编写，以期更符合临床学习和工作的习惯；三是附录部分大量增补，加强了相关章节之间的互引，便于读者翻阅查找；四是本次编写更多地参考了国内的指南和研究进展，以求更贴近国内患者的病情及需求。

当然，内科学博大精深，绝非一本《手册》可以囊括，本书仅能够为大家在遇到内科常见临床问题时提供初步的诊治思路，更深入的诊治方案还需要读者们查阅文献和专著，以及在临床实践中逐步积累经验。

第三版《手册》编委均为内科住院医师，囿于临床经验与水平，在编写中可能存在疏漏与不足，恳请读者们阅读本书后提出宝贵的意见与建议（敬请发至邮箱shiwen@pumch.cn和shenkaini@pumch.cn）。

最后，感谢第三版《手册》所有编委的辛劳付出，大家在忙碌的临床工作之余高效地完成了编写工作。感谢各位审校老师，他们都是各专科的资深医师，其中部分也曾是前两版《手册》的编委，他们渊博的学识与丰富的经验是编委们坚实的后盾。同时，也特别感谢前两版《手册》的主编们，他们的指导与鼓励鞭策我们不断成长，让我们受益良多。希望第三版《手册》能够继续为内科住院医师提供帮助与支持，让内科临床工作更具条理，让医疗诊治更加规范安全。

施　文　沈恺妮

北京协和医院内科

2020年10月

第二版前言

自《协和内科住院医师手册》第一版面世以来，获得广大临床医生的高度评价。五年来，这本手册迅速在业内成为了抢手的"工具书"，我院内科住院医生和相关临床科室住院医生几乎人手一本，同时也是进修医生最喜爱的一本手册。这主要得益于其编写的宗旨是解决住院医生临床工作最常见问题，培养住院医师独立分析、独立处理临床问题的能力，所以成为极具实用价值的"口袋书"。

再版时延续同样的理念，同时重点考虑临床新知识、新技术的更替，所以更新逾半的内容。同时增添了新专题内容，包括临床工作规范、知情同意、医患沟通、病房教学、过敏性休克、顽固性呃逆、吸入性肺病/肺炎、息肉/息肉病、感染性休克、布氏菌病、POEMS综合征、淀粉样变性、抗磷脂抗体综合征、成人斯蒂尔病等。另外，第二版重点内容在于强调住院医师基本技能的培训，包括快速解读ECG、ABG、CXR、肺功能、骨髓涂片等，我们希望能够通过上述更新使得手册内容更贴近临床实践，给住院医师临床工作带来更多帮助。

当然，临床医学知识浩如烟海，单靠一本手册不可能囊括所有内容，本手册仅针对住院医师面对临床常见问题的诊断和早期处理思路上提供帮助，具体更深入的内容还需查阅相关文献和专业书籍。

最后，非常感谢本手册第一版的编委会成员，他们渊博的临床知识，精湛的临床技能以及在第二版编写过程中的指导都是对我们莫大的鼓励和支持；感谢再版的所有编者，他们都是临床一线工作的内科住院医师，在繁忙的临床工作中积极参与编写和修订工作。

衷心希望《协和内科住院医师手册》能够一如既往地为每一位读者在临床实践中提供帮助！

赵久良　冯云路

北京协和医院内科

2014年3月

第一版前言

本书的编者都曾经或正在接受协和内科的训练，在临床一线的工作中，我们迫切地感到住院医师需要一本贴近临床实际、能够指导日常工作的"口袋书"，需要的时候拿出来翻一翻，不仅能省去查找资料的时间，也能为工作提供不少帮助。

事实上，美国的内科住院医师培养也有类似的经验，最著名的住院医师手册有两本：一本是哈佛大学麻省总医院的 *Pocket Medicine*，另一本是加州大学旧金山分校的 *Hospitalist Handbook*。这两本手册内容精炼，实用性和知识性并重，极受临床欢迎，综合医院的内科住院医师和实习医师几乎人手一册。受此启发，2006年我们根据协和内科的工作实际，并结合最新诊治进展，编写了本书的前身——协和医院内科住院医师手册(内部版)。没有想到，这本手册受到了热烈的欢迎，短短几天时间就被一"抢"而空，很多来协和进修的外院医师也纷纷向我们索取该书。这说明我们的工作符合临床的需要，让我们很是欣慰。

为了能与更多的同道和读者分享我们的知识与经验，我们决定正式出版该书。在出版过程中，得到了大内科各位主任和中国协和医科大学出版社极大的支持和帮助。在此表示诚挚的感谢！

本书力求以最精炼的语言总结和概括临床工作（主要是病房和急诊）中最常遇到的问题，遵循准确性和实用性的编写原则。更多需要读者在了解原则性建议后，灵活运用在临床实践中。

希望通过我们共同的努力，不断充实和完善这本手册。在住院医师培训中发挥更大的作用。

李 剑 吴 东
北京协和医院内科
2008年5月

目　录

工作规范

■ 住院医师工作守则

　　临床工作中有很多不成文的守则，遵从这些守则会让你极大地受益。

1. 临床实践箴言
- 我们面对的是活生生的患者，他们理应得到关爱与尊重
- 必须确切掌握所有重要的病史、体征、检查结果、影像资料
- 患者病情很少突然恶化，而多是医师突然发现
- 知之为知之，不知为不知：病情关乎生命，容不得丝毫含糊
- 学习、学习、再学习：不断"充电"以提高自己，以问题为导向的学习更高效
- 效率是关键：有效利用时间，分清主次
- 热情：保持正能量。繁重琐碎的工作容易导致倦怠甚至耗竭（burnout）
- 要有足够的睡眠和运动，培养兴趣爱好，陪伴家人和朋友

2. 医护配合
- 了解并尊重每个科室护理工作常规
- 迅速准确地处理医嘱：查房后及时调整医嘱，值班时变动医嘱及时告知护士
- 不管多么棘手的问题，绝不可在患者面前相互指责或埋怨

3. 医患沟通
- 病情变化前花15分钟谈话，比变化之后花2个小时谈话更有效
- 及时告知患者目前病情及后续计划，让患者对诊疗进度心中有数
- 重视患者体验，有效改善症状是建立良好医患关系的基础

4. 良好的工作习惯
- 每日早晨交班前巡视患者
  - ✓ 巡视患者前看体温单、I/O、临时医嘱、血糖谱，和值班医师快速交流
  - ✓ 询问患者昨夜情况，测量生命体征，简单查体
  - ✓ 告知患者今日检查安排、注意事项、医嘱变化
- 每日问自己
  - ✓ 我的患者有哪些治疗需要调整（注意激素、抗生素等使用天数）？
  - ✓ 我的患者用药能否精简？
  - ✓ 我的患者有哪些管路可以去除？
  - ✓ 我的患者还需要做哪些检查/治疗？
  - ✓ 我的患者达到什么目标就可以出院？

■ 查房

　✓ 按照SOAP方式汇报病例（见**工作规范：日常病程记录**）

　✓ 列出目前问题，按紧迫和重要程度逐一分析，给出自己的判断和计划

　✓ 积极主动：不要问主治医师自己该干什么，应该问能不能这样干

■ 下午巡视患者

　✓ 与患者讨论目前病情、诊疗进度及下一步的计划

　✓ 告知患者已回报的化验检查结果

　✓ 告知患者次日的检查安排、注意事项（是否需空腹、是否需家属陪同）

　✓ 了解患者及家属对病情和诊疗的看法，有哪些顾虑，有无不满意之处

■ 下班前核对所管患者医嘱是否有误

■ 注意检查的预约日期及回报日期（尤其是非当天回报的结果）

■ 注意特殊检查的操作前准备、操作流程、操作后注意事项

■ 临床工作规范

住院医师主要日常工作包括新收患者、开医嘱、书写入院病历、汇报病例、书写病程记录、办理出院等。其间会有各种经验、体会，甚至教训。应探索出一套适合自己的工作流程，以便高效、准确、优质地完成临床工作。

■ 新收患者常规

1. **提前了解病情**：通过总值班或主治医师口头病情介绍、既往住院或门诊记录，了解大致病情、本次入院目的、目前用药、已完成/未完成的检查

2. **快速评估，识别急危重患者**
   - 了解所在科室常见急危重症及识别方法
   - 患者来到病房后迅速测量其生命体征：T、HR、RR、BP、SpO_2
   - 对于急危重症患者
     - ✓迅速评估
       - » 一般情况：意识状态、活动状态
       - » 循环：基础血压、尿量及末次排尿时间、皮肤灌注情况
       - » 呼吸：呼吸频率、氧合、肺部体征
       - » 治疗：已接受何种强度的器官支持治疗
     - ✓迅速完善：ECG、ABG、急查血常规、肝肾功、心肌酶、凝血2、血型（配血）、输血八项、必要的影像学检查（胸片、床旁超声、CT等）
     - ✓迅速判断威胁生命的主要问题，并给予紧急处理
     - ✓及时向上级医师汇报病情
     - ✓与家属沟通病情，签署病危通知及抢救知情同意书

3. **初步了解病情，开医嘱**
   - 一般治疗
     - ✓严重程度：病重、病危
     - ✓定期监测：心电监护、血压测量、血糖谱
     - ✓活动情况：绝对卧床、床旁活动、陪护
     - ✓氧疗：鼻导管、文丘里面罩、储氧面罩、无创呼吸机
     - ✓饮食：普食、低盐低脂饮食、糖尿病膳食［每日热卡＝（身高-105）×25kcal］、低蛋白饮食、少渣、软食、流食、禁食禁水
     - ✓记24h I/O、测体重

- 目前用药
  - ✓ 充分利用出院记录、病房及门诊医嘱记录、外院病历摘要、医嘱单等
  - ✓ 与患者再次确认药物用量及频次
- 实验室检查：第二天的抽血化验、影像检查等

4. 详细采集病史、体格检查

5. 与患者及家属沟通
- 首次见面做好自我介绍
  - ✓ "您好，我是您的主管医师，我姓×"
  - ✓ 交代病房常规：如何找到主管医师，什么情况下需要呼叫值班医师
- 了解患者及家属对病情的理解、对治疗的期望
- 与患者及家属讨论本次入院的诊疗计划及时间框架
- 确定拥有主要决策权的家属，要求家属留下常用联系电话
- 签署必要的知情同意书

6. 病历书写
- 入院8h内完成首次病程记录，24h内完成入院记录，48h内完成主治医师首次查房记录

■ 如何汇报病例

汇报病例是上级医师评估住院医师能力的重要依据。汇报病例既需要知识积淀，也需要反复练习，不要指望第一次就做到完美！随着时间的推移，你将学会简明且有条理地总结患者的临床信息。

1. 主要原则
■ 照着入院记录念病历，说明住院医师能力不足或动力不够
■ 用自己的语言来讲述，简明扼要、重点突出，4～5分钟内完成
■ 有思路：包含对病情的理解，对目前问题的判断及诊疗计划
■ 有条理：按照时间和逻辑顺序，符合临床思维原则

2. 病例结构
■ **人口学特征及主诉**：始终以一句话开始："患者姓名、性别、年龄，主因×××于××时间收入病室"
■ **现病史**：以主要症状为核心，按照时间顺序介绍主诉、核心及伴随症状、加重及缓解因素、检查结果、主要治疗（重点药物需介绍剂量及疗程）及治疗反应，如"患者10天前无明显诱因出现发热，体温38.5℃，伴干咳，无呼吸困难""当地医院予莫西沙星0.4g qd静脉输液5天，发热、咳嗽无好转，并出现活动后气短"
■ **既往史、过敏史、个人史**：重点介绍与目前病情及处理相关的信息，如"诊断2型糖尿病20年，接受胰岛素治疗，血糖控制可，有糖尿病肾病，入室查肌酐220μmol/L"。简单介绍个人史，如"北京市民，已婚，高中教师，否认近期外出，吸烟20年，每日10支，否认饮酒史"
■ **体格检查**：生命体征，重要的阳性及阴性体征
■ **检验/检查结果**
■ **评估及诊疗计划**：总结目前患者主要问题，提出你的判断及诊疗计划

■ 日常病程记录

1. 书写原则
■ 重点突出、简明扼要，始终贯穿两条主线
  ✓ 病情现状、变化及转归
  ✓ 医师对病情的分析、判断，对病情变化的预测，拟定或调整诊治方案的思维和依据

2. 病程格式（SOAP）
■ 日期、时间、重要治疗（如抗生素、激素、免疫抑制剂、化疗）疗程，如"HD-Arac化疗5.5g q12h第3天"
■ **Subjective**主要症状
  ✓ 一般情况：精神、饮食、睡眠、体力活动
  ✓ 新发症状、既往症状的变化、重要的阴性症状
■ **Objective**客观结果
  ✓ 出入量、体重
  ✓ 查体：生命体征、心肺腹重点查体、阳性体征复核、新症状相关查体
  ✓ 检验/检查结果：重要的正常指标、有临床意义的异常结果
  ✓ 相关科室会诊意见
■ **Assessment**评估
  ✓ 目前存在的主要问题→诊断及鉴别诊断
  ✓ 病情评估、预后判断、后续可能出现的问题
■ **Plan**诊疗计划：调整诊治方案
■ 与患者及家属沟通的情况（告知病情、签署医疗文书、了解家属诉求等）

3. 有创操作、输血、危急值、专业组查房、多科会诊、重大病情变化等，须单独记病程

4. 及时打印并签名：必要时需上级医师同时签名

8

■ 患者出院管理

1. 出院需要满足的条件
- 原发病及合并症处于稳定状态，已制定长期治疗方案
- 所需治疗强度已降至最低，且能在院外安全地进行
- 新加用的药物未见明显不良反应
- 关键的化验、检查、病理、会诊已完成并拿到结果

2. 出院前准备（24～48h内）
- 患者出院后是否需应用特殊设备：如吸氧装置、肠内营养泵、胰岛素注射笔等
- 拔除尿管、胃管、静脉通路等，如带管离院需要签署知情同意书
- 归还患者外院资料，包括病历、化验单、影像资料等
- 草拟出院证明，请上级医师确认最终出院诊断（须符合DRG要求）和医嘱

3. 撰写出院证明
- 梳理患者入院后检验、检查、会诊结果，核实出院诊断
- 日常活动注意事项
  - ✓ 戒烟/戒酒/低盐低脂饮食/限制每日热卡/低蛋白
  - ✓ 避免剧烈运动/是否可开车/多久后可工作
  - ✓ 伤口护理：几日换药/拆线/能否洗澡
- 出院带药
  - ✓ 药物用法、用量、疗程
  - ✓ 抗生素、糖皮质激素及免疫抑制剂的具体用法
- 注意观察哪些症状，何时复查哪些指标，警惕药物不良反应
- 确定随访医师和门诊复诊时间，完成门诊预约

■ 如何交接班

交接班是住院医师之间评价对方工作能力、工作作风甚至"人品"的重要依据。在日常工作中逐渐建立自己的良好口碑很重要！宁可自己多辛苦，也绝不要把工作推诿给同事，更不能给队友"挖坑"。

1. 交接班原则

- 每日下班前口头交班，周末口头＋书面交班
- 交班目的：维持诊疗连续性、保证患者安全、体现团队协作
- 简明、直接，提供对值班医师最有用的信息（应包括自己的判断）
  - ✓ 如果患者已经明确诊断，无须介绍主诉和症状，如"××患者，65岁，男性，因肺炎就诊"，不需要说"咳嗽、咳痰1周，发热3天"
  - ✓ 如果患者诊断不明，总结其临床症状及目前判断，如"××因胸痛入院，性质似心绞痛"，不需要说"左侧胸痛，持续不缓解，向左肩放射，与体位无关"
  - ✓ 不需列出所有合并症，仅简述可能会出现症状、需要处理及与此次入院相关病史即可
- 在交班前务必完成自己的常规工作，尽可能减轻值班医师的负担
  - ✓ 不要将一个病情不稳定且未完成评估和处理的患者径直交出去，这样做对你的同事不公平，而且会给所有人留下坏印象！至少要完成评估，做好简单处理，并向上级医师汇报后方可交班
  - ✓ 如果患者即将转科/出院，请提前完成转科记录/住院证明书、医嘱处理、医疗结算，不要留给值班医师
  - ✓ 要准备整个"链条"而不仅仅是某个环节：如果你计划复查血常规以决定是否输血，请确认你已充分告知患者及家属，已签署输血同意书，已联系血库备血
- 给值班医师交代任务要具有可操作性：如"患者目标血钾4.0～5.0mmol/L，目前血钾3.0mmol/L，晚10点复查电解质，若仍低于4.0mmol/L，需加强口服补钾"
- 推己及人：你希望别人如何向你交班，就怎样向别人交班
- 危重症患者在床旁交班，方便接班医师详细了解病情

2. 交班格式

- 患者床号、姓名、年龄、性别，如"××床患者××，50岁男性"
- 是否病危/病重、抢救意愿，如"病重，有创抢救全同意"

10

- 目前诊断：如"诊断考虑皮肌炎继发肺间质病变，Ⅰ型呼衰"
- 主要治疗：如"××日至××日予甲强龙1g×3d冲击治疗，目前序贯甲强龙48mg qd、环磷酰胺0.2g qod治疗原发病"
- 目前情况及生命体征：如"目前患者体温正常，氧合情况较入院改善，鼻导管4L/min氧饱和度可维持在96%左右，呼吸频率26次/分，血压130/80mmHg，心率80次/分"
- 主要合并症：如"患者有类固醇糖尿病，目前胰岛素控制血糖，血糖控制可"
- 值班注意事项：如"请监测患者体温，警惕感染；请监测患者氧合情况及呼吸频率，若呼吸情况恶化，予升级吸氧条件，必要时请复查胸部影像"

■ 急诊工作原则

■ 急诊大多数诊疗问题都由住院医师独立决定，比病房值班难度更大，风险更高

■ 与病房不同，急诊工作的首要目标是迅速发现并及时干预可能威胁生命的急症，而不是弄清所有细节（"先开枪再瞄准"，而不是"先瞄准再开枪"）

■ 必须掌握可能致命和对诊疗时机要求高的急症，如急性冠脉综合征、心肌炎、心衰、主动脉夹层、肺栓塞、肺炎、气胸、急腹症、宫外孕、脑血管意外、脑膜炎、休克等

■ 每一位急诊患者，均需确定病情是否危重，有无隐患，是否需要留观

■ 接诊患者，首先看生命体征，再观察一般状况，然后开始询问病史

■ 无时无刻不忘"勤做"心电图
  - ✓ 胸痛、胸闷、呼吸困难等心脏相关主诉
  - ✓ 生命体征异常：SBP＜90mmHg或＞180mmHg，HR＞100bpm（beat per minute），RR＞30次/分
  - ✓ 老年人
  - ✓ 病情未明者
  - ✓ 意识障碍无法交流者

■ 任何检查结果，尤其是影像学结果，均要亲自看到并仔细分析，绝不能依赖他人口头交代

■ 好记性永远不如烂笔头，任何信息均要及时记录，不要指望自己能记住任何信息；"左"和"右"有时字迹不易辨别，写成"L"和"R"更好

■ 除非你有确切把握，否则不能轻易放走患者。留下所有未完成接诊的病历记录，借出会诊前要登记，再忙乱也要在患者临走前回顾病历，做好病情及医嘱的沟通、解释。同时重新整理诊疗思路，再次确认有无疏漏
  - ✓ 就诊的主要问题是否解决？
  - ✓ 生命体征是否平稳？
  - ✓ 是否已充分告知病情及注意事项？
  - ✓ 是否已安排随访？

■ 绝不要对患者说"你没病"！

■ 充分沟通，充分交代病情！告知每一位患者病情及治疗计划！并要有书面记录，不要指望患者能够记住所有信息及医嘱
  - ✓ 嘱咐肠梗阻、急性胰腺炎、消化道出血以及外科术前患者禁食水

- ✓ 嘱尿路感染患者多饮水，勤排尿
- ✓ 嘱心力衰竭患者记24小时出入量，测体重，酌情利尿，监测电解质
- ✓ 嘱醉酒、呕吐、咯血患者侧卧位，警惕窒息
- 及时预见患者可能出现的问题，提前和家属沟通
- 如果在病情处理或者护理上出现任何差错，不要试图掩盖，要向上级医师汇报，坦率承认自己的过失，并向患者解释及做好补救措施
- 内科往往是所有患者的首诊科室，鉴别诊断思路须广阔
- 特殊患者特殊对待
  - ✓ 年轻患者一定要确认年龄，18岁以下禁用氟喹诺酮类
  - ✓ 妊娠期、哺乳期妇女，药物选择需谨慎
  - ✓ 拟近期妊娠妇女，避免射线
- 注意诊室拉帘，保持诊室安静，保护隐私
- 熟记一些常用的口服及静脉用药的用法、价格，有助于提高工作效率
- 下班后充分休息，精力充沛才能在工作时反应敏捷，游刃有余
- 始终保持耐心和风度，因为换班的时刻马上就到了！
- 对于没有把握的问题，不要犹豫，不要有侥幸心理，要及时请示上级医师
- 不要强迫自己解决所有问题，很多急诊患者可以去看门诊、可以回家观察、可以去其他医院完成治疗
- 疲于应付时，要清醒地意识到自己的能力已达极限，应及时请上级医师协助，将患者转至留观室、抢救室或协助处理棘手病例等

Oxford Handbook of Emergency Medicine, 4th ed, 2012, 4.

■ 知情同意

1. 概述

■ 法律、伦理及职业素养均要求医师为患者提供充分信息，帮助患者了解病情并做出恰当决策，从而确保患者安全以及拥有自主权利

■ 任何有创操作，以及存在明显风险的治疗措施，均需事先签署知情同意

■ 签署知情同意仅代表医师履行了告知义务，不牵涉发生医疗纠纷时责任判定

2. 医患共同决策（shared decision-making）是主流模式

3. 如何评估患者的独立决策能力

■ 患者是否**理解**目前病情：请告诉我您对自己目前病情的了解

■ 患者是否**知晓**当前选择的获益和风险：您认为自己是否需要这种治疗？这种治疗会给您带来什么？如果不治疗将会怎样？

■ 患者是否做出**理性**决策：什么原因让您接受/拒绝我们推荐的治疗方案？

■ 患者是否表达**前后一致**的选择：请您再次确认是否做出上述决定？什么原因使您很难做出选择？

■ 如上述四点均能达到，则患者对当前问题具有独立决策能力

■ 如不能做到以上四点，并且在改善沟通方式（选择通俗易懂的语言，确保患者听清），改善疾病状况（控制感染、纠正低氧、改善肝功能、纠正氮质血症、改善抑郁状态），避免应用镇静药物，稳定情绪（镇痛、根据需要家属在场/回避）后仍然不能做到，则不具有独立决策能力

4. 知情同意的步骤

■ 评估患者有无独立决策能力

■ 解释干预措施的风险及获益：应用通俗语言，描述具体细节

■ 讨论其他可能的选择（包括不干预），及其相关风险和获益

■ 评估患者是否已经完全理解，让患者按照自己的理解复述

■ 签署知情同意书并在病程中记录

5. 紧急情况下知情同意

■ 紧急情况下为抢救生命，可假定患者知情同意。但若情况允许，务必通过授权委托人获得知情同意，并且在病程中详细记录。务必向医院上级部门汇报

■ 可通过电话方式获得知情同意，但需要由另外一位医院工作人员见证并在病程中详细记录

6. 知情拒绝

- 与知情同意同等重要，尤其是可能出现违背医师建议或将自己置于不利境地的患者，评估患者决策能力，并按照上述步骤完成知情拒绝的签署
- 患者可能拒绝签署知情拒绝，必须在病程中详细记录，并有医院其他工作人员见证

NEJM 2007, 357: 1834-1840.

J Gen Intern Med 2006, 21: 867-873.

协和医学杂志 2018, 03: 77-80.

■ 如何与患者家属谈话

1. 谈话前准备

■ 充分了解病情，明确沟通目标

■ 确定参加人员
   ✓ 邀请家庭成员参加，提前明确哪一位家属具有决定权
   ✓ 请示上级医师是否参与，是否需要请其他科室医师一同参加
   ✓ 明确由哪一位医师来主持谈话

■ 可能的情况下，应在"安静，不被打扰环境中进行谈话"

2. 开场白

■ 自我介绍，并请患者家属逐一介绍与患者之间的关系

■ 询问家属是否了解病情，如"您父亲目前病情不太乐观，这些情况您知道吗？"

3. 切入正题

■ 用通俗的语言解释患者目前的病情，避免用医学专业术语

■ 告知患者目前面临的问题，有哪些选择，以及每种选择的获益与风险

■ 交代可能的预后及大概时间：数小时至数天，数天至数周，数周至数月等

■ 询问患者本人的意愿，如"您父亲是否曾提到过如果他病情危重时希望医师怎么处理？"

■ 明确患者及家属所关心的问题，并作出解答

4. 结束谈话

■ 询问在场家属还有什么疑问，总结谈话做出的决定，并安排下一步计划

■ 在病程中记录此次谈话以及下一步计划

5. 避免使用的语言

■ "我们没有什么可以帮你的了。"即使总体预后不佳，医师仍然有义务帮助患者改善症状、减轻疼痛、提高生命质量

■ "您愿意我们尽一切可能帮助您母亲吗？"内容过于宽泛，不具体

■ "您还是放弃治疗吧。"避免使用"放弃"这类词汇

■ "这样做没有任何意义。"避免直接否定患者及家属

■ 如何告知坏消息

SPIKES六步法是一套常用的告知坏消息的方法，主要步骤如下。

1. 准备合适的环境（SETTING up the interview）
■ 安静、相对隐私的场所，最好是独立的谈话室。如果在床边，拉上帘子制造适合谈话的氛围
■ 根据患者的意愿，邀请家庭成员参加
■ 坐下来谈话，注意倾听，保持眼神接触
■ 预留充足的时间，避免打扰，将值班手机调至静音或由同事代为接听

2. 了解患者对病情的看法（assessing the patient's PERCEPTION）
■ "您对目前的病情是怎么看的？"

3. 获取患者同意（obtaining the patient's INVITATION）
■ "我们对您的病情有了一些发现，现在可以和您聊一聊吗？"

4. 提供知识与信息（giving KNOWLEDGE and information to the patient）
■ 预警，医师即将告知坏消息："很抱歉，我要告诉您一些不好的消息"
■ 使用患者能理解的语言，避免使用医学术语
■ 将信息分成小段讲述，时不时确认患者能否听懂
■ 避免过分的直率，如"您的癌症已经转移了，不治疗很快就会死亡"

5. 共情（addressing the patient's EMOTIONS with empathic responses）
■ 观察患者的情绪表现，如眼含泪水、表情悲伤、陷入震惊
■ 与患者探讨他/她的情感体验："可以看出来，您对此很失望"
■ 努力找出患者情感体验背后的原因，"您看上去很沉默，是否可以告诉我您在想什么？"
■ 在患者表达自己的情感之后，让患者知道你与他/她情感相通："看到这个结果，我完全能够理解您的心情"

6. 总结与计划（STRATEGY and SUMMARY）
■ 讨论治疗计划，既包括整体的计划，也包括具体的目标如减轻疼痛、控制症状
■ 总结谈话的主要信息

The Oncologist 2000, 5（4）：302-311.

■ 临床教学

　　教学医院承担着培养下一代医师的重要责任，临床和教学相得益彰。每位医师的教学风格不同，但好的临床教师往往具有如下特点。

1. 一般原则
- 教学的本质不在于传授本领，而在于激励、唤醒、鼓舞和表率
- 讲授一般原则、传授临床思维、培养良好的行为习惯
- 榜样的力量是无穷的，身教重于言传

2. 提前计划：绝大部分有效的教学都不是自发产生的
- 轮转开始时，讨论病房常规工作流程及对学生的要求，制订目标与计划
- 每日查房前评估病情，明确需要密切观察、深入讨论的患者
- 查房前（或者前一天晚上）花一些时间回顾病房患者的病情，明确哪些是教学机会以及可能的教学主题，并据此做相应准备
- 按计划安排正式的教学：如主治医师讲课、住院医师/医学生汇报

3. 床旁教学
- 床旁教学耗时较多，但深受学生欢迎，尤其适合病史采集、体格检查或医患沟通教学
- 开始时清晰定义教学目标，结束时总结要点
- 临床思维教学：通过具体病例让学生参与临床决策，并讨论其中思维过程

4. 教学模式举例——一分钟教学法
- 在学生汇报病例后，按照如下五步实施。
- 确定主题（你认为患者目前的主要问题是什么？）
- 询问学生得出该结论的理由（哪些要点支持你的诊断？）
- 传授一般原则（对于有肺结构病变的患者，经验性抗感染要覆盖铜绿假单胞菌）
- 强化做对的部分［多发血栓栓塞的患者你想到问口腔溃疡、外阴溃疡（白塞综合征？），这是很好的］
- 修正错误（刚才触诊肝脾的时候患者表情很痛苦，可以尝试改进触诊的手法）

5. 评估与反馈
- 及时（比如学生汇报完当时）、具体的反馈往往最有效

- 建议安排时间进行正式的评估与反馈
- 反馈方法举例
  - ✓ 询问学生的自我评价："你觉得刚才自己做得怎么样？"
  - ✓ 对事不对人
  - ✓ 鼓励、强化好的行为
  - ✓ 给出具体的建设性的建议
  - ✓ 提出改进的目标与计划

BMJ 2008, 336: 827-830.
Fam Med 2003, 35: 391-393.
Q J Med 2015, 108: 435-442.

值　　班

■ 值班原则

- 与日常工作不同，值班的首要目标是及时发现并迅速干预可能威胁生命的急症，而不是明确患者的所有诊断
- 值班前做好充分准备：要有充足的休息；重视交接班工作；根据患者的危重程度制定诊疗计划，接班后按计划仔细巡视病房，评估潜在的危重患者
- 对于危重患者，应提前熟悉其病情及目前治疗，接班后务必亲自测量生命体征、查体，预估患者病情变化并制定可能突发情况的应急预案，提前与家属沟通
- 病情危重、诊断不明或治疗效果不明显时，及时与家属沟通病情，争取家属的理解。有效的沟通是降低医疗风险的关键！
- 对于没有把握的问题，及时请示上级医师

■ 早期识别危重患者

患者病情一般不会"突然"变化，而是医师"突然"发现其变化。

危重患者：至少每1～2h巡视一次。有潜在病情变化风险的患者：至少每2～4h巡视一次。

值

班

1. 重视新出现的难以解释的症状，尤其是报警症状
- 意识改变、生命体征变化（见下）
- 高热（体温>40℃）
- 头痛/颈强直/意识障碍
- 呼吸困难/呼吸频率增快
- 少尿或无尿
- 急腹症征象

2. 重视生命体征的变化
- 心率/心律
  - ✓ 窦性心动过速必须找到病因，首先考虑需要干预的情况：容量不足、发热、不适（痴呆、老年人或气管插管患者无法自我表达）等
- 呼吸频率：容易忽视的生命体征
  - ✓ 呼吸频率>24次/分或<8次/分提示病情严重
  - ✓ 呼吸增快是代谢性酸中毒的重要体征，如感染性休克、酮症酸中毒
  - ✓ 呼吸频率持续>30次/分需警惕呼吸肌疲劳，应评价有无气管插管指征
  - ✓ 呼吸节律异常，潮式或深大呼吸提示代谢性酸中毒
- 血压：血压下降是容量不足的晚期表现，避免在此时才意识到休克
  - ✓ 重视"坐起时头晕"等主诉，体位性低血压是容量不足的表现

3. 意识改变
- 神经兴奋性症状和意识障碍同等重要，兴奋、烦躁、大汗等提示交感兴奋，同样提示病情严重，可见于感染性休克、急性心梗、消化道大出血等

4. 重视对表现不典型患者的评估
- 老年人：临床表现不典型，机体储备能力差，有时难以自我表达
  - ✓ 感染可无发热，心梗可无胸痛，急性胆囊炎可无腹痛，务必仔细查体

24

✓ 重视老年人"习惯"的改变，如精神变差，食欲减退，嗜睡等，需床旁询问病史，详细查体，警惕病情变化
- **青壮年**：耐受力强，在病情急速恶化之前可自我代偿，易被忽略，必须重视异常的体征及实验室检查结果
- **免疫抑制患者**：体征可能不明显，影响鉴别诊断

5. 经验及建议
- 循环衰竭可以表现为呼吸症状，例如急性休克可表现为呼吸困难；反之亦然，例如呼吸性酸中毒可引起血压下降
- 动脉血气对于判断危重患者病情意义重大
- 容量不足依次出现的临床表现

由早至晚	心率加快（某些患者缺如，如服用β受体阻滞剂）
	皮温下降（感染性休克可缺如）
	静脉充盈不足（先外周，后中心）
	少尿（高渗性利尿时可不明显）
	意识障碍
	血压下降（晚期！）

　　危重患者的诊治模式不同于一般患者，及早干预是关键。在辅助检查结果回报之前就需干预，故临床判断十分重要！

■ 危重患者院内转运

根据患者病情,结合转运线路及所需时间提前制订转运计划。事先要设想转运途中可能出现的最糟情形,并由此作准备。

1. 评估患者是否为转运高危,权衡转运的必要性

■ 若转运目的为转诊至手术室、ICU进一步治疗,高危患者宁可冒转运风险,也应力求安全转运;若转运目的为外出检查,需充分权衡利弊,规避转运风险

	转运高危因素	特殊转运预案
中枢神经系统	$GCS \leq 8$分	保护性气管插管
	脊柱外伤或不稳定	脊柱固定、颈椎保护
	癫痫持续状态/躁动	镇静药、肌松药
	瘫痪	
心血管系统	新发胸痛或新发ECG改变	CPR准备、AED除颤仪
	新发导致血流动力学紊乱的心律失常(室速/室颤/房颤)	
	需血管升压药维持生命体征	升压药、输液泵、血管通路
呼吸系统	$PEEP > 10$和/或$FiO_2 > 0.6$	需考虑保护性气管插管
	呼吸频率<10或>24次/分	确认目前呼吸支持条件(氧浓度,气体流量,氧流量,压力支持水平,PEEP),氧源接头,管道长度,转运途中/接收科室条件,氧气储备量
	$pH < 7.25$	
	咯血	
	困难气道	
	需无创呼吸支持:BiPAP、CPAP	
消化系统	未控制的呕吐	体位、口咽通气道、负压吸引
	活动性消化道出血	血管通路、维持液、升压药
管路	引流管需持续开放甚至负压吸引	固定管路、确保管路通畅
	静脉通路无保护	
	颅内有引流或测压管	
	起搏器功能异常	CPR准备、阿托品

■ **需考虑气管插管转运的情况**:$GCS \leq 8$分,气道保护差,依赖正压通气的患者

2. 转运计划

■ 转运设备
    ✓ 监护设备:心电监护(蓄电),脉氧监测仪
    ✓ 呼吸支持:氧疗方式、氧气量(单位时间消耗量、转运时

间)、面罩、简易呼吸器，口咽通气道、气管插管包、是否需要简易吸引装置，转运呼吸机

✓ 注意氧气瓶支持时间：满瓶2000psi（磅/平方英尺）＝689MPa×2＝67.5标准大气压×2＝135标准大气压；病房常用氧气瓶为2.8L，最大氧流量15L/h→可使用2.8L×135标准大气压/流量15L/h＝25min

✓ 循环支持：升压药（种类和剂量、预期时间），微量注射泵（蓄电），避免维持液速度的调整，通路可靠程度，是否需要持续液体输注

✓ 熟悉抢救药盒内药品种类及使用方法

- 转运所需人员
  ✓ 危重患者推荐至少为一名医师＋一名护士，尽可能避免家属参与转运
  ✓ 转运人员需明确分工：高年资医师为转运领导者，应具备独立指挥抢救、行气管插管的能力，负责观察气道、监护仪；其他人员负责维护管路、维护药品通路及泵、推床、清障等

- 转运路线：明确目的地位置，必要时预先控制转运电梯，缩短途中等待时间
- 通知目的地（影像科、ICU、手术室等）
- 通知家属，转运风险较高的患者应签署知情同意
- 制定突发情况的处理预案：原地处理？返回科室？至就近科室？

3. 到达后的交接
- 阶段1：仪器和技术的交接
  ✓ 确认生命体征稳定
  ✓ 呼吸机、输液泵等仪器交接
  ✓ 核对输注的药物和液体

- 阶段2：信息交接
  ✓ 患者信息（年龄、体重、病史/手术史、过敏状况、基础生命体征、相关的实验室检查结果、诊断、目前的状况和生命体征）
  ✓ 进一步计划（抗菌药物方案、预防深静脉血栓的给药计划、将要做的检查、营养、在接下来6～12h的主要目标）

- 阶段3：讨论病情及问答
  ✓ 如为外出检查患者，询问检查所需时间，检查用药迟发不良反应的监测要点等

中华急诊医学杂志，2017，26（5）：512-516.
Int Anesthesiol Clin, 2013, 51（1）：43-61.
Crit Care Med, 2004, 32（1）：256-62.

■ 心肺脑复苏

一般原则

1. 保持冷静，立即组成抢救团队，明确抢救负责人（在上级医师未到来前，住院医师应承担抢救负责人的角色），尽快呼叫总住院医师和上级医师：说明地点、床号、患者猝死需要复苏

2. 抢救负责人分配任务：有大局意识，避免将注意力仅集中于某一细节。任务落实到具体个人

■ 抢救初期阶段
- ✓ 准备抢救设备：抢救车、除颤仪、监护仪、硬板、氧气通路、吸引器等
- ✓ 立即开始胸外按压
- ✓ 在除颤仪到达后应该检查是否有电、功能良好，连接监护仪
- ✓ 建立气道（简易呼吸器、气管插管）
- ✓ 建立静脉通路、给药
- ✓ 联络上级医师、急诊/ICU/麻醉医师、家属
- ✓ 记录医嘱及患者生命体征变化
- ✓ 清理现场，无关人员撤出

■ 抢救中间阶段
- ✓ 完善血气分析、留取化验标本、测血糖（人员允许情况下，专人跟进标本的送检和结果回报）
- ✓ 纠正可逆因素：6H、6T

6H	6T
Hypovolemia 低血容量	Coronary Thrombosis 冠脉血栓
Hypoxia 低氧	Cardiac Tamponade 心脏压塞
Hydrogen 酸中毒	Tension Pneumothorax 张力性气胸
Hyper/Hypokalemia 高钾/低钾血症	Pulmonary Thrombosis 肺栓塞
Hypoglycemia 低血糖	Trauma 创伤
Hypothermia 低体温	Toxins 中毒

- ✓ 与家属沟通病情变化

■ 抢救后期阶段
- ✓ 复苏成功后联系转运至ICU（见**值班：危重患者院内转运**）
- ✓ 记录抢救病程

3. 心肺复苏流程

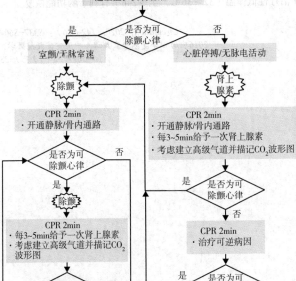

大声呼救，立刻开始进行CPR
- 吸氧
- 连上监护仪/除颤器

是否为可除颤心律

是 → 室颤/无脉室速
否 → 心脏停搏/无脉电活动

除颤

肾上腺素

CPR 2min
- 开通静脉/骨内通路

是否为可除颤心律 — 否
是 ↓
除颤

CPR 2min
- 每3~5min给予一次肾上腺素
- 考虑建立高级气道并描记CO_2波形图

是否为可除颤心律 — 否
是 ↓
除颤

CPR 2min
- 胺碘酮或利多卡因
- 治疗可逆病因

CPR 2min
- 开通静脉/骨内通路
- 每3~5min给予一次肾上腺素
- 考虑建立高级气道并描记CO_2波形图

是否为可除颤心律
是 →

CPR 2min
- 治疗可逆病因

是否为可除颤心律
是 →
否 ↓

- 如果没有自主循环恢复（ROSC）征象，则重复CPR 2min+肾上腺素+治疗可逆病因
- 如实现ROSC，则开始心肺复苏后治疗

值班

CPR质量
- 用力（按压深度≥5cm）并快速（100~120次/分）按压，并使胸廓完全回弹
- 尽量减少胸外按压过程中断
- 避免过度通气
- 每2min轮换一次按压员，如感觉疲劳可提前轮换
- 如果没有高级气道，应采用30:2的按压通气比

药物治疗
- 肾上腺素：每3~5min 1mg
- 胺碘酮：首剂300mg，推注；第二剂150mg
- 利多卡因：首剂1~1.5mg/kg；第二剂0.5~0.75mg/kg

电除颤
- 双相波：除颤仪厂家推荐能量（初始能量120~200J）如果未知，使用最大剂量；第二次和随后的能量应相当，且可考虑使用更高能量
- 单相波：360J

高级气道支持
- 气管插管或声门上高级气道
- 持续按压同时，呼吸频率设为10次/分

自主循环恢复（ROSC）
- 脉搏和血压
- CO_2波形突然持续升高（通常≥40mmHg）
- 动脉内监测到的自发性动脉压力波

4. 复苏后支持
- 应尽早转入ICU进行复苏后综合治疗
- 病因治疗，若怀疑STEMI，立即行冠状动脉血管造影
- 治疗性低体温（32~36℃，至少24h）有利于脑功能恢复

Circulation, 2020; 142（16）: S337-S604.
2016中国心肺复苏专家共识，中国灾害救援医学，
2017, 5（1）: 1-23.

值

班

■ 低血压与休克

低血压诊治思路

1. 保证血压测量准确，了解患者基础血压
- 复测血压，疑有肱动脉狭窄需更换对侧上肢测量，必要时可测量下肢血压
- 绝对低血压：BP<90/60mmHg（基础血压即偏低者除外）；相对低血压：SBP下降>40mmHg

2. 低血压的鉴别诊断
- MAP=CO（心排血量）×SVR（外周血管阻力）=SV（每搏输出量）×HR×SVR，其中SV受前负荷和心肌收缩力影响
- 鉴别诊断时以此公式作为思路，以免漏项

SVR下降	前负荷下降
■ 感染性休克 ■ 过敏性休克 ■ 药物过量/中毒：降压药、镇痛/镇静药 ■ 肾上腺皮质功能不全 ■ 神经源性休克	■ 低容量休克：失血、腹泻、液体向第三间隙分布、不显性失水、利尿剂过量 ■ 肺：肺栓塞、张力性气胸、肺动脉高压 ■ 心脏压塞 ■ 心动过速（导致心室充盈欠佳）

心肌收缩力下降	心律异常
■ 心肌梗死、充血性心衰 ■ 药物：β受体阻滞剂、CCB	■ 心动过缓

休克

1. 重视休克前期
- 人体代偿机制可使既往健康者在容量丢失10%时无任何临床症状
- 心率增快，外周血管收缩，血压轻度下降甚至**轻度升高**都有可能是休克早期的表现，必须**早期识别**！

2. 判断是否存在休克
- 灌注不足指标：意识改变（烦躁、淡漠、谵妄、昏迷），充分补液后尿量仍<0.5ml/（kg·h），皮肤湿冷、发绀、花斑（双膝、双肘最早出现），Lac升高
- 平均动脉压（MAP）<60=重要器官灌注不足的危险性极高

3. 休克的处理
- 快速判断病因，给予针对性治疗。不同类型休克的处理参考

相应章节（失血性休克——**值班：低血压与休克**；过敏性休克——**值班：过敏性急症**；感染性休克——**重症医学：感染性休克**；心源性休克——**心脏疾病：充血性心力衰竭**；肺栓塞——**呼吸疾病：肺血栓栓塞症**）

■ 一般措施：心电监护，按需吸氧，必要时导尿（准确记录尿量），心电图，血气，血常规（同时留取血型、配血），肝肾功能，心肌酶＋NT-proBNP，凝血功能（D-dimer），胸片，发热留血培养

■ 呼叫总住院医师，尽早建立中心静脉通路，不要独立处理休克患者；必要时尽早转入ICU治疗

■ 大多数情况下需进行补液试验，但怀疑心源性休克患者，补液需谨慎监测
  ✓ 补液试验：晶体液500ml，10～15min输注
  ✓ 补液效果不佳的低血压：心衰、肾上腺皮质功能不全、血管迷走神经性低血压

■ 意识障碍或呼吸衰竭患者应尽早气管插管

■ 休克时无创血压误差较大，有条件应监测有创血压，进行血流动力学监测（见**重症医学：血流动力学监测**）

4. 特殊情况建议

■ 中心静脉压升高而无左心衰竭：肺动脉高压、肺栓塞、右室心梗、心脏压塞、张力性气胸和机械通气

■ 心排血量增加而无脓毒症：晚期肝病或暴发性肝衰竭、外伤伴全身炎症反应综合征、甲亢危象、动静脉瘘

■ 既往高血压的患者出现胸背痛和休克，除了心梗，不要忘记主动脉夹层

■ 如有心脏压塞，须请心内科会诊行超声心动图检查及心包穿刺

■ 如有张力性气胸，不必等待胸片结果。可在第二肋间锁骨中线处插入14号或16号注射器针头排气减压，越快越好

低血容量性休克

1. 病因分类

■ 出血
  ✓ 创伤（外伤、医源性操作，如手术）
  ✓ 消化道出血
  ✓ 主动脉瘤破裂
  ✓ 异位妊娠、前置胎盘、胎盘早剥

■ 其他：大量腹泻或呕吐造成体液丢失、烧伤、液体向第三间隙分布、利尿剂过量等

- 排除其他病因后，才考虑是否存在摄入不足

2. 对症处理

- 已有血压下降表示出血量＞750ml，失血量＞15%外周血量，需立即处理
- 治疗目标为积极控制出血，最大限度维持生命体征平稳；SBP维持在80～90mmHg，对于合并严重颅脑损伤的患者（GCS≤8），应维持MAP≥80mmHg
- 尽早建立中心静脉通道，骨髓腔内血管通路也是备用选择
- 对活动性出血的患者，尽快输血和止血，红细胞∶血浆∶血小板比例为1∶1∶1
  - ✓ 避免在休克复苏的初期大量输注晶体/胶体液，因其会导致稀释性凝血功能异常、血红蛋白进一步下降、肺水肿，必要时可使用升压药物
  - ✓ 大量输血时，因血液制品中含有枸橼酸抗凝剂，会导致低钙，建议每输血制品4U，经验性补充1g氯化钙，或频繁监测血电解质按需补充
- 失血性休克治疗期间应监测凝血功能，根据纤维蛋白原结果判断是否输注纤维蛋白原

3. 明确病因

- 采集病史：外伤史、手术及操作史、月经史、黑便/鲜血便、呕血、咯血、摄入减少
- 完善查体，尤其警惕腹部＋盆腔隐匿出血
- 辅助检查：便潜血、尿/血hCG、凝血功能、腹腔及盆腔超声、胸腔超声；必要时完善胸部/腹部/盆腔CT，急诊胃镜/结肠镜
- 尽早联系相关科室会诊，控制活动性出血，避免延误诊治时机

急性循环衰竭中国急诊临床实践专家共识，
中华急诊医学杂志，2016，25（2）：143-149.
创伤失血性休克诊治中国急诊专家共识，
临床急诊杂志，2017，18（12）：881-889.
New England Journal of Medicine, 2018, 378（4）：370-379.
UCSF Hospitalist Handbook, 3rd ed, 2009: 23.
MGH Pocket Emergency Medicine 4th ed, 2018: 1-34.

■ 过敏性急症

急性过敏反应致死率0.7%~2%，早期难以识别，一旦诊断应迅速干预。

1. 诊断：需结合过敏原接触情况+临床症状2个要素
■ 临床症状
   ✓ 皮肤/黏膜：瘙痒、发红、荨麻疹、血管神经性水肿
   ✓ 呼吸系统：呼吸困难、支气管痉挛、呼气峰流速下降、喘鸣、低氧血症
   ✓ 血压下降或器官功能障碍：跌倒、晕厥、失禁
   ✓ 持续的消化系统症状：呕吐、痉挛性腹痛、腹泻
■ 诊断标准：①急性起病（数分钟至数小时）且有皮肤/呼吸/血压下降任意1类临床症状；②疑似暴露于过敏原后，迅速出现上述临床症状中≥2类；③暴露于已知的过敏原后，迅速出现血压下降

2. 采集病史，寻找过敏原

3. 处理流程

过敏反应类型	处理措施
生命体征平稳的轻症过敏反应	脱离过敏原
	静脉药物过敏需立即停止输注，更换整套输液管路，用生理盐水维持静脉通路
	H$_1$受体拮抗剂：苯海拉明25~50mg PO/IV
	H$_2$受体拮抗剂：雷尼替丁150mg PO或50mg IV
	泼尼松60mg
	下气道痉挛者可使用沙丁胺醇雾化，但不能预防和治疗喉头水肿
过敏性急症	支持治疗：面罩吸氧（无论是否有呼吸困难症状，维持SpO$_2$>94%~96%），休克者平卧位、呼吸困难者可采取坐位
	肾上腺素 肌注：0.01mg/kg，最大剂量0.5mg；按需每5~15min重复1次 若数次肌注后效果不佳，可在心电监护下静脉泵入

过敏反应类型	处理措施
	气道管理：尽早考虑气管插管，争取清醒状态下插管，由经验丰富的ICU医师/麻醉科医师进行；发生喉头水肿后气管插管难度倍增，需考虑行环甲膜切开。不具备立即气管插管条件时，可尝试在心电监护下行肾上腺素原液0.5～1.0mg雾化吸入（但尚无循证医学证据支持）
	液体复苏：反复注射肾上腺素仍不能纠正低血压者需液体复苏，NS 1～2L迅速输注（前5分钟内速度5～10ml/kg，常需开通中心静脉）

Ann Allergy Asthma Immunol, 2014, 113（6）：599-608.
Ann Allergy Asthma Immunol, 2015, 115（5）：341-384.
Allergy, 2014, 69（5）：602-16.
Int J Emerg Med, 2009, 2（1）：3-5.
MGH Pocket Emergency Medicine 4th ed, 2018；11-1.

■ 急性发热

退热治疗本身不能改善预后，治疗重点应是导致发热的原发病；值班时处理发热，最重要的是早期识别和治疗可能发展为危重的患者。

1. 首先评估患者是否稳定

- 测量生命体征，关注神志、尿量，对患者进行详细查体
- 重视报警症状及高危患者

报警症状	高危患者
HR>120或 Δ↑20bpm SBP<90或 Δ↓10mmHg 高热（体温>40℃） 头痛/颈强直/意识障碍 呼吸困难/呼吸频率增快 少尿或无尿 急腹症征象	高龄（年龄>70） 免疫抑制者：服用激素/免疫抑制剂、粒细胞缺乏、AIDS 长期卧床者

2. 住院患者院内急性发热的常见病因

类型	病因
感染性	**细菌感染** ■ 感染部位：泌尿系统、呼吸道、血流感染、静脉炎 ■ 病原体：大肠埃希菌、鲍曼不动杆菌、肺炎克雷伯菌、铜绿假单胞菌、粪肠球菌（北京协和医院院感数据） **其他感染**：病毒、真菌等
医疗相关性	**药物热**（除外性诊断！） ■ 常见药物：β-内酰胺类抗生素、脂肪乳、抗结核药（利福平最常见）、两性霉素、化疗药 ■ 常于用药后1～2周发热 ■ 表现为相对缓脉、皮疹、嗜酸性粒细胞升高、血小板减少、发热有时间规律、患者一般情况好 **输血反应** **导管相关血流感染** **尿管感染** **呼吸机相关肺炎**（见重症医学：呼吸机相关性肺炎） **手术相关**：切口感染、吻合口瘘、吸收热、血肿、肺栓塞、术后肺炎
其他	**肺栓塞** **肿瘤、血液病** **自身免疫性疾病** **神经源性**：脊髓损伤、下丘脑损伤、颅内血肿、癫痫 **内分泌性**：甲亢、肾上腺皮质功能不全

- T 38.3～38.8℃，可能是感染/非感染；T 38.9～41℃，多为感染；T≥41.1℃，多为非感染，如药物热、输液反应、肾上腺皮质功能不全、甲亢危象、中枢热

3. 详细查体，采集病史
- **病史**：是否为感染高危人群，定位性症状（呼吸道、消化道、泌尿生殖道、皮肤软组织、CNS感染迹象），近期用药及有创操作/手术史
- **查体**：管路（PICC、深静脉置管、尿管），免疫抑制患者应注意口腔、皮肤、肛周等易忽略部位，完善神经系统查体
- **辅助检查**：血常规、尿常规、血培养、胸片，必要时查血气；怀疑感染时送检病原学：痰涂片＋培养、尿培养、口腔及皮肤拭子等

4. 处理
- 避免盲目应用抗生素，除非有明确感染证据，或为感染高危人群，或血流动力学不稳定（见**重症医学：感染性休克；感染性疾病：抗生素概论**）
  注：院内细菌感染病原体及药敏请参见各个医院内部统计数据
- 物理降温：饮水、冰袋、温水擦浴
- 退热药物（可能影响肝功和血象）
  ✓ 口服：泰诺林650mg、乐松30～60mg
  ✓ 置肛：吲哚美辛（消炎痛）栓1/3～1/2支
  ✓ 静脉：赖氨匹林0.5g、冬眠合剂（异丙嗪25mg＋氯丙嗪25mg＋哌替啶50mg）
- 退热时大汗可引起血容量不足，尤其是老年人，应酌情补液

Am J Med. 1993; 95 (5): 505–12.
UCSF Hospitalist Handbook, 3rd ed, 2009: 28.

■ 尿量减少

1. 定义：正常尿量 > 0.5ml/（kg·h），少尿 < 400ml/d，无尿 < 100ml/d
- ■ 首先确认所记尿量是否准确
  - ✓ 若患者留置尿管，冲洗以确定尿管是否通畅
  - ✓ 若未留置尿管，询问尿量变化趋势，注意体重变化

2. 常见病因

	病因	诊断要点
肾前性	**有效循环血容量不足** ■ 体液丢失：出血、腹泻、烧伤、利尿等 ■ 充血性心衰 ■ 容量分布异常（感染性休克） **肾动脉疾病**：狭窄、栓塞、夹层 **药物**：ACEI/ARB、NSAIDs、环孢素等 **其他**：肝硬化（肝肾综合征）、腹腔间室综合征等	病史 尿蛋白/潜血阴性或少量 BUN/Cr > 20[*]
肾性	**急性肾小管坏死** ■ 缺血：参见肾前性因素 ■ 药物：氨基糖苷类、两性霉素、铂类、羟乙基淀粉等 ■ 毒素：横纹肌溶解、溶血、轻链沉积、重金属、造影剂（亦可导致肾血流↓） ■ 结晶：尿酸、阿昔洛韦、甲氨蝶呤等	病史 尿蛋白/潜血阴性或少量 BUN/Cr < 20
	肾小球性疾病（见肾脏疾病：肾小球疾病）	大量蛋白尿±肾小球源性血尿
	急性间质性肾炎 ■ 过敏：β-内酰胺类、磺胺、NSAIDs、PPI等 ■ 感染：肾盂肾炎、结核、军团菌、钩端螺旋体等 ■ 浸润性疾病：结节病、淋巴瘤、白血病等 ■ CTD：干燥综合征、SLE、IgG4相关性疾病	病史 白细胞尿（尿培养阴性） 尿白细胞管型 尿嗜酸性粒细胞
	肾微血管病变 结节性多动脉炎、胆固醇栓塞、血栓性微血管病	可有血尿 肾外脏器受累
肾后性	**输尿管梗阻**：结石、肿瘤、腹膜后纤维化等 **膀胱颈梗阻**：前列腺增生、肿瘤、血块、神经源性膀胱、抗胆碱能药物 **尿道梗阻**：肿瘤、畸形 **导尿管梗阻**	尿蛋白阴性或少量±非肾小球源性血尿 肾脏超声/CT

注：[*] BUN（mmol/L）÷Cr（μmol/L）×250，> 20提示肾前性

3. 病史和查体（重点是评价容量）

- 有无容量丢失病史
  - ✓ 发热、大汗、腹泻、呕吐等
  - ✓ 注意肠梗阻患者的肠道失水（尤其是显性失水不明显者）
  - ✓ 警惕第三间隙失水，如重症急性胰腺炎
- 容量不足的提示
  - ✓ 口渴，精神萎靡，皮肤黏膜干燥
  - ✓ 近期辅检提示血Na、Urea、Cr、Hct升高
- 容量过多的提示
  - ✓ 双下肢水肿，卧床老年患者应注意背部及腰骶部水肿
  - ✓ 双肺湿啰音，插管患者可能啰音不明显，对FiO_2或PEEP需求的增加可能提示容量负荷加重
  - ✓ 颈静脉充盈
- 肾后性梗阻
  - ✓ 前列腺增生病史
  - ✓ 腹部能否扪及膀胱，除外尿潴留

4. 辅助检查

- 血、尿常规，肝肾功，泌尿系超声（残余尿＞200ml提示尿潴留），肾动脉超声，腹平片
- 评价容量状态及心脏功能：血气、胸片、NT-proBNP等

5. 处理：根据病因处理

- 容量不足：补液500～1000ml，心衰者首次250ml；根据尿量调整后续补液
- 容量过多：静脉注射利尿剂、限制入量、停止/减少静脉输液（心衰见**心脏疾病：充血性心力衰竭**）
- 肾后性梗阻：梗阻性肾病请泌尿外科会诊，尿潴留需留置导尿管
- 注意根据肾功能调整药物剂量
- 急诊透析指征：无尿、急性左心衰、脑病、严重高钾/酸中毒（肾性少尿见**肾脏疾病：急性肾损伤**）

N Engl J Med, 1998, 338: 671.
UCSF Hospitalist Handbook, 3rd ed, 2009: 33.

■ 急性胸痛

1. 胸痛的初始评估：生命体征（双侧血压）、胸痛问诊六要素（OPQST）

- OPQRST：O（Onset），诱因、症状；P（palliative/provocative），缓解、加重因素；Q（quality），症状性质；R（region/radiation），疼痛部位、放射痛；S（severity/associated symptom），程度、伴随症状；T（time course），持续时间

2. 胸痛的常见病因

病理生理类型	病因
心源性	ACS（UA/NSTEMI/STEMI）、心绞痛、心肌炎、心包炎、心脏压塞、充血性心衰
血管源性	肺栓塞、主动脉夹层、胸主动脉瘤
肺源性	肺炎、气胸、胸腔积液、胸膜炎
消化系统	GERD、食管穿孔、贲门失弛缓、贲门黏膜撕裂、消化性溃疡、胰腺炎
骨骼肌肉	肌肉痉挛/挫伤、肋软骨炎、神经根病
其他	带状疱疹、焦虑

3. 注意事项

- 胸痛的首要鉴别是ACS；在鉴别过程中一定时刻警惕肺栓塞
- 可立即危及生命的胸痛病因包括：ACS、主动脉夹层、肺栓塞、张力性气胸、心脏压塞、纵隔炎（如食管穿孔/破裂）。**一定要早期识别**

4. 急性胸痛的处理流程（见下）

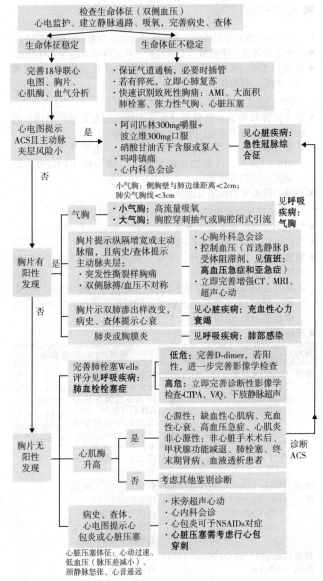

検查生命体征（双侧血压）
心电监护、建立静脉通路、吸氧，完善病史、查体

生命体征稳定 | 生命体征不稳定

完善18导联心电图、胸片、心肌酶、血气分析

·保证气道通畅，必要时插管
·若有猝死，立即心肺复苏
·快速识别致死性胸痛：AMI、大面积肺栓塞、张力性气胸、心脏压塞

心电图提示ACS且主动脉夹层风险小 —是→

·阿司匹林300mg嚼服+波立维300mg口服
·硝酸甘油舌下含服或泵入
·吗啡镇痛
·心内科急会诊

见心脏疾病：急性冠脉综合征

否

小气胸：侧胸壁与肺边缘距离<2cm；肺尖气胸线<3cm

气胸
·小气胸：高流量吸氧
·大气胸：胸腔穿刺抽气或胸腔闭式引流

见呼吸疾病：气胸

胸片有阳性发现 —是→

胸片提示纵隔增宽或主动脉瘤，且病史/查体提示主动脉夹层：
·突发性撕裂样胸痛
·双侧脉搏/血压不对称

·心胸外科急会诊
·控制血压（首选静脉β受体阻滞剂，见值班：高血压急症和亚急症）
·立即完善增强CT、MRI、超声心动

胸片示双肺渗出样改变，病史、查体提示心衰 —— 见心脏疾病：充血性心力衰竭

肺炎或胸膜炎 —— 见呼吸疾病：肺部感染

否

完善肺栓塞Wells评分见呼吸疾病：肺血栓栓塞症

低危：完善D-dimer，若阳性，进一步完善影像学检查

高危：立即完善诊断性影像学检查-CTPA、V/Q、下肢静脉超声

胸片无阳性发现

心肌酶升高 —是→
心源性：缺血性心肌病、充血性心衰、高血压急症、心肌炎
非心源性：非心脏手术后、甲状腺功能减退、肺栓塞、终末期肾病、血液透析患者

诊断ACS

—否→ 考虑其他鉴别诊断

病史、查体、心电图提示心包炎或心脏压塞
·床旁超声心动
·心内科会诊
·心包炎可予NSAIDs对症
·心脏压塞需考虑行心包穿刺

心脏压塞体征：心动过速、低血压（脉压差减小）、颈静脉怒张、心音遥远

JAMA, 2015; 314（18）: 1955-1965.
MGH Pocket Emergency Medicine 4th ed, 2018: 1-1.

■ 心动过速

1. 判断生命体征是否稳定，有血流动力学不稳者须立即组织抢救
■ 检查生命体征，予吸氧、心电监护、开放静脉通路等支持措施
■ 血流动力学不稳表现：低血压/休克的症状、体征，神志改变，胸痛，呼吸困难

2. 判断心律失常类型，予特异性处理
■ 首先需除外窦速，窦速治疗重点为纠正引起窦速的诱因；若症状显著，可考虑应用短效β受体阻滞剂
    ✓ 常见诱因：心源性（ACS、心衰）、电解质紊乱（K、Mg、Ca）、代谢性（酸中毒）、肺源性（COPD、低氧）、发热和疼痛
■ 其他心律失常的诊断处理流程

3. 判断心律失常类型同时，寻找病因，纠正可逆因素
■ 需时刻警惕药物毒性（地高辛、茶碱、抗心律失常药）
■ 纠正可逆因素：6H、6T（见**值班：心肺脑复苏**）
■ **刺激迷走**：Valsalva动作、干呕、颈动脉窦按摩（除外颈动脉斑块及狭窄前慎用）
    ✓ 新改良Valsalva动作：45°半卧位，嘱患者用嘴吹10ml空注射器，持续15s；之后迅速躺平，同时医务人员将患者双腿直腿抬高45°，保持15s
■ **药物用法**

药物	使用方法	慎用/禁忌/注意事项	
腺苷	6mg快速静推，若2min内无反应，12mg静推，2min后可重复1次；最大总剂量不超过18mg 国内多用三磷酸腺苷（ATP）代替腺苷：10mg或0.15mg/kg，原液或稀释2.5倍后快速静脉推注，给药后予迅速追加10ml NS推注	哮喘、COPD慎用床旁备除颤仪、阿托品或多巴胺，注射ATP后可出现一过性窦房阻滞或房室传导阻滞，多可自行恢复；若伴有血流动力学紊乱，可静注阿托品或静脉泵入多巴胺	I度以上AVB、窦房结功能不全禁用（无起搏器的情况下）
胺碘酮	150mg 10min内静推；后1mg/min×6h→0.5mg/min持续18h（5%GS配制）	肝功能不全、碘过敏者慎用 使用期间警惕低钾 华法林减量50%，地高辛减量30%～50%	
普罗帕酮	70mg溶于5%GS 20ml，10min缓慢注射	充血性心衰、心源性休克禁用 老年人易出现肝肾功能损害	

42

药物	使用方法	慎用/禁忌/注意事项
地尔硫䓬	0.25mg/kg 2min内静推；后5～15mg/h维持	收缩性心衰失代偿期禁用 肝、肾功能不全慎用
美托洛尔	2.5～5mg静推，最大q10min×3次	收缩性心衰失代偿期禁用 低血压、哮喘、COPD慎用
维拉帕米	5～10mg 2min内静推，若无反应30min后追加10mg（0.15mg/kg）静推；后0.005mg/（kg·min）维持	收缩性心衰失代偿期、低血压、心源性休克禁用 肝、肾功能不全慎用
毛花苷	房颤合并心衰首选0.4～0.6mg溶于5% GS缓慢注射，每2～4h追加0.2～0.4mg，总量1～1.6mg，用药40～50min起效	预激综合征、室速、室颤、肥厚型梗阻性心肌病禁用 低钾血症、肾功能不全慎用
伊布利特	体重≥60kg者1mg 10min内静推，<60kg者0.01mg/kg，若10min后仍无反应可重复1次	QTc>440ms禁用 有尖端扭转型室速病史者禁用 避免与引起QTc延长的药物同用
利多卡因	0.5～0.75mg/kg静推，每5～10min重复，静推的最大总量不超过3mg/kg；后1～4mg/min〔30～50μg/（kg·min）〕维持	阿-斯综合征、预激综合征、窦房/房室/室内传导阻滞禁用 出现PR间期延长、QRS波增宽、新发其他心律失常及原有心律失常加重立即停药
硫酸镁	用5%GS稀释1～2g硫酸镁，于5～60min内给药	警惕肺水肿

4. 具体分型的诊断与治疗见本节流程图（下页）及心脏疾病：快速性心律失常

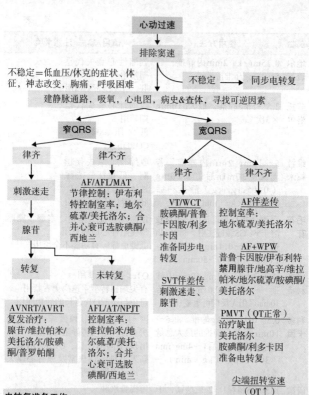

心动过速

排除窦速

不稳定＝低血压/休克的症状、体征，神志改变，胸痛，呼吸困难

不稳定 → 同步电转复

建静脉通路，吸氧，心电图，病史&查体，寻找可逆因素

窄QRS / **宽QRS**

窄QRS

律齐 / 律不齐

律齐：
刺激迷走 → 腺苷 → 转复 / 未转复

律不齐：
AF/AFL/MAT
节律控制：伊布利特控制室率；地尔硫䓬/美托洛尔；合并心衰可选胺碘酮/西地兰

转复：
AVNRT/AVRT
复发治疗：
腺苷/维拉帕米/美托洛尔/胺碘酮/普罗帕酮

未转复：
AFL/AT/NPJT
控制室率：
维拉帕米/地尔硫䓬/美托洛尔；合并心衰可选胺碘酮/西地兰

宽QRS

律齐 / 律不齐

律齐：
VT/WCT
胺碘酮/普鲁卡因胺/利多卡因
准备同步电转复

SVT伴差传
刺激迷走、腺苷

律不齐：
AF伴差传
控制室率：
地尔硫䓬/美托洛尔

AF+WPW
普鲁卡因胺/伊布利特
禁用腺苷/地高辛/维拉帕米/地尔硫䓬/胺碘酮/美托洛尔

PMVT（QT正常）
治疗缺血
美托洛尔
胺碘酮/利多卡因
准备电转复

尖端扭转室速（QT↑）
纠正电解质紊乱
停用致QT延长药物
硫酸镁
转复后可能需植入临时起搏器

电转复准备工作：
· 备心电监护、负压吸引、静脉通路、气管插管
· 镇静：力月西1～5mg静推，芬太尼100～300μg静推，可逐渐加量

初始能量选择：
· 窄QRS，律齐：双相50～100J，单相100J
· 窄QRS，律不齐：双相120～200J，或单相200J
· 宽QRS，律齐：双相100J，单相200J
· 宽QRS，律不齐：双相120～200J，或单相360J

注：AF：房颤；AFL：房扑；AT：房速；AVNRT：房室结折返性心动过速；AVRT：房室折返性心动过速；MAT：多形性房速；NPJT：非阵发性交界性心动过速；PMVT：多形性室速；SVT：室上速；VT：室速；WCT：宽QRS心动过速。

Circulation, 2016, 133（14）：e506-74.
中华心血管病杂志, 2013, 41（5）：363-376.
中国心脏起搏与心电生理杂志, 2015, 29（05）：377-434.
Lancet, 2015, 386（10005）：1747-53.

■ 新发心动过缓

1. **基本措施**
- 检查生命体征、意识，评估气道
- 心电图、心电监护、吸氧
- 建立静脉通路，备抢救药物/设备
- 病史&查体寻找可逆因素

2. **有症状或血流动力学不稳定的患者需立即处理并呼叫上级医师**
- 报警症状：意识障碍，低血压/休克的症状、体征，胸痛，肺水肿
- 是否猝死
    - ✓ 是：立即心肺脑复苏（见**值班：心肺脑复苏**）
    - ✓ 否：准备放置临时起搏器，二度Ⅱ型或三度AVB需尽早放置
- 等待期间可给予
    - ✓ 首选阿托品0.5mg iv q3～5min，总量不超过3mg
    - ✓ 若阿托品无效，可考虑多巴胺2～10μg/kg/min或肾上腺素2～10μg/min泵入

3. **处理同时寻找心动过缓的病因**

病因	举例
药物	β受体阻滞剂，钙通道阻滞剂，洋地黄，胺碘酮
心脏传导系统	SSS、AMI、AVB，交界性心律
心肌/心内膜	ACS、心肌炎、浸润性心肌病
自主神经	神经心脏源性晕厥（迷走兴奋）
其他	甲状腺功能减退、低体温、高颅压、电解质异常、呼吸睡眠暂停

4. **处理注意事项**
- 药物（β受体阻滞剂、维拉帕米、地尔硫草）引起的心动过缓，停药须谨慎。骤然停用某些控制心率的药物（如交感神经阻滞剂）可引起反射性心动过速，诱发心肌缺血
- 高度AVB出现室性或交界性逸搏属代偿反应，禁用利多卡因/β受体阻滞剂（可能造成心脏停搏）
- AMI后因窦房结缺血、迷走张力过高等出现严重心动过缓，阿托品大多有效

5. **起搏器适应证及禁忌证见心脏疾病：植入性心脏电子装置**

Circulation, 2005, 112: IV-67-IV-77.
MGH Pocket Emergency Medicine 4th ed, 2018, 1-39.

■ 高血压急症/亚急症

1. 首先判断是否为高血压急症/亚急症，若为高血压急症需立即处理，并建议收入ICU治疗
- 高血压急症（hypertensive emergency）：血压短时间内严重升高（SBP>180和/或DBP>120mmHg），且伴靶器官损害；SBP>220和/或DBP>120mmHg，无论是否伴靶器官损害均应按高血压急症处理
- 高血压亚急症（hypertensive urgency）：血压短时间内严重升高（SBP>180和/或DBP>120mmHg），但无靶器官损害
- 注意核实血压准确性，袖带气囊太短或太窄可致读数偏高（正常宽度为肢体周径40%，12~14cm，长度为80%）

2. 靶器官受累表现

急性脑卒中	脑梗死：意识障碍、失语、偏身感觉/运动障碍、癫痫样发作 脑出血：头痛、呕吐、意识障碍、偏瘫，进行性加重 蛛网膜下腔出血：剧烈头痛、恶心呕吐、意识障碍、脑膜刺激征阳性
急性心力衰竭	呼吸困难、发绀、咳泡沫痰，查体肺部啰音、心界扩大、HR↑
急性冠脉综合征	胸痛、放射痛、烦躁、大汗；ECG和/或心肌酶动态改变
急性主动脉夹层	撕裂样胸痛，受累血管的相关表现（周围脉搏消失、腹痛、少尿、无尿、截瘫等）
高血压脑病	急性剧烈疼痛、恶心、呕吐、意识障碍，常伴进展性视网膜病变（视物模糊、视野缺损）
急性肾损伤	血尿、血肌酐进行性升高

3. 诊治流程
   用药详见48页附表

4. 高血压亚急症
- 24~48小时缓慢将血压降至160/100mmHg，避免迅速大幅度降压
- 卡托普利6.25~25mg tid，10~30min起效（注意血钾和肌酐），若有效可过渡到长效ACEI
- 肾功能不全患者可口服哌唑嗪，0.5~1mg q6~8h
- 避免应用短效二氢吡啶类药物如硝苯地平（增加病死率）

5. 特殊情况
- 嗜铬细胞瘤：应先用α受体阻滞剂（酚妥拉明、乌拉地尔），

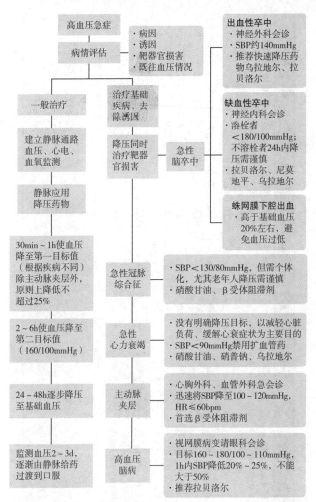

高血压急症
病情评估
- 病因
- 诱因
- 靶器官损害
- 既往血压情况

一般治疗

建立静脉通路
血压、心电、
血氧监测

静脉应用
降压药物

30min～1h使血压
降至第一目标值
（根据疾病不同）
除主动脉夹层外，
原则上降低
不超过25%

2～6h使血压降至
第二目标值
（160/100mmHg）

24～48h逐步降压
至基础血压

监测血压2～3d，
逐渐由静脉给药
过渡到口服

治疗基础
疾病、去
除诱因

降压同时
治疗靶器
官损害

急性脑卒中

出血性卒中
- 神经外科会诊
- SBP约140mmHg
- 推荐快速降压药物乌拉地尔、拉贝洛尔

缺血性卒中
- 神经内科会诊
- 溶栓者＜180/100mmHg；不溶栓者24h内降压需谨慎
- 拉贝洛尔、尼莫地平、乌拉地尔

蛛网膜下腔出血
- 高于基础血压20%左右，避免血压过低

急性冠脉综合征
- SBP＜130/80mmHg，但需个体化，尤其老年人降压需谨慎
- 硝酸甘油、β受体阻滞剂

急性心力衰竭
- 没有明确降压目标，以减轻心脏负荷、缓解心衰症状为主要目的
- SBP＜90mmHg禁用扩血管药
- 硝酸甘油、硝普钠、乌拉地尔

主动脉夹层
- 心胸外科、血管外科急会诊
- 迅速将SBP降至100～120mmHg，HR≤60bpm
- 首选β受体阻滞剂

高血压脑病
- 视网膜病变请眼科会诊
- 目标160～180/100～110mmHg，1h内SBP降低20%～25%，不能大于50%
- 推荐拉贝洛尔

避免单用β受体阻滞剂（可引起肺水肿、心衰、高血压急症）
- 子痫前期：降压目标≤160/100mmHg；伴靶器官损害者＜140/90mmHg，但不可低于130/80mmHg。药物首选拉贝洛尔、肼屈嗪

Hypertension, 2018, 71（6）: e13-e115.
中国急救医学, 2018, 38（1）1-13.
中国医学前沿杂志, 2011, 3（5）: 42-93.

附表：静脉降压用药参考

药物	剂量	起效	持续	调量间隔	副作用	特殊适应证
硝普钠 50mg+50mlGS	0.5~10μg/(kg·min) (1.8~36ml/h)	即刻 <1min	1~10 min	3~5min	氰化物蓄积；维持时间；最大剂量<10min；>24~48h需重镇	大部分高血压急症适用；高颅压，蛛网膜下腔出血，肾功能不全需慎用
硝酸甘油 50mg+40mlNS	5~100μg/min (0.3~6ml/h)	2~5min	5~10 min	3~5min	头痛、心率增快、耐受	降压作用弱于硝普钠，适用于ACS
艾司洛尔 5g (50ml)	首剂0.5mg/kg静推1min→ 50~300μg/(kg·min) (1.8~10.8ml/h)	即刻	30min	4min 调量幅度 50μg/kg/min	心动过缓、心衰、哮喘	主动脉夹层时首选，ACS(不合并心衰)
乌拉地尔（亚宁定） 100mg+30mlNS	首剂10~50mg缓慢静推→初始速度2mg/min，维持泵速为9mg/h (4.5ml/h)	5min	—	—	血压下降过快	—
酚妥拉明	5~15mg IV bolus	1~2min	10~30 min	5~10min可重复给药	心率增快、面红、头痛	适用于嗜铬细胞瘤
尼莫地平	<70kg：前2h 0.25mg/h，2小时后可增至1mg/h >70kg：前2h 1mg/h，2h后2mg/h	—	—	—	胃肠道不适	适用于CNS受累时

■ 急性呼吸困难

1. 测量生命体征，识别报警症状

- 喉鸣、三凹征提示上气道梗阻，需紧急处理（气管插管可能会有困难，应及时请耳鼻喉、ICU、麻醉科和急诊科等科室协助）
- 意识模糊、呼吸肌疲劳、发绀预示有呼吸停止风险，须尽快准备辅助通气
- 呼吸频率>24次/分或<8次/分；辅助呼吸肌参与呼吸（胸锁乳突肌紧张）、语言不连续、不能平卧、出汗、精神激动提示病情严重
- 应监测SpO_2，且不能因SpO_2正常而掉以轻心。部分急性呼吸困难疾病SpO_2可保持正常，若下降提示病情严重，如哮喘、上呼吸道异物等

2. 通过病史、查体、辅助检查，明确呼吸困难病因

	代表疾病	症状/体征	体格检查
上呼吸道	气道梗阻	发声受损、咳嗽、喉鸣	发绀、神志异常、喉鸣
	血管神经性水肿/过敏反应	瘙痒、皮肤红肿、咽部/胸部紧缩感、咳嗽、恶心	面部肿胀、荨麻疹、喉鸣、低血压、听诊肺部哮鸣音
	会咽炎扁桃体周围脓肿咽后壁脓肿	咽痛、发热、声音改变、颈椎痛、吞咽困难	流口水、喘鸣、发热、牙关紧闭
肺部	哮喘急性加重	胸部紧缩感、咳嗽、喘鸣	听诊肺部哮鸣音、呼气相延长
	COPD急性加重	咳嗽加重、喘鸣、痰的性状/量的改变	听诊肺部哮鸣音、桶状胸、发绀
	肺栓塞	胸痛、晕厥、心悸、咯血	低氧血症、低血压
	肺炎	咳嗽±咳痰、发热±寒战、咯血、胸膜刺激征	神志异常、肺部啰音
	气胸	胸痛、呼吸困难	呼吸频率增快、低血压、呼吸音减弱/消失
心脏	充血性心衰	夜间阵发性呼吸困难、端坐呼吸、体重增加、喘鸣	颈静脉怒张、肺部听诊湿啰音、肢体下垂部位水肿
	急性冠脉综合征	胸痛±放射痛、大汗、恶心±呕吐	血流动力学不稳定、低氧血症

	代表疾病	症状/体征	体格检查
全身性代谢异常或中毒	感染性休克、代谢性酸中毒	呼吸频率增快	感染定位体征神志异常、心率增快、血压下降
	贫血（尤其是隐匿的急性失血）	心悸、呼吸困难	神志异常、心率增快、血压下降
	中毒（一氧化碳、氰化物、亚硝酸盐、水杨酸、甲醇等）	头痛、恶心、呕吐、腹痛 水杨酸中毒→耳鸣	神志异常、心率及血压改变、神经系统异常体征
神经精神性疾病	脑梗	头痛、肢体运动/感觉异常	呼吸节律异常、神志异常、神经系统异常定位性体征
	急性特发性脱髓鞘多神经病	肢端感觉异常、吞咽困难	对称性肢体无力、反射消失
	过度换气综合征	胸部不适、憋气	客观查体/检查阴性

注意：首先要警惕可能迅速危及生命的病因，如窒息、肺栓塞、ACS、气胸、肺水肿和肺炎！

- **辅助检查**
  - ✓所有呼吸困难患者均需完善胸片、ECG、血气
  - ✓呼吸困难但胸片正常，可见于：肺栓塞、哮喘、气道异物、早期肺实质病变（如PCP）、神经肌肉病变、全身性疾病（贫血、感染性休克、酮症酸中毒等）
  - ✓BNP、D-dimer（阴性排除肺栓塞的意义更大）、心肌酶
    - » BNP>100pg/ml提示心衰致呼吸困难
    - » NT-proBNP临界值与年龄相关，<50岁>450pg/ml，50～75岁>900pg/ml，>75岁>1800pg/ml提示心衰

3. 处理

- **氧疗**：吸氧是呼吸困难的首要处理
  - ✓选择吸氧装置：鼻导管（最大FiO_2约40%）、普通面罩（FiO_2可达50%）、储氧面罩（FiO_2可达90%）、麻醉机（纯氧和正压）、麻醉气囊（见**呼吸疾病：氧疗**）
  - ✓COPD患者目标$SpO_2$88%～92%，不能因为担心CO_2潴留而不给患者吸氧，可用Venturi面罩控制FiO_2

- **机械通气**
  - ✓机械通气适应证见**重症医学：机械通气**

✓COPD和急性心衰可考虑无创正压通气（见**呼吸疾病：COPD及心脏疾病：充血性心力衰竭**）

- **气道痉挛**：吸入型短效β₂受体激动剂，如沙丁胺醇（见**呼吸疾病：哮喘、COPD**）
- **急性左心衰**：利尿剂，硝酸甘油/硝普钠，吗啡（见**心脏疾病：充血性心力衰竭**）
- **免疫抑制**患者合并呼吸困难，需查CD4细胞计数，鉴别诊断考虑感染（细菌性肺炎、TB、PCP、真菌）和肿瘤（淋巴瘤、Kaposi肉瘤）
- **过度通气综合征**：多无基础疾病，女性多见，焦虑、哭喊、手足搐搦（呼吸性碱中毒），甚至濒死感。排除器质性疾病后应向患者仔细解释病情，必要时予适当镇静（地西泮5～10mg或咪达唑仑1～5mg静推）
- 处于疾病终末期接受缓和医疗的患者，若出现呼吸困难可使用阿片类药物减轻痛苦，但需警惕呼吸抑制

Clinical Respiratory Medicine, 4th ed, 2012.Chapter 19: 250−256.

Am J Respir Crit Care Med, 2012, 185（4）：435−452.

中华内科杂志, 2014, 53（4）：337−341.

Circulation, 2015, 132［suppl 2］：S315−S589.

■ 大咯血

1. 定义

- **咯血**：咳嗽有血或痰中带血
- **大咯血（massive hemoptysis）**：出血量≥100ml或出血速度≥500ml/24h，但临床上真实的出血量很难估计，故伴气体交换异常或血流动力学不稳定的咯血均应按大咯血处理

2. 病因鉴别

气道	急/慢性支气管炎、支扩、肿瘤、异物、气道损伤、支气管-血管瘘、Dieulafoy病
实质	感染：结核、真菌、寄生虫、各种细菌造成的肺脓肿或坏死性肺炎 炎症或免疫性疾病：ANCA相关血管炎、白塞综合征、SLE、Goodpasture's syndrome等 医源性：穿刺操作后
血管	PE、肺静脉压力↑（左心衰、二尖瓣狭窄）、PAH、肺动静脉畸形、动脉瘤（包括结核性及真菌性动脉瘤）
凝血异常	凝血功能障碍（先天、获得/医源性）、血小板数量或功能异常
其他	子宫内膜异位、可卡因、贝伐单抗、特发性肺含铁血黄素沉积症

- 大咯血多来源于畸形或被侵蚀的支气管动脉；可见于支气管扩张症、空洞性肺结核、血管畸形或血管瘤、白塞综合征、弥漫性肺泡出血等疾病
- 免疫力正常患者咯血最常见病因：急性支气管炎、支气管扩张、肺癌

3. 评估

- 首先应除外消化道、鼻咽喉部及口腔出血
- 病史：迅速回顾呼吸系统原发病情况，有无血液病或应用抗凝药物；尽可能确定**哪一侧肺出血（听诊可提供部分证据）**
- 查体：评估生命体征，密切关注神志，有无呼吸窘迫及窒息
- 辅助检查
  - ✓ 血常规（带配血），血型，输血八项，尿常规，肝肾功，凝血功能，血气
  - ✓ 痰：痰培养，抗酸染色，瘤细胞
  - ✓ ANA，ANCA，抗肾小球基底膜抗体
  - ✓ 影像学：胸片，必要时CT
  - ✓ 有创检查：支气管镜，血管造影

4. 治疗

- **治疗原则**：保持气道通畅，床旁备吸引器及抢救设备，纠正凝血障碍（包括停用抗凝药），治疗原发病
- **抬高床头**；患侧卧位（出血侧在下）
- **大咯血处理**：大咯血致死原因为窒息，而非失血性休克！因此要尽一切努力保护健侧肺
  - ✓ 患侧卧位；若有窒息倾向，应采取头低脚高位以利血块咳出
  - ✓ 吸氧，禁止拍背，并适当镇咳
  - ✓ 保证容量：补晶体液，必要时输红细胞及血浆
  - ✓ 气道不能维持或呼吸衰竭应立即气管插管，转入ICU病房；有条件应联系麻醉科行双腔气管插管（保护健侧肺）
  - ✓ 垂体后叶素5U＋5%GS 20ml，15分钟缓慢静脉注射；序贯原液2～6U/h泵入或10～20U＋500ml NS或5%GS静脉滴注。副作用：高血压、心绞痛、腹痛、腹泻
  - ✓ 可予硝酸甘油10～20mg＋500ml NS静脉滴注预防心肌缺血，但无循证医学证据
  - ✓ 酚妥拉明10～20mg＋5%GS 500ml静脉输注（降低肺血管压力），但无循证医学证据
  - ✓ 可使用止血药物（氨甲环酸、卡络磺钠等），但无循证医学证据
  - ✓ 呼吸科、介入科、胸外科急会诊，必要时可考虑支气管镜/血管造影/手术
- 充分交代病情，告知家属患者存在大咯血及猝死可能（无论咯血量多少）

Respiration, 2010, 80: 38–58.
Crit Care Med, 2000, 28（5）: 1642–1647.
Am Fam Physician, 2015, 91（4）: 243–249.
中华危重症医学杂志（电子版），2012, 5（5）: 315–328.

■ 误吸

误吸是指下呼吸道内异常吸入了来自上呼吸道或胃-食管的液体、颗粒物或分泌物。

1. 误吸的危险因素

■ 意识障碍，咽喉吞咽反射丧失
   - ✓ 神经系统疾病：卒中，多发性硬化，帕金森病，痴呆
   - ✓ 麻醉药物、酒精
■ 气道屏障破坏：声带麻痹、气管插管
■ 上消化道解剖/功能异常
   - ✓ 结构改变：肿瘤、狭窄、梗阻、食管气管瘘、手术史、放疗后
   - ✓ 动力异常：贲门失弛缓症、胃食管反流病
■ 大量呕吐、呕血

2. 误吸的临床后果及处理

■ 气道机械阻塞
   - ✓ 气道部分梗阻：患者清醒，考虑喉镜/支气管镜/手术取异物
   - ✓ 气道完全梗阻
      » 患者有意识：站在患者身后，双手握拳，置于剑突下，向后向上反复快速用力压迫（Heimlich手法），直至异物咳出
      » 患者无意识：紧急喉镜检查，异物位于声门上则设法取出，无法取出则紧急气管切开；异物位于声门下则气管插管，设法将异物顶入一侧主支气管以争取单肺通气
■ **化学性肺炎/胃酸性肺炎**：吸入酸性胃内容物造成的化学性损伤，导致严重气道炎症及急性肺损伤，后期可能合并细菌感染
   - ✓ 吸入量少者，多于24~48h好转，无须抗生素治疗；误吸量大时可能需要短期糖皮质激素治疗（尚有争议）
   - ✓ 抗生素适应证：症状持续>48h，首选喹诺酮、头孢曲松；上消化道细菌定植高危（胃肠梗阻、抑酸治疗），首选哌拉西林/他唑巴坦单药；或头孢他啶＋甲硝唑联用
■ **吸入性肺炎**（aspiration pneumonia）：吸入含菌的液体或颗粒物造成下呼吸道感染，常累及靠近背侧的部位（上叶后段及下叶背段），多数混合有厌氧菌感染及肺脓肿
   - ✓ 吸入性肺炎/肺脓肿：需覆盖厌氧菌，可选择喹诺酮；头孢曲松＋克林霉素；哌拉西林/他唑巴坦；碳青霉烯类
   - ✓ 治疗7~10d无改善，或同一部位反复感染，需除外局部气

道异物堵塞，应做支气管镜检查

3. 误吸的预防

- 50%的正常人睡眠中会有少量误吸，但不发生肺炎，无症状者不需处理
- 若患者基础疾病不能改善，则误吸仍会反复发生；饱胃的患者病情变化时，误吸风险增加（需提前向家属交代）
- 鼓励半卧位、坐位；长期卧床患者尽量抬高床头
- 鼻胃管、鼻空肠管或经皮胃造口并不能预防误吸性肺炎；气管切开可减少胃内容物误吸，但气囊影响食管吞咽，上呼吸道误吸增加
- 抑酸药：能减少化学性肺炎，但发生误吸时更易合并感染
- 增稠剂配水（帕金森病及痴呆症患者）可减少误吸，但未能降低肺炎发生率

Chest, 2015, 147（3）：815-823.
Cochrane Database Syst Rev, 2015, （5）：CD008096.
N Engl J Med, 2001, 344（9）：665-671.

■ 急性腹痛

急性腹痛背后易隐藏可迅速恶化的危重病情，需谨慎评估寻找病因。

1. 报警征象
- 急性剧烈腹痛
- 生命体征异常：高热、HR↑、BP↓
- 腹膜刺激征（＋）
- 儿童或老人
- 免疫抑制：应用糖皮质激素/免疫抑制剂、粒细胞缺乏
- 基础疾病多：糖尿病、高血压、动脉粥样硬化、房颤

2. 初步评估：最重要的是及时发现可能危及生命的疾病
- 了解腹痛发作时间、部位、性质、程度、有无放射及伴随症状
- 检查生命体征；必须仔细检查腹部，重点是压痛部位、腹膜刺激征、肝浊音界、肠鸣音和血管杂音
- 显著腹胀、腹肌紧张的患者须测量腹腔内压（IAP），除外**腹腔间隔室综合征**（abdominal compartment syndrome，ACS）
  - ✓ 置入导尿管，排空膀胱后注入50～100ml NS，呼气末耻骨联合水平上方水柱高度即为IAP
  - ✓ IAP升高可影响静脉回流，降低肺顺应性，增加颅内压
  - ✓ IAP持续＞12mmHg为腹腔高压（IAH），IAP持续＞20mmHg为ACS。ACS可引起腹腔脏器灌注减少，导致急性肾衰，属于外科急症

3. 辅助检查
- 血常规、尿常规、粪便常规＋潜血、肝肾功、胰功、心肌酶、血糖、动脉血气
- ECG：上腹痛、有CAD危险因素、合并胸痛/呼吸困难、老年人
- 腹平片：下叶肺炎、空腔脏器穿孔、输尿管结石、肠梗阻
- 超声：肝胆/泌尿/生殖系统疾病、阑尾炎、肠缺血
- CT：急性胰腺炎、急性阑尾炎、急性胆囊炎、腹主动脉瘤、肠缺血、腹膜后穿孔（如ERCP术后腹痛）
- 诊断性腹穿：急性腹膜炎，腹腔内出血

4. 鉴别诊断
- **按紧急程度鉴别诊断**

	危急	紧急	非紧急
心血管	腹主动脉瘤、ACS	心衰致肝大	
呼吸		下叶肺炎/脓肿/脓胸	
消化道	食管破裂、化脓性胆管炎、肠梗阻、中毒性巨结肠、肠缺血、脏器穿孔/破裂、重症胰腺炎	脓肿、阑尾炎、胆囊炎/胆石症、憩室炎、肝炎、轻症胰腺炎、疝气、自发性腹膜炎	便秘、胃-食管反流病、肠易激综合征、腹壁疾病
泌尿生殖系统	异位妊娠破裂	先兆流产、卵巢囊肿/睾丸扭转、盆腔炎、输尿管结石	子宫内膜异位、痛经
其他		糖尿病酮症、中毒	

■ 按腹痛部位鉴别诊断

右上腹	中上腹		左上腹
肝脏：脓肿/肿瘤/肝炎/淤血/外伤	胃肠：溃疡/肿瘤/穿孔/梗阻	脾脏：梗死/破裂	
胆道：胆囊炎/胆管炎	胰腺：炎症/肿瘤	结肠：同右侧	
结肠：梗阻/肿瘤	血管：动脉瘤、门/肝静脉血栓	胸腔：同右侧	
胸腔：胸膜炎/肺炎/肋间神经痛	胸腔：心梗/心包炎		

右腰腹	脐周	左腰腹
肾脏：结石/梗死/破裂/肿瘤/肾盂肾炎	胰腺：同上	同右侧
	小肠：炎症/梗阻	
输尿管：结石/血块	肠系膜：栓塞/血栓/淋巴结炎	

右下腹	中下腹	左下腹
阑尾：炎症	盆腔：炎症/异位妊娠/痛经/子宫内膜异位/临产	结肠：同右侧
肠道：炎性肠病/憩室/疝气/肿瘤	膀胱：炎症、异物、结石	附件：同右侧
盆腔：卵巢囊肿扭转/异位妊娠/炎症/睾丸扭转		

弥漫性或部位不定			
腹膜：腹膜炎	代谢：尿毒症/卟啉病/酮症/低血糖/高血脂/低钙/低钠	CTD：血管炎	
肠道：穿孔/梗阻/缺血		神经：癫痫	
网膜：大网膜扭转	中毒：铅/铊		

5. 经验和建议

■ 对急腹症早期诊断帮助最大的是高质量的病史采集和针对性的查体，过度依赖辅助检查只会延误急腹症的诊断

- **有价值的诊断线索**
  - ✓ 既往体健＋腹痛持续＞6h，应考虑外科急腹症
  - ✓ 水样泻是不完全小肠梗阻早期常见表现
  - ✓ 急性阑尾炎很少导致高热，寒战则更少
  - ✓ 十二指肠侧后壁穿孔一般没有腹腔游离气体，腹膜炎体征也较轻
  - ✓ 急性胰腺炎很少见于20岁以下患者，若有应考虑先天畸形（如胰腺分裂症）
  - ✓ 血清淀粉酶升高可见于几乎所有急腹症
  - ✓ 房颤患者出现急性腹痛首先考虑肠系膜动脉栓塞
  - ✓ 下腹痛和里急后重的患者若下腹部存在腹膜刺激征，考虑盆腔脓肿
  - ✓ 胆囊炎早期腹痛可能位于中上腹（内脏牵涉痛），后期转移至右上腹（腹膜刺激痛），这一点与阑尾炎相似（转移性右上腹痛vs转移性右下腹痛）
  - ✓ 泌尿系结石和腹主动脉瘤都可造成腰背痛并向会阴部放射
- **查体的特殊提示**
  - ✓ 嘱患者咳嗽，若腹痛加重，意义等同于反跳痛
  - ✓ 直肠指诊对于发现盆腔炎性病变帮助很大
  - ✓ 检查肝肺浊音界应在腋中线而非锁骨中线进行，以避免结肠肝曲的影响
  - ✓ 男性急腹症应查睾丸，老年人除外绞窄疝，儿童除外睾丸扭转
- 及时请有经验的外科医师会诊十分重要

6. 处理

- 首先排除急腹症
- 及时诊断病因，请相关科室会诊（外科、妇科、介入科）
- 治疗原发病
- 除外临床急症后可予对症处理
  - ✓ 镇痛：在保证密切观察的前提下，没有客观证据表明镇痛治疗会延误急腹症的诊断。常用654-2 10mg im，曲马多50～100mg im，吗啡5～10mg ih（中毒性巨结肠、麻痹性肠梗阻禁用6-542）
  - ✓ 抑酸：急性胃炎，溃疡病，胃-食管反流病

Cope's Early Diagnosis of the Acute Abdomen, 22th ed, 2010.
Dig Surg, 2015, 32（1）：23-31.
Intensive Care Med, 2006, 32（11）：1722-32.
AACN Adv Crit Care, 2014, 25（3）：266-78.
中华全科医师杂志，2012，11（1）：14-16；（2）：102-104.

■ 急性消化道出血

1. 依次明确以下问题

- **是否消化道出血**：除外咯血，口/鼻/咽出血，肛周出血，服用铋剂、铁剂、木炭、中药或特殊食物（如动物内脏/血液）造成"黑便"
- **出血部位**：上/中/下消化道出血（UGIB/MGIB/LGIB）分界点为Treitz韧带、回盲瓣。呕血＋黑便（UGIB），便血（LGIB 90%），黑便/柏油样便（UGIB 90%）；取决于出血量/速度/消化道通过时间
- **出血量**：切记看得见的出血量往往只是冰山一角，警惕失血性休克！循环变化&Hb↓程度可供参考（10g/L≈400ml）。活动性出血急性期因血容量尚未代偿性稀释，Hb并不下降
  - ✓ 粪便OB阳性→5～10ml；柏油样便→50～100ml；呕血→≥300ml
- **是否仍活动性出血**：持续呕血、黑便、便血，肠鸣音活跃，Hb持续↓，Urea↑，循环不稳定，内镜/血管造影/增强CT/核素扫描-直接证据
- **出血病因**

出血部位	病因
上消化道（Treitz韧带以上）	消化性溃疡，门脉高压，应激性溃疡，NSAIDs，肿瘤，Mallory-Weiss综合征，血管因素（Dieulafoy病、胃窦血管扩张、主动脉十二指肠瘘），感染，胰胆管病变
中消化道	血管发育异常，肿瘤（GIST），NSAIDs，憩室（梅克尔憩室），克罗恩病，肠套叠，寄生虫
下消化道（回盲瓣以远）	结直肠肿瘤，炎症性肠病，血管发育异常，缺血性结肠炎，NSAIDs，感染性肠炎，放射性肠炎，血管炎，息肉切除后出血，白塞综合征，结肠静脉曲张，孤立性直肠溃疡，结肠憩室，子宫内膜异位症

2. 初步评估

- **病史**：急/慢性出血，发作次数，最近一次发作，总量，呕吐先于呕血（Malloy-Weiss撕裂），伴随症状（腹痛、腹泻、黄疸、口渴、冷汗、心悸、意识障碍），血管迷走反应（UGIB），既往消化道疾病、酗酒、肝硬化，既往出血性疾病，用药（阿司匹林、氯吡格雷、NSAIDs、抗凝药），既往消化道或主动脉手术史
- **查体**：生命体征、神志最重要（心动过速→容量丢失10%，体位性低血压→20%，休克→＞30%），肝病体征（黄疸、肝掌、蜘蛛痣、男性乳房发育、睾丸萎缩、"海蛇头"），毛细

血管扩张（酒精性肝病或Olser-Weber-Rendu综合征），腹部压痛/腹膜体征，腹块，肠鸣音，直肠指诊。小肠血管畸形须注意心脏杂音/echo以除外海德综合征

✓ 大量出血24小时内可有中低热

✓ 高龄、糖尿病和β受体阻滞剂可能会掩盖生命体征的变化

- **辅助检查**：Hb/Hct（急性出血24h内可正常），MCV（急性失血为正细胞正色素性贫血；低MCV→慢性失血/缺铁性贫血），WBC［急性出血2～5h可升至（10～20）×10^9/L］，PLT，PT，APTT，Urea/Cr（在UGIB中比例＞36，因消化道对血液的吸收±肾前性氮质血症），肝功，血型及输血八项

3. 临床危险度分级（内镜检查之前）

- 危险度分级→决定是否急诊内镜检查&止血，以及治疗强度：中危→收住院；高危→收住ICU
- 最主要死因：出血导致的呼吸、心血管、肾脏并发症和感染

	低危	中危	高危
年龄（岁）	＜60	＞60	＞60
收缩压（mmHg）	＞100	＜100	＜80
脉搏（次/分）	正常	＞100	＞120
失血量（ml）	＜500	500～1000	＞1500
基础疾病*	无	无	有
Hb（g/L）	正常	70～100	＜70
症状	头晕	晕厥，口渴，少尿	肢冷，意识障碍

注：*基础疾病：冠心病、心衰、肝衰、肾衰、脓毒症、转移性恶性肿瘤、肺炎、神志改变、COPD和哮喘

4. 内镜危险度分级

- 消化性溃疡出血的改良Forrest分级：喷射样出血（Ⅰa）；活动性渗血（Ⅰb）；血管裸露（Ⅱa）；血凝块附着（Ⅱb）；黑色基底（Ⅱc）；基底洁净（Ⅲ）
- 改良Forrest分级为Ⅰa至Ⅱb者，应争取在内镜下止血

5. 急诊治疗

- 禁食水，抬高床头并侧卧位以防止误吸
- 意识障碍及时气管插管，窒息是上消化道出血的常见死亡原因！
- **建立静脉通路**：外周粗静脉通路；血容量不足常合并凝血障碍，中心静脉置管并发症相对较多，需谨慎

低危	中危	高危
■ 每30min测1次生命体征	■ 持续心电监测	■ 持续心电监测
■ 建1或2条粗静脉通路，输晶体液	■ 每15min测生命体征和SpO₂	■ 每15min测生命体征和SpO₂
■ 备2U RBC	■ 开放2条粗静脉通路，输液	■ 开放2条粗静脉通路，输液
	■ 输注2~4U RBC	■ 输注2~4U RBC，可能需要更多
		■ 消化内镜急会诊，争取内镜止血
		■ 大量呕血或神志改变时须保护气道（气管插管）
		■ 监测器官灌注（尿量）
		■ 外科急会诊，内镜止血失败应尽快手术

- **补液**：大多输入晶体液即可，失血量>20%血容量可输胶体液
  - ✓以下情况考虑输血：SBP<90mmHg，或较基础SBP下降>30mmHg；脉搏>120次/分；Hb<70g/L，Hct<25%，冠心病或其他缺血性疾病需维持Hb>90g/L，快速大量出血者无论Hb多少都应输血。输库存血较多时，每600ml血应静脉补充葡萄糖酸钙10ml。维持PLT>50×10⁹/L为宜
  - ✓高龄/伴心肺肾疾病→警惕输液量过多引起急性肺水肿；大量出血者需血流动力学监测以指导液体复苏
- **经验性质子泵抑制剂**：考虑UGIB予奥美拉唑40mg q12h入壶；必要时80mg入壶，随后8mg/h静脉泵入，维持72h
- **纠正凝血异常**
  - ✓若INR>1.5，予新鲜冰冻血浆；使用华法林/吸收不良患者，Vit K₁10mg皮下注射qd×3天
  - ✓避免应用NSAIDs、阿司匹林、抗凝药

6. 根据出血原因和部位给予治疗
- **非静脉曲张性上消化道出血**
  - ✓首选PPI，可联用生长抑素
  - ✓止血芳酸等止血药物疗效不明确，不作为一线药物推荐
  - ✓不明原因者首选内镜诊断/治疗，生命体征平稳者争取急诊内镜，出血24~48h内若药物＋内镜失败，考虑介入/手术
- **静脉曲张性上消化道出血**
  - ✓首选生长抑素，首剂250μg静推→250μg/h持续泵入，可连用2~5d
  - ✓预防性抗生素治疗：喹诺酮类或头孢曲松，疗程7天
  - ✓急性出血控制后，为预防再次出血，可应用非选择性β受体阻滞剂（普萘洛尔），使基础心率下降25%

✓治疗出血并发症：肝性脑病、肾衰竭、感染

✓有创治疗：首选内镜（套扎/硬化剂/组织胶），其他包括三腔两囊管（短期止血率60%～90%，但复发率较高，已很少使用）、TIPS、手术

- **中/下消化道出血**：预后好于UGIB。急诊处理原则和UGIB类似。置入胃管有助于除外UGIB。LGIB首选结肠镜；争取急诊结肠镜检查/止血。不具备结肠镜条件者如下

✓腹盆增强CT＋CTA：速度≥0.3ml/min的出血（造影剂渗出）

✓血管造影：速度≥0.5ml/min的出血，介入治疗包括栓塞等（再出血率高）

✓核素显像：速度≥0.1ml/min的出血，定位模糊，耗时长，不适合急性出血患者

✓外科手术：出血部位明确的活动性出血，其他止血方法失败

✓出血停止后结肠镜检查，如结果阴性，进一步小肠相关检查（造影、CT、胶囊内镜、小肠镜等）

- **在内镜检查后**，低危→可出院，中高危→仍需留院观察有无再出血，部分高危患者→需留院观察至少72h

中国急救医学，2015，35（10）：865-873.
中华消化杂志，2015，35（12）：793-798.
中华全科医师杂志，2017，16（5）：337-340.
Am J Gastroenterol, 2016, 111（4）：459-474.

■ 恶心呕吐

1. **寻找病因**：全身性疾病和颅内疾病引起的呕吐易被忽视

病理生理分类	病因
医源性	化疗、放疗、阿片类药物、地高辛中毒
消化道	机械性梗阻、动力障碍、感染（肝炎、胃肠炎、胆囊炎）、急性胰腺炎
中枢性/神经性	肿瘤、卒中、感染、颅内高压、脱髓鞘病变、神经性厌食
代谢性	DKA、肾上腺皮质功能不全、甲亢、高钙血症
中毒	食物、酒精、一氧化碳
心源性	心梗、心衰、心律失常
其他	怀孕（育龄期妇女呕吐均需查hCG）、青光眼、肾结石

2. **一般处理**
- 预防误吸：抬高床头、侧卧位；意识障碍者应考虑气管插管
- 优先除外可导致呕吐的临床急症：急性冠脉综合征、严重心律失常、脑卒中、急性颅高压、急性胰腺炎、DKA、肾上腺危象、急性闭角型青光眼、中毒等
- 纠正呕吐并发症：低钾、低镁、容量不足、代谢性碱中毒，必要时补液治疗（尤其是胰腺炎和肠梗阻患者，液体丢失量可能远比呕吐量多）
- 剧烈呕吐需警惕贲门黏膜撕裂
- 对症止吐：甲氧氯普胺10mg入壶；昂丹司琼8mg入壶

3. **针对特殊病因的处理**
- 化疗相关呕吐
  - ✓ 急性：化疗前30min，昂丹司琼32mg iv或昂丹司琼24mg＋地塞米松4mg po；阿瑞匹坦，D1化疗前1小时口服，D2～3化疗续用
  - ✓ 迟发性呕吐：甲氧氯普胺1～2mg iv或口服，每2～4h 1次，可联合地塞米松4mg
- 胃轻瘫：支持治疗，成人可予促动力药及针灸
- 术后呕吐：手术结束前20min可予昂丹司琼4mg iv

N Engl J Med, 2016, 374（14）：1356-1367.
Am Fam Physician, 2007, 76（1）：76-84.
Gastroenterology, 2001, 120（1）：261-263.

■ 意识障碍

1. 容易混淆的概念
- **意识模糊（Confusion）**：意识水平↓，意识内容↓，定向力障碍，无法保持连贯有逻辑的思维
- **谵妄（Delirium）**：对环境的认识和反应能力下降，定向力障碍，常有错觉和幻觉，表现为紧张、激动，甚至有攻击行为，常在夜间加重
- **嗜睡（Drowsiness）**：意识水平↓，睡眠↑，可被言语或轻刺激唤醒，醒后可正确对答或执行指令，停止刺激很快入睡
- **木僵（Stupor）**：强烈刺激可唤醒，醒后可简单回答问题，刺激减弱很快入睡
- **昏迷（Coma）**：任何刺激均不能唤醒，按照程度分以下三级
  - ✓ **浅昏迷**：疼痛刺激有痛苦表情及回避动作，各种脑干反射基本保留
  - ✓ **中昏迷**：强烈刺激有防御反射，角膜反射减弱/消失，呼吸节律紊乱
  - ✓ **深昏迷**：任何刺激无反应，各种脑干反射消失，呼吸不规则

2. 昏迷的鉴别诊断

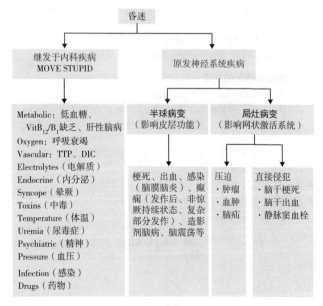

3. 值班时昏迷的处理

Step 1.判断患者是否稳定，详细评估前预处理

- 昏迷程度深（Glasgow评分≤8）、生命体征不稳定者应及时气管插管
- 低血压患者开放静脉通路，补液
- 保证通气，维持$SpO_2>96\%$
- 保持患者脊柱固定，直至除外脊髓损伤（病史或影像学检查）
- 有颅内压增高表现者，保持床头抬高30°

Step 2.寻找病因

病史： 现病史、既往史（糖尿病？肝肾疾病？精神病或痴呆？外伤史？）、用药史、酗酒史等

体格检查

- 昏迷程度
  - ✓自发活动与身体姿势：自然姿势卧躺者通常昏迷程度不深
  - ✓声音刺激（大声呼唤）、轻刺激（摇晃）、疼痛刺激（压眶、掐斜方肌、摩擦胸骨/颞下颌关节）
  - ✓Glasgow昏迷评分量表：记EnVnMn，气管插管记EnVTMn（最高10分），评分<8分者需考虑控制气道

睁眼（E）	计分	语言（V）	计分	运动（M）	计分
自主睁眼	4	逻辑正常	5	遵嘱运动	6
声音刺激睁眼	3	含混不清	4	疼痛定位	5
疼痛刺激睁眼	2	词语不连续	3	疼痛回避	4
无睁眼	1	难以理解	2	肌肉屈曲	3
		无发音	1	肌肉伸展	2
				无动作	1

- 基本生命体征、全身状况（有无外伤、中毒）
- 针对性的神经系统查体，重要体征如下
  - ✓脑神经：瞳孔及其光反射（针尖样→药物中毒，如有机磷、吗啡；中位固定→中脑病变；散大固定→严重缺氧脑病、脑疝）
  - ✓运动系统：去皮层状态→双上肢屈曲，双下肢伸直；去大脑状态→四肢伸直，角弓反张
  - ✓腱反射与病理征：多种代谢异常可导致双侧Babinski征阳性，不能用于鉴别中枢疾病与代谢性脑病

辅助检查

- 抽血：立即检测血糖和血气分析，完善血常规、凝血、肝肾

功、电解质、血氨，必要时筛查毒物、甲功
- 影像学：头CT（尤其是查体有中枢定位体征时）；胸片（老年人需除外肺炎）；必要时颈椎X-Ray（除外颈椎骨折）
- ECG：除外心源性晕厥
- 腰穿：除外脑膜炎
- EEG：除外非惊厥持续状态

Tips
- 药物不良反应是住院患者意识障碍的常见病因
- 酗酒者出现意识障碍的可能原因：酒精中毒、酒精戒断、肝性脑病、低血糖、Wernicke脑病、头颅外伤、吸毒等
- 合并妊娠剧吐的孕妇是Wernicke脑病的好发人群
- 缺乏$VitB_{12}$不仅可引起贫血，还可造成意识障碍，性格改变，甚至痴呆，尤其好发于老年人
- 脓毒症可以意识障碍为首发表现，而体温并不升高

Step 3.针对病因，初步处理
- 低血糖者：葡萄糖50g静推（低血糖可以表现为任何神经精神症状）；如怀疑Wernicke脑病（意识障碍、眼球震颤、共济失调三联征），推注葡萄糖之前应静脉予$VitB_1$ 100mg
- 阿片类中毒：纳洛酮0.01mg/kg；苯二氮䓬类中毒→氟马西尼0.2mg iv
- 颅内压升高/脑疝：抬高床头30°，甘露醇/甘油果糖脱水（注意肾功能），地塞米松，利尿，去骨瓣减压

Step 4. 及时寻求上级医师及相关专科的协助

Lancet, 2014, 384（9959）: 2064-2076.
UCSF Hospitalist Handbook, 3rd ed, 2009: 295.
MGH Pocket Emergency Medicine, 4th ed, 2018: 5-1.

■ 晕厥

1. **定义：** 由于全脑低灌注而出现的一过性意识丧失，伴姿势性肌张力丧失，其特点为迅速出现、持续时间短，并可自行完全恢复

2. **值班最重要的处理是识别致死性晕厥**

心源性

心律失常	VF，VT，长QT综合征 Brugada综合征 心动过缓（二度Ⅱ型或三度AVB，新发的心动过缓），窦性停搏（长间歇>3s） 起搏器/ICD故障
心肌缺血	ACS
结构异常	瓣膜病：严重主动脉瓣狭窄、严重的人工瓣膜功能障碍 心肌病：缺血性、肥厚型、扩张型 心房黏液瘤，心脏压塞，主动脉夹层

大出血

外伤，消化道出血，脏器破裂，主动脉瘤
卵巢囊肿破裂，异位妊娠
腹膜后出血

肺栓塞

骑跨栓导致流出道梗阻或严重缺氧

蛛网膜下腔出血

3. **常见晕厥病因及临床特点**

		分类	临床特点
反射性	血管迷走性	情绪介导：害怕、疼痛、晕血、过度悲伤 体位介导：长时间站立	无心脏基础疾病 反复发作 突然经历令人不快的情境、声音、味道或疼痛
	情境性	咳嗽、喷嚏、胃肠道刺激（吞咽、排便、腹痛）、排尿/排尿后、餐后等	进餐时或餐后 转头或颈动脉窦受压时（肿瘤压迫、衣领过紧等） 用力后
	颈动脉窦晕厥	颈动脉窦过敏	通常有前驱症状：潮热、恶心呕吐、出汗、面色苍白等

	分类		临床特点
体位性	原发性自主神经功能衰竭	单纯自主神经功能衰竭、多系统萎缩、帕金森病等	通常发生在起立时或改变体位时
	继发性自主神经功能衰竭	糖尿病、淀粉样变、尿毒症、脊髓损伤等	常见于刚开始服用血管扩张剂或调整剂量时
	药物所致体位性低血压	酒精、血管扩张剂、利尿剂、抗抑郁药等	
	容量不足	出血、腹泻、呕吐等	

心源性：见上表

4. **晕厥的风险分层**：注意识别高危患者——**心源性晕厥和有效血容量不足**），以下提示高危患者

- 个人史/家族史：年龄＞60岁，男性，有心源性猝死家族史
- 因跌倒而引起外伤
- 有活动性出血表现
- 有严重的结构性心脏病（心衰、左室射血分数降低、心梗史）
- 肌钙蛋白阳性
- 临床表现或ECG特征提示心律失常性晕厥
  - ✓ 双束支传导阻滞（LBBB/RBBB合并左前/后分支传导阻滞）
  - ✓ 其他室内传导阻滞（QRS≥0.12s）
  - ✓ 莫氏 I 型二度AVB
  - ✓ 窦缓（＜50bpm）（非药物或非运动员），窦房阻滞或窦性停搏≥3s
  - ✓ 非持续性室速
  - ✓ QT间期延长或缩短
  - ✓ 早复极
  - ✓ 预激QRS波
  - ✓ RBBB波形伴V_1～V_3导联ST段抬高（Brugada综合征）
  - ✓ 致心律失常右室心肌病ECG表现
  - ✓ Q波

5. **辅助检查**
- 血常规，肝肾功，电解质
- 心脏：包括ECG，Holter，运动试验（心肌缺血），心脏超声，冠脉造影，电生理检查，倾斜平板试验（诊断血管迷走性晕厥的重要依据）

- 神经系统：CT，MRI，脑电图

6. 处理
- 重要的是明确病因，治疗原发病
- 心脏源性晕厥：需密切观察，心内科会诊，考虑予抗心律失常药物、电转复、电除颤、起搏器、ICD等治疗（见**心脏疾病：心律失常**及**心脏疾病：植入性心脏电子装置**）
- 体位性低血压：急性发作时予补液治疗，停用相关药物
- 血管迷走性晕厥
  - ✓ 以患者教育为主，避免诱因（如长时间站立、闷热环境等）
  - ✓ 药物治疗可选氟氢可的松，帕罗西汀；β受体阻滞剂对≥42岁的患者可能有效

中华内科杂志，2014，53（11）：916-925.
J Am Coll Cardiol，2017；70：e39-110.

■ 急性头痛

值班时需及时识别、处理高危的急性头痛。

1. 报警症状

报警信号
病史　暴发性头痛、程度剧烈
"有生以来最严重的头痛"（约20%是蛛网膜下腔出血）
合并感染（如发热、颈强直、皮疹等）
进行性加重的头痛
妊娠期或产后头痛
年龄>50岁的新发头痛
免疫抑制人群（癌症/AIDS）新发头痛
查体　神经系统定位体征
意识障碍（嗜睡、木僵、昏迷）
神志改变（兴奋、烦躁、易激惹）
脑膜刺激征（＋）
颅内高压：视盘水肿、咳嗽/用力/Valsalva动作加重头痛
全身中毒症状
头部外伤

注：新发头痛，以前没有出现过的头痛类型为"新发"

2. 识别危重急病
■ 颅内原发病变
　✓ 脑膜炎/脑炎：见**感染性疾病：脑膜炎**
　✓ 蛛网膜下腔出血/其他颅内出血/脑梗死：见**神经疾病：脑血管病**
　✓ 颅内肿瘤：疼痛程度不一，常在卧位或低头时加重，MRI诊断价值最大
■ 非颅内病变
　✓ 高血压危象/脑病：见**值班：高血压急症/亚急症**
　✓ 青光眼：老年人，眼痛，视物模糊，睫状充血、瞳孔散大→眼科急会诊
　✓ 颞动脉炎：年龄>50岁，一过性失明，颞动脉压痛，炎症指标↑，对糖皮质激素治疗反应好

3. 患者评估
■ **病史**：头痛程度，急性/慢性病程，位置，头痛性质（搏动性疼痛/锐痛/钝痛），随头部位置/时间的变化，用药史，合并症（高血压、肿瘤、免疫抑制）
　✓ 偏头痛的典型表现：搏动性疼痛，单侧疼痛，伴恶心，持续4~72h

- **查体**
  - ✓ 针对性的神经系统查体（上页表）
  - ✓ 寻找系统性疾病的证据（发热、体重下降→感染、肿瘤或自身免疫病）
  - ✓ 皮肤瘀斑（提示流行性脑脊髓膜炎或凝血障碍）
- **辅助检查**
  - ✓ 头颅CT，腰椎穿刺（高颅压者需谨慎！）
  - ✓ 血常规、电解质、血糖、肾功、ESR和CRP（颞动脉炎时常显著升高）、凝血、动脉血气分析有助于排除基础疾病
  - ✓ 脑电图（EEG）：怀疑癫痫发作和脑病的患者

4. **对症治疗**

（1）**口服药物选择**

- **NSAIDs类**
  - ✓ **非选择性COX-1和COX-2抑制剂**
    对乙酰氨基酚（泰诺林）：成人0.65～1.3g q8h
    布洛芬（芬必得）：0.3g q12h
    双氯芬酸钠（扶他林）：个体化调整，25～50mg q12h～q8h
    洛索洛芬（乐松）：60mg tid
  - ✓ **选择性和特异性COX-2抑制剂**
    塞来昔布（西乐葆）：个体化调整，急性疼痛200mg bid～tid
- **复合制剂**
  去痛片：1～2片，qd～tid
- **阿片类：有呼吸抑制风险**
  曲马多（奇曼丁）：50mg q12h起始，不建议超过400mg/d；吞服，勿嚼碎
  氨酚羟考酮（泰勒宁）：1片q6h
  吗啡（美施康定）：个体化调整，10～20mg q12h起始；整片吞服，不可掰开、嚼碎；连用3～5天即产生耐药性，1周以上可成瘾
  羟考酮（奥施康定）：个体化调整，5mg q12h起始；整片吞服，不可掰开、嚼碎

（2）**治疗策略 阶梯治疗**：按顺序给药，简单/复合镇痛药→弱阿片类→强阿片类。**分度治疗**：按疼痛程度给药，轻中度疼痛予简单/复合镇痛药，中重度疼痛予阿片类，极重度疼痛予强阿片类

（3）**其他药物（胃肠外给药）**
直肠给药：吲哚美辛栓，30～100mg qd；需将铝箔膜撕开后给药

肌内注射：曲马多（舒敏），100mg once～qid

静脉：赖氨匹林粉针，帕瑞昔布（特耐），哌替啶（杜冷丁）

Tips

- 恶心呕吐严重者首选胃肠外给药
- 有胃肠道基础疾病的患者可考虑应用特异性COX-2抑制剂
- 一般不用吗啡治疗急性头痛，但对于缺血性心脏病或妊娠期患者有时可以考虑

中华神经科杂志, 2007，（7）：493-495.

Neurol Sci, 2010, 31（5）：545-553.

Therapeutic Guidelines: Analgesic, 4th ed, 2002.

■ 院内跌倒

1. 评价患者是否受伤

- 在脊柱损伤被排除之前，必须维持颈部和躯体固定（使用颈托、捆绑带、担架等）
- 对头部、手、肩、臀部、膝部及足部进行仔细查体：瘀斑、皮肤破损、骨折、疼痛、左右不对称、畸形、活动受限→X线片评价有无骨折、超声寻找有无血肿
- 详细的神经系统查体，包括意识状态、瞳孔、脑膜刺激征、步态、肌力、维持颅神经检查、病理征→有意识改变或新发神经系统异常体征需立即完善头CT；有脊髓损伤定位性症状（节段性运动/感觉异常）需行全脊柱X线片＋脊髓MRI
- 凝血功能障碍、PLT减低、接受抗凝/抗血小板治疗的患者需警惕迟发性出血（尤其是颅内出血）

2. 病因鉴别

- 晕厥：见值班：晕厥
- 药物性：镇静/催眠药物，抗抑郁药物，血管扩张剂，酒精，利尿剂（频繁上厕所）
- 肌肉骨骼：关节炎，疼痛，虚弱，调节能力减退
- 其他：视力下降，照明不足，更换病房，床档被放下，地滑，裤子过长

3. 处理

- 根据病史及查体提示，完善相关检查评估：如头颅CT、X线片
- 去除跌倒的诱因
- 告知家属，上报院内不良事件，记录跌倒病程
- 跌倒对老年患者威胁很大，有效预防是最好的治疗

Lancet. 2005, 366（9500）：1885-1893.
中国康复理论与实践, 2017, 23（3）：274-287.
UCSF Hospitalist Handbook, 3rd ed, 2009: 37.

■ 临终和死亡

患者临终和死亡常常在值班时发生，妥善处理非常重要。

1. 患者去世前

- 若存在医疗纠纷隐患，第一时间通知总住院医师及主治医师共同处理
- 尽早和家属沟通病情，实施医患共同决策（shared decision-making），决定如何取舍治疗，特别是有创治疗（中心静脉置管、气管插管和CPR等）。可能谈及的话题还包括（但不限于）：治疗目标，本人意愿，身后事及愿望达成，家属意愿，临终地点，宗教需求，器官/遗体捐赠，丧葬事宜等。若有器官捐献计划，务必提前联系相关部门
- 尽量在安静、不被打扰的环境里和家属沟通；首先应向家属自我介绍，建立良好的医患关系；沟通语言应简洁明了，但不显得突兀
- 先倾听家属对疾病的认识和期望，充分运用同理心来应对临终患者家属的情绪
- 若家属没有心理准备，设法逐步告知病情。例如，接受有创救治的患者，根据情况试用以下表达
  - ✓ 患者情况很不好，我们正在积极抢救
  - ✓ 虽然积极抢救，但是生命体征还是没有恢复，恐怕希望不大
  - ✓ 患者始终没有恢复生命体征，我们在做最后一次努力
  - ✓ 患者去世了
- 在沟通困难和临终痛苦症状处理方面，可以请缓和医疗（palliative care）团队会诊，努力减轻患者和家属的痛苦

2. 临终过程

- 按病重患者频率去床旁看望、沟通、倾听和安慰
- 指导家属陪伴：抚触，耳边轻语让患者心安、平静的内容（临终患者听力最后消失），帮助家属完成"四道"（道歉，道谢，道爱，道别）
- 若患者有痛苦症状，如疼痛、谵妄、躁动、喉鸣等，应积极处理并向家属解释
  - （1）疼痛：若患者主诉疼痛，需给予治疗
  - ✓ 此时无须顾虑"阶梯给药"，控制疼痛是唯一目标
  - ✓ 如患者无法口服药物（如意识障碍），要积极改为其他途径给药
  - ✓ 首选短效吗啡：持续皮下泵入或5～10mg皮下注射q4h～6h
  - （2）谵妄：如有伤及自身或者周围人的风险，建议药物治疗

✓ 奥氮平2.5mg每晚一次起始

✓ 起病急、无法口服给药的患者：氟哌啶醇1.5～5mg±咪达唑仑2.5～5mg皮下注射，必要时持续皮下泵入（静脉泵入安全性差）

（3）躁动/不安：咪达唑仑2.5～5mg皮下注射，必要时持续皮下泵入。如果合并谵妄，应同时加用氟哌啶醇

（4）喉鸣：向家属解释此为临终时常见现象，系喉部肌肉松弛导致分泌物局部积聚；可适当变换体位，减少液体输入（宜尽早开始），清理咽部分泌物；若仍有声音，首选丁溴东莨菪碱20mg皮下注射，其次可尝试阿托品滴眼液1～2滴滴于颊黏膜

3. 患者去世后

■ 判定死亡：确定患者对语言和动作刺激无反应；持续听诊/视诊至少1min；没有自主呼吸、没有脉搏和血压、ECG为直线；神经系统功能丧失（瞳孔反射、角膜反射和咽反射消失）。宣布死亡时间（抢救记录、死亡记录、护理记录、临终心电图上的死亡时间必须一致）

■ 明确告知家属患者已经死亡，争取家属同意尸体解剖；拒绝尸检者需签署同意书

■ 对遗体适当处理，以便家属告别（可以邀请家属一起做最后的处理，如擦身、更衣）。清理医疗设备和管路：中心静脉导管和引流管拔出后，应妥善缝合穿刺点；皮下隧道式中心静脉导管、输液港和永久性心脏起搏器应提前咨询专科医师，做好相应准备（处理起搏器可能需要用磁铁）。通知太平间

■ 填写相关文书（需患者身份证、户口本）

✓ 死亡五联单：任何位置不能空项

✓ 死亡证明书

✓ 死亡记录、抢救记录等

■ 家属感情宣泄时，运用同理和倾听陪伴的技术，提供力所能及的帮助

■ 尊重少数民族及宗教信仰习惯（如回族不能进太平间，佛教助念需求）并给予帮助

■ 及时、完整、准确地记录：包括医疗技术层面和医患沟通内容及结果

■ 及时通知总住院医师及主治医师

临床实践中的缓和医疗（第1版），2017.

75

重症医学

■ 气道管理

1. 建立高级气道指征
- 低氧血症：严重低氧血症（$PaO_2/FiO_2<200$）保守治疗无效
- 低通气：II型呼衰导致动脉血pH<7.30，结合患者呼吸窘迫程度和并发症
- 严重呼吸窘迫或呼吸肌疲劳
- 上气道梗阻
- 意识障碍：GCS<8，或GCS≥8但误吸风险高
- 心肺复苏中，予球囊面罩氧浓度100%通气后，行气管插管；如通气不充分，应立即评估是否需要气管插管
- 手术、检查或治疗需要

2. 气管插管
- 气管插管前准备、气管插管技术、气管插管并发症见**操作：快速顺序诱导插管**
- 困难气道：有经验的医师经普通喉镜插管3次失败
  - ✓ 可预计的困难气道
    - » 用"LEMON"法评估，即Look externally、Evaluate 3-3-2、Mallampati、Obstruction/Obese、Neck mobility
    - » 放宽插管指征，尽量在白班解决问题
    - » 保留自主呼吸，行清醒状态下纤维支气管镜引导下插管、经鼻盲插管，或择期建立外科气道
    - » 如需全麻诱导，请经验丰富的麻醉科、耳鼻喉科医师在场，并做好喉罩通气、其他插管方法、紧急气管切开术准备
  - ✓ 全麻诱导后困难气道处理流程（见下页图）
  - ✓ 切记
    - » 困难气道是临床急症，处理不当导致严重后果，必须争分夺秒
    - » 保持冷静，及时请求支援，不要过于自信
    - » 反复评估是否存在自主呼吸，面罩或喉罩通气能否维持氧合
    - » 尽量避免Lost airway（不能插管、不能通气）

3. 气管切开
- 适应证：气管插管超过2～3周；预期长期需要高级气道
- 优点：提高舒适度，减少呼吸机相关肺炎，减少喉部损伤或功能障碍，改善口腔和咽部卫生，套囊放气时可发声
- 缺点：气管或造口狭窄风险，造口感染，周围血管受损所致出血，造口瘢痕或肉芽组织形成，手术并发症（出血、气道梗阻）

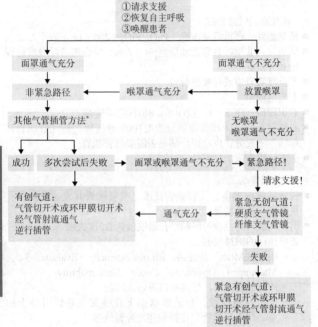

全麻诱导后困难气道处理流程

注：*其他气管插管方法：可视喉镜、其他喉镜叶片、通过喉罩插管、纤维支气管镜、插管用导芯或更换导管用导芯、发光导芯、经口或经鼻盲探插管等

4. 气管插管及气切套管维护
- 一般护理：定时及按需吸痰；每日监测套囊压力，维持25~30cmH$_2$O以下；胶带或导管固定器固定气管插管，每日检查气管插管深度；避免压迫口唇。
- 套囊漏气：闻及由套囊周围漏至咽部的气流声

原因	诊断	处理
套囊高于声门	支气管镜、胸片	套囊放气→调整插管位置→套囊充气→确认插管位置
套囊损坏	套囊测压	少量漏气→套囊少量充气 明显漏气→立即更换导管
气管扩张	胸片	更换更大号插管

- 气管插管入单侧主支气管
  - ✓ 表现：气道高压、低潮气量
  - ✓ 诊断：听诊、支气管镜、胸片（正确位置见**操作：快速顺序诱导插管**）
  - ✓ 处理：套囊放气→调整插管位置→套囊充气→确认插管位置
- 气道梗阻
  - ✓ 表现：呼吸窘迫、气道高压报警、低潮气量报警
  - ✓ 原因：气道分泌物阻塞、气管插管打折、气切套管位置错误
  - ✓ 处理
    - » 断开呼吸机→下吸痰管→球囊通气
    - » 吸痰管可通过→气道分泌物阻塞→充分吸痰
    - » 吸痰管不可通过，球囊可通气→气管插管打折→可尝试调整头颈位置
    - » 吸痰管不可通过，球囊不可通气→立即更换气管插管
    - » 如为气切套管，可予套囊放气，面罩通气
- 气切套管脱出：气切术后72h内，窦道未形成，再次插管十分困难，务必固定套管！如术后早期气切套管脱出，避免盲目尝试经气切造口再插管，予面罩通气，气管插管

5. 拔管
- 拔管指征：导致插管的病因纠正；呛咳反射良好；无明显喉头水肿（漏气试验）；符合脱机指征，见**重症医学：机械通气**
- 拔管注意事项
  - ✓ 禁食水4～6h，停用镇静药物，充分吸引气道、口咽、鼻咽分泌物，高浓度吸氧1～2min，做好再次气管插管准备
  - ✓ 吸痰管置于气管插管中，边抽吸边套囊放气，并快速拔除气管插管
  - ✓ 拔除后立即观察患者发声情况，有无喘鸣，评价有无气道梗阻
  - ✓ 吸氧、经鼻高流量吸氧或无创通气辅助呼吸
  - ✓ 鼓励排痰

Critical Care Handbook of the MGH, 6th ed, 2016, 101-112.
Anesthesiology, 2013, 118（2）: 257.

■ 机械通气

1. 机械通气指征
- 低氧血症：严重低氧血症（$PaO_2/FiO_2 < 200$）保守治疗无效时，考虑气管插管和机械通气；因肺不张和/或心源性肺水肿所致低氧血症，可考虑无创机械通气
- 低通气：Ⅱ型呼衰导致动脉血pH<7.30，结合患者呼吸窘迫程度和并发症；COPD患者可考虑无创机械通气
- 呼吸疲劳：严重呼吸窘迫伴辅助呼吸肌参与、鼻翼扇动、心动过速等，可能先于气体交换异常出现，需考虑机械通气
- 保护气道：如气道梗阻、意识障碍、上消化道大出血等

2. 呼吸机结构

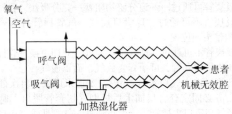

3. 呼吸力学

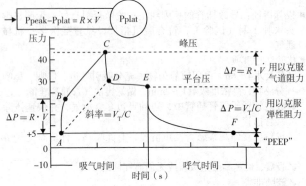

- 运动方程：$Ppeak = \dfrac{V_T}{C} + R \times \dot{V} + PEEP$

- 平台压（Pplat）：吸气末肺泡内压力，即肺泡压，吸气末暂停0.5～2s测定
- 呼气末正压（PEEP）：避免气道陷闭和肺泡塌陷，降低心脏前后负荷

- 潮气量（V_T）＝吸气流量（$\dot{V}$）×吸气时间（Ti）
- 分钟通气量（MV）＝V_T×RR

- 肺顺应性（C）＝ $\dfrac{V_T}{Pplat-PEEP}$ （正常范围50～100）

- 气道阻力（R）＝ $\dfrac{Ppeak-Pplat}{\dot{V}}$ （正常范围<10）

4. 模式选择

	VC（容量控制）	PC（压力控制）	PS（压力支持）
设定参数	潮气量、最大流量、呼吸频率、吸气暂停时间、吸气触发灵敏度（适用于A/C模式）、吸呼比、PEEP、FiO₂	PC(压力控制)水平、PEEP、呼吸频率、吸气触发灵敏度（适用于A/C模式）、吸气时间、FiO₂	PS（压力支持）、PEEP、FiO₂、吸气触发灵敏度、呼气触发灵敏度
监测参数	气道峰压、平台压	潮气量、分钟通气量	潮气量、呼吸频率、分钟通气量
优点	潮气量、分钟通气量稳定；易于呼吸力学参数测定	肺泡峰压稳定，减小呼吸机相关肺损伤风险；减速气流舒适度较高	患者决定潮气量、吸气时间，提高人机配合度和舒适度
缺点	恒定气流：吸气时间较短，肺泡充盈不均一；不适于流量需求高者；舒适度较低（减速气流选项舒适度较高）；较容易出现人机不协调	气道阻力增加或肺顺应性下降时肺泡通气量下降	可能增加呼吸功；对于病情重者，不能达到通气目标，加重呼吸困难

波形

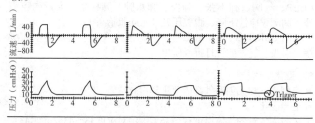

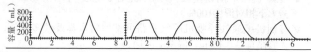

5. 机械通气初始设置
    模式：VC/PC

    V_T：6～8ml/kg理想体重，Pplat<30cmH_2O

    $\dot{V}_{max}$：40～80L/min

    吸呼比：1：4～1：2；VC模式由呼吸频率、最大流量、平台时间决定；PC模式由呼吸频率、吸气时间决定

    呼吸频率：15～25次/分

    PEEP：5～20cmH_2O

    FiO_2：100%，迅速下调至≤60%

6. 机械通气调整
- 监测指标：呼吸困难程度、SpO_2、血气、肺部体征、呼吸力学
- 改善氧合（通常循环相对稳定者SaO_2 88%～92%即可接受）
    - ✓ 提高FiO_2
    - ✓ 如FiO_2≥60%，Pplat<30cmH_2O，但氧合未达标，则尝试肺复张
    - ✓ 如肺复张有效，增加PEEP至FiO_2<60%或Pplat≥30cmH_2O
    - ✓ 如肺复张无效，则考虑其他补救通气方法或ECMO
- 改善通气（pH、$PaCO_2$）：增加V_T、吸气压力、呼吸频率，注意监测参数调整后的平台压和内源性PEEP

7. 气道高压报警
    断开患者和呼吸机

    检查患者：球囊通气，下吸痰管，快速查体，除外气胸、气道梗阻、气管插管打折或脱出等，查血气、胸片

    检查呼吸机：除外管路堵塞

    Ppeak、Pplat均升高→顺应性降低→人机不同步、内源性PEEP、气胸、肺不张、肺炎、肺水肿、肺栓塞、大量胸腔积液、胸廓顺应性下降、腹腔压升高（膈肌抬高）

    Ppeak升高，Pplat正常→气道阻力升高→气道痉挛、痰堵、误吸、气管插管打折或脱出

8. 湿化
- 有创通气和无创通气都需要主动湿化
- 适当湿化
    - ✓ 吸入气管的气体温度32～36℃，绝对湿度33～43g/m³（43＝37℃下相对湿度100%）
    - ✓ 有创机械通气呼吸机呼气管路可见均匀水雾及较多水滴（管路每延长10cm，温度下降1℃）
    - ✓ 分泌物稀薄，可顺利通过吸痰管，导管内无痰痂，呼吸道通畅

9. 机械通气并发症

- 呼吸机诱导的肺损伤（ventilator-induced lung injury，VILI）：机械通气期间发生的急性肺损伤，且能够证明机械通气导致了急性肺损伤；如果不能证明两者的因果关系，则称为呼吸机相关肺损伤（ventilator-associated lung injury，VALI）

VILI	预防策略
容积伤：大潮气量，肺泡毛细血管界面破坏→肺水增加	**肺保护性通气策略**：$V_T \leqslant 8ml/kg$ 理想体重；$Pplat \leqslant 30cmH_2O$；允许性高碳酸血症，维持 $pH > 7.20 \sim 7.30$
气压伤：正压通气→气道及肺泡损伤→气胸、纵隔气肿、皮下气肿	
生物伤：大潮气量→肺前因子→肺促炎因子释放→肺部或全身炎症反应	低潮气量
萎陷伤：小气道、肺泡反复开闭→破坏气道上皮、肺泡	维持适当PEEP
氧中毒：仅理论上存在；肺泡损伤；V/Q失调	$FiO_2 < 60\%$；但不应因为害怕氧中毒而不给予适当水平的FiO_2

- 呼吸机相关肺炎（见**重症医学：呼吸机相关肺炎**）
- 人机不同步
  - ✓ 触发障碍：触发灵敏度设置不当；内源性PEEP；误触发
  - ✓ 流量不同步：VC模式流量设置不当
  - ✓ 呼吸周期不同步：吸气时间过长或过短；PS模式呼气切换不恰当
  - ✓ 非机械通气因素：疼痛、躁动、酸中毒
- 内源性PEEP（PEEPi）
  - ✓ 定义：呼气时间不足和/或气道阻力增加导致气体陷闭
  - ✓ 影响：导致心输出量降低，触发困难，增加呼吸做功，增加气压伤
  - ✓ 测量：呼吸机波形可见呼气末流量未降至0；外源性PEEP调至0，呼气末暂停0.5~2s可测定
  - ✓ 处理：延长呼气时间，降低呼吸频率、V_T；吸痰或应用支气管扩张剂

10. 脱机
- 指征
  - ✓ 导致机械通气或SBT失败的原因纠正
  - ✓ $FiO_2 \leqslant 50\%$条件下$PaO_2/FiO_2 > 200$，$PEEP \leqslant 8cmH_2O$
  - ✓ $PaCO_2$正常或基线水平，$pH \geqslant 7.30$
  - ✓ 呼吸浅快指数（自主呼吸频率/V_T）< 105，可预测脱机成功率

✓ 血流动力学稳定：无心肌缺血，HR≤140bpm，BP稳定，小剂量血管活性药物可接受

✓ 意识水平稳定：可唤醒或GCS≥13

- 符合上述条件可行自主呼吸试验（spontaneous breathing trial, SBT）：CPAP或T管，观察30～120min

  ✓ 失败（血气恶化，RR↑，HR↑或↓，BP↑或↓，呼吸窘迫，呼吸肌无力）→纠正原因→重复SBT

  ✓ 耐受→脱机、拔管

- 脱机困难常见原因："ABCDE"

  ✓ Airway/lung：气道阻力、肺部感染等

  ✓ Brain：谵妄、意识障碍

  ✓ Cardiac：心衰、心肌缺血、休克

  ✓ Diaphragm：呼吸肌无力

  ✓ Endocrine：内分泌、电解质、营养等

11. 无创机械通气

- 适应证

  ✓ 呼吸窘迫伴低氧血症（$PaO_2/FiO_2 < 200$）或高碳酸血症（$PaCO_2 \geq 45mmHg$），尤其适用于AECOPD、心源性肺水肿、免疫抑制伴双肺浸润患者（降低气管插管率，可能降低病死率）

  ✓ 拔管后降低再插管率：SBT失败史，慢性心衰，$PaCO_2 > 45mmHg$，咳嗽力弱，喘鸣但暂无须插管，拔管失败史，多种合并症

- 禁忌证：ARDS、大量气道分泌物、误吸、需气道保护、面部外伤、血流动力学不稳定、迅速进展的低氧血症、近期食管或胃部手术、反复呕吐、呛咳、意识障碍、患者不配合

- 初始设置：IPAP $10cmH_2O$，EPAP $5cmH_2O$，IPAP一般不超过$20cmH_2O$

- 快速停止：不能耐受面罩，需镇静至RASS-2，严重胃胀气，吸气压力$> 20cmH_2O$，低血压或心律失常

- 无创通气失败：无创通气≤2h，呼吸窘迫加重、RR↑、HR↑、血气恶化

Critical Care Handbook of the MGH, 6th ed, 2016, 101–112.
ICU Book, 4th ed, 2014, 1440–1436.
Pocket Medicine, 6th ed, 2017, 2-19-20.
实用儿科机械通气操作手册, 2018, 85.

■ 呼吸机相关性肺炎

1. 流行病学

   发病率每天1%，病死率30%

2. 诊断

■ 临床诊断（敏感度69%，特异度75%）：气管插管48～72h
以后发生的肺炎，即新发肺部浸润影，且导致2条或以上感染
表现：新发发热（T>38℃）、脓性气道分泌物、白细胞增
多、氧合恶化

■ 病原学诊断：在抗微生物治疗前获取下呼吸道标本；应用抗
微生物治疗前深部采样、定量培养可减少不必要的抗微生物
治疗；采用不同培养和采样方法的VAP患者病死率无差异

   ✓ 培养方法

   半定量（敏感度>90%，特异度≤40%）：阴性结果有助于
   排除VAP

   定量：诊断VAP的特异度高

   ✓ 采样方法

	气管吸取物	支气管肺泡灌洗	保护性毛刷
诊断阈值（cfu/mL）	10^5	10^3	10^4
敏感度	76%	66%	73%
特异度	75%	90%	82%
特点	最敏感	最特异	最准确

■ 辅助方法：下呼吸道标本中性粒细胞>25/LPF；肺泡灌洗液
>3%细胞内可见病原体

3. 鉴别诊断

   吸入性肺炎、肺栓塞、ARDS、肺泡出血、机化性肺炎

4. 常见病原体

   不动杆菌、肠杆菌、铜绿假单胞菌、MRSA

5. 治疗

   疗程：7～8d，铜绿假单胞菌、鲍曼不动杆菌可能需延长
疗程。

6. 预防

   手卫生、床头抬高30°、肠内营养、囊上吸引、避免滥用
抗生素或输血、口腔卫生、应用硫糖铝预防应激性溃疡、覆银
插管。

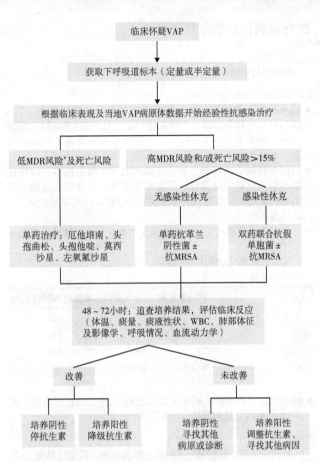

注：*MDR风险（多重耐药病原体风险），**高风险**包括以下任意1项：该病房MDR发生率高、近期使用抗生素、近期住院超过5天、既往MDR病原体携带

ICU Book, 4th ed, 2014, 1638-1686.
Eur Respir J 2017, 50: 1-26.

■ 急性呼吸窘迫综合征（ARDS）

1. 诊断（2012年柏林标准）
   急性起病：临床起病或呼吸困难加重1周内
   双肺浸润：无法用其他病因解释（如胸腔积液、肺不张、肺结节）
   肺水肿：无法用液体超负荷或充血性心力衰竭解释
   低氧血症：PEEP≥5cmH₂O条件下
      轻度：PaO_2/FiO_2 200～300
      中度：PaO_2/FiO_2 100～200
      重度：PaO_2/FiO_2＜100

2. 鉴别诊断
   心衰、肺间质病变、肺泡出血、恶性肿瘤、支气管结核

3. 病理生理
   肺内分流↑，死腔↑，肺顺应性↓

4. 病因
■ 直接肺损伤：肺炎（40%），误吸（15%），溺水，刺激性气体吸入，肺挫伤
■ 间接肺损伤：全身性感染（25%），休克，DIC，胰腺炎，外伤或多发骨折，输血

5. 治疗
   目标为维持气体交换，维持生命，避免呼吸机相关肺损伤
■ 积极治疗原发病
■ 机械通气
   ✓肺保护性通气策略：缩短机械通气时间，降低病死率
      » 目标：V_T 6ml/kg 理想体重，Pplat≤30cmH₂O，SpO₂ 88%～92%，pH 7.30～7.45
      » 第1步：初始设置
        计算理想体重：F：45.5＋0.9×（Ht-150），M：50＋0.9×（Ht-150）
        VC模式
        初始V_T＝8ml/kg 理想体重
        初始PEEP＝5cmH₂O
        FiO₂设为达到SpO₂ 88%～92%的最低值
        每2小时降低V_T 1ml/kg至V_T＝6ml/kg
      » 第2步：维持Pplat≤30cmH₂O
        V_T＝6ml/kg时，测Pplat
        如Pplat＞30cmH₂O，降低V_T至4～5ml/kg

» 第3步：通气目标

pH 7.15~7.30：增加呼吸频率，至pH＞7.30或RR＝35次/分钟

pH＜7.15：增加呼吸频率至35次/分钟；如pH仍＜7.15，逐步增加潮气量至pH＞7.15（Pplat可能超过30cmH$_2$O）

✓ 最佳PEEP：中重度ARDS维持较高PEEP（平均初始PEEP 16cmH$_2$O）改善病死率

» PEEP试验：逐渐增加PEEP，如Pplat未升高，提示可复张；增加PEEP至目标氧合，维持Pplat≤30cmH$_2$O

» 肺复张：肺复张有效后逐渐降低PEEP至维持目标氧合

» ARDSnet FiO$_2$/PEEP表：可根据以下表格同时上调FiO$_2$和PEEP至达到目标氧合

FiO$_2$	0.3	0.4	0.5	0.6	0.7	0.8	0.9	1.0
PEEP（cmH$_2$O）	5	5~8	8~10	10	10~14	14	14~18	18~24

✓ 肺复张：利于开放塌陷的肺泡，重度ARDS患者可能获益；维持气道压力40~60cmH$_2$O 30s~1min，观察氧合和血流动力学变化；氧合改善提示肺复张有效，可维持较高PEEP，以维持目标氧合；对血流动力学影响较大者需谨慎增加PEEP

✓ 俯卧位：PaO$_2$/FiO$_2$＜150患者机械通气12~24h后俯卧位≥16小时/天，病死率降低50%（32 vs. 16%）

✓ 肌松：PaO$_2$/FiO$_2$＜150患者肌松48小时，病死率降低32%

✓ 吸入一氧化氮或前列环素：改善PaO$_2$/FiO$_2$，不改善病死率

✓ ECMO：重度ARDS的补救措施，但获益并不明确

■ 其他治疗

✓ 液体平衡：在维持灌注的前提下限制液体

✓ 糖皮质激素：不推荐常规使用，仅对早期重度ARDS或起病7~14d无改善者存在可能获益

✓ 早期肠内营养：减少碳水化合物比例，增加脂肪比例

■ 预后：病死率约40%

Critical Care Handbook of the MGH, 6th ed, 2016: 247-255.
Pocket Medicine, 6th ed, 2017: 2-22.
N Engl J Med, 2017, 377 (6): 562-572.

■ 血流动力学监测

1. 目的是维持充分的组织灌注
- 血流（L/min）=（$P_{动脉压}$−$P_{静脉压}$）/阻力 或 CO（L/min）=（MAP−RAP）/R
- 氧输送DO_2（ml/min）=CO×Hb（g/dl）×SaO_2×1.34×10
- 氧利用VO_2（ml/min）=CO×Hb（g/dl）×（SaO_2−SvO_2）×1.34×10
- SvO_2（%）=（DO_2−VO_2）/［CO×Hb（g/dl）×1.34×10］
- 组织灌注指标：神志、尿量、皮温、花斑、乳酸、BE、SvO_2
- 组织缺氧
  DO_2↓：CO↓、贫血、低氧
  VO_2↑（氧耗增加）：发热、寒战、应激、疼痛、甲亢等
  VO_2↓（氧利用障碍）：感染性休克、中毒、麻醉、低体温等

2. 血压监测
- 平均动脉压（mean arterial pressure，MAP）：在右房压力、血管阻力恒定情况下，MAP反映组织灌注
- 无创血压：示波测量法测MAP，计算SBP、DBP，50%与有创血压相符（相差10mmHg以内）；注意袖带宽度覆盖上臂长度的2/3；了解基础无创血压对设定血压目标有意义
- 有创血压
  ✓指征：血流动力学不稳定；需密切监测血压；需频繁采血
  ✓部位：桡动脉最常用，其次为足背动脉、股动脉、肱动脉、腋动脉
  ✓组件：导管、传感器、监护仪、持续冲洗装置，传感器置于心脏水平
  ✓校准：连通大气调零；方波试验压力恢复时波形测定共振（增加脉压）和衰减（降低脉压）
  ✓并发症：缺血、感染、假性动脉瘤、出血、血栓栓塞

3. 中心静脉压（central venous pressure，CVP）
- 代表右心室舒张末容积，正常值2～6mmHg
- 测量：传感器置于右心房水平（第4肋腋中线）；呼气末测量（胸腔内压接近大气压），自主呼吸为最高点，正压通气为最低点，取a波的平均值
- 影响因素：以下因素可致CVP高估右心室舒张末容积
  ✓心室顺应性下降
  ✓正压通气、PEEP、PEEPi、心脏压塞、腹压增加
  ✓三尖瓣关闭不全或狭窄

- 作用
  - ✓ 下降提示右室前负荷不足；升高的影响因素多，解释需谨慎
  - ✓ 同时测定CO时CVP的作用大

4. 肺动脉导管(pulmonary artery catheter，PAC，即Swan-Ganz导管)
- 指征：休克类型诊断；指导休克治疗；评估肺高压；指导肺高压治疗；创伤较大，推荐用于难治性休克或右室功能障碍患者
- 置管：右颈内或左颈内静脉穿刺，气囊充气（最多1.5ml）后推进，根据波形漂浮至肺动脉，管尖应位于West 3区（该区域$P_{肺动脉}>P_{肺静脉}>P_{肺泡}$，位于双肺下部），嵌顿后可测量肺动脉嵌压(pulmonary artery obstruction pressure，PAOP)
- PAOP
  - ✓ 代表左心室舒张末容积，正常值5～12mmHg
  - ✓ 测量：呼气末测量，取a波平均值
  - ✓ 影响因素：PAOP高估左心室舒张末容积（心室顺应性下降；正压通气、PEEP、PEEPi；肺小血管阻塞、肺静脉狭窄、纵隔纤维化；二尖瓣关闭不全或狭窄；右心衰→压迫左心室）
- CO
  - ✓ 热稀释法：冰水注入CVP端，PAC导管尖测定混合血液温度，根据热稀释曲线和心率计算；连续测量3次，差异≤10%有效；正常值4～8L/min
  - ✓ 新一代产品采用加热电阻丝的方法可实现自动测量
- SvO_2
  - ✓ 反映氧输送与氧利用关系，正常值65%～75%，$ScvO_2$可能高估SvO_2
    - ↑：氧利用障碍
    - ↓：CO↓，贫血，低氧，氧耗↑
- 其他血流动力学指标
  - ✓ CI（L/min/m²）＝CO/BSA（参考范围2.4～4）
  - ✓ SVRI（dynes/s/cm⁵）＝（MAP−CVP）/CI（参考范围1970～2390）
  - ✓ PVRI（dynes/s/cm⁵）＝（MPAP−PAOP）/CI（参考范围255～285）

肺动脉导管波形				
位置	CVP/RA	RV	PA	PAOP
波形				

注：a，心房收缩；c，心室等容收缩；x，心室收缩时心房下降；v，心室收缩；y，心室舒张

5. 脉搏波形心输出量监测（pulse index contour cardiac output, PiCCO）

■ 指征：休克类型诊断及血流动力学监测；肺水肿；ARDS；操作便捷，与PAC相关性好，推荐用于初始治疗无反应的休克患者

■ 置管：中心静脉（颈内或锁骨下），外周动脉（股、桡、腋、肱）

■ 测量指标

✓ CO：跨肺热稀释法，冰水注入CVP端，动脉端测定混合血液温度，根据热稀释曲线和心率计算；脉搏波形法，根据动脉波形持续测量

✓ 全心舒张末容积指数（global end-diastolic index，GEDI）、血管外肺水指数（extravascular lung water index，ELWI）：根据CO和热稀释曲线计算，正常值分别为680～800ml/m^2、3～7ml/kg

Critical Care Handbook of the MGH, 6th ed, 2016, 1–12.
ICU Book, 4th ed, 2014, 411–512.
Pocket Medicine, 6th ed, 2017, 1–13.

■ 休克

1. 定义

组织灌注减低导致的组织缺氧（低血压并非必要条件）

2. 休克类型（有可能多种类型混合）

病史、皮温、颈静脉充盈程度、心脏超声、其他血流动力学指标

	CO	PAOP	SVR	SvO$_2$	病因
低血容量性	↓	↓	↑	↓	失血、脱水、胃肠或肾脏丢失、烧伤、急性胰腺炎
心源性	↓	↑	↑	↓	急性心梗、应激性心肌病、心肌炎、心肌病、心肌挫伤
梗阻性	↓	↓/↑	↑	↓	张力性气胸、腹腔间隔室综合征、肺栓塞、肺动脉高压、心脏压塞、PEEPi、重度主动脉瓣狭窄、主动脉夹层
分布性	↑/↔	↓/↔	↓	↔/↑	全身性感染、神经源性、过敏、肾上腺功能不全、肝衰、动静脉瘘

3. 容量状态评估

- 临床评估
  - ✓ 准确度不高
  - ✓ 皮肤黏膜干燥/血液浓缩/尿液浓缩/BUN↑/体位性低血压/颈静脉充盈程度/口渴 → 可能容量不足
- 前负荷指标
  - ✓ 休克患者常用前负荷指标（CVP、PAOP、GEDI）极低 → 立即开始液体复苏
  - ✓ 不单独依靠某一常用前负荷指标指导液体复苏
  - ✓ 静态指标不能预测容量反应性
- 容量反应性
  - ✓ 需改善灌注且怀疑容量不足时进行，是容量状态评估的可靠指标
  - ✓ 容量有反应：前负荷↑→CO↑→组织灌注↑
  - ✓ 液体选择
    - » 无定论，胶体输液量较少，对组织水肿影响较小，但对改善预后并无明显优势
    - » 需根据基础病、休克严重程度、白蛋白水平、出血风险选择：

94

严重低血容量、肺水肿→胶体

　　　脱水→晶体

　　　低血容量伴低白蛋白→白蛋白

　　　» 静脉液体特点见**附录**

✓ 输液速度：晶体液500～1000ml/30min；胶体液300～500ml/30min；实际上多在10min内完成

✓ 被动抬腿试验：相当于短时间内输注150～300ml胶体液，可避免不必要的输液；45°卧位观察每搏输出量；放平头部，抬高双腿呈45°，等待1min；每搏输出量增加>10%～15%为前负荷有反应

✓ 通路：外周、中心静脉均可，20G以下一般可达到输液速度要求

✓ 判断标准

　　» 金标准：CO增加10%～15%以上

　　» 替代指标：MAP↑10%～15%以上，HR↓10%～15%以上，ΔCVP≤2mmHg，ΔPAOP≤3mmHg，SvO_2/$ScvO_2$↑10%～15%以上

　　注意：评估容量反应性期间应避免干扰因素，如调整血管活性药物剂量、更换体位、吸痰等操作

✓ 以下情况需考虑停止容量反应性评估：心源性肺水肿，CVP>15mmHg，PAOP>20～25mmHg

4. 治疗原则

■ 保持足够的灌注压

　✓ MAP目标

　　　» 根据患者平时血压确定目标血压

　　　» 有高血压史的感染性休克患者或升高血压后病情改善的患者，建议选择较高的MAP目标

　　　» 对于未能控制的出血且无严重颅脑损伤的患者，建议选择较低的MAP

　✓ 优化循环容量后仍存在组织低灌注 → 血管活性药物 →↑灌注压

■ 保持足够的心输出量

　✓ 前负荷：维持适当的循环容量

　　　» 前负荷指标极低/容量有反应 → 增加补液速度

　　　» 容量无反应 → 维持原补液速度或减少补液

　　　» 心源性休克 → 可能需利尿或肾脏替代，复杂患者根据血流动力学监测决定

　✓ 后负荷

　　　» 血压高者适当应用降压药，避免心脏后负荷过高

- ✓ 正性肌力药物
  - ✓ 心功能不全合并CO降低，优化循环容量后仍存在组织低灌注，建议加用正性肌力药物
- 特异性治疗
  - ✓ 低血容量性休克（见**值班：低血压与休克**）
  - ✓ 心源性休克
    - » 病因治疗：PCI、CABG、起搏器、除颤仪
    - » 心室辅助装置：IABP、VA-ECMO
  - ✓ 梗阻性休克
    - » 病因治疗：张力性气胸→胸腔穿刺；肺栓塞→溶栓；肺动脉高压→降肺动脉压、VA-ECMO；心脏压塞→心包穿刺；内源性PEEP→支气管扩张、调整机械通气参数
  - ✓ 感染性休克（见**重症医学：感染性休克**）

5. 血管活性药物
- 目前无证据证明某种血管活性药物优于其他血管活性药物，尽快改善灌注比讨论药物选择更重要
- 常用血管活性药物见**附录**

Critical Care Handbook of the MGH, 6th ed, 2016, 88-96.
ICU Book, 4th ed, 2014, 411-512.
Pocket Medicine, 6th ed, 2017.

■ 感染性休克

1. 定义（2016年，Sepsis 3.0）
- ■ 全身性感染
  - ✓ 感染＋ΔSOFA≥2（见**附录**）
  - ✓ qSOFA（RR≥22，意识障碍，SBP≤100mmHg）≥2条有助于识别潜在全身性感染
- ■ 感染性休克：全身性感染＋充分液体复苏无法纠正的低血压和乳酸＞2mmol/L

2. 处理
- ■ 血流动力学监测
  - ✓ 心率、血压、指氧、灌注指标
  - ✓ 放置动脉导管
  - ✓ 初始治疗效果不佳或血流动力学评价困难 → 考虑PiCCO、PAC
- ■ 液体复苏
  - ✓ 初始复苏：前3小时至少30ml/kg晶体液（不依赖于容量反应性）
  - ✓ 评价容量反应性
    - » 有反应：继续快速补液，前24h可达10L，老年及心功能不全患者需谨慎
    - » 无反应或心源性肺水肿：降低补液速度，维持零平衡或负平衡
  - ✓ 每小时评估治疗反应，包括临床和血流动力学指标，以决定后续液体治疗策略；有改善者继续或降低补液速度，无改善者需再次评估容量反应性，甚至休克类型
  - ✓ 放置中心静脉导管：外周静脉补液不能达到速度要求时；需根据CVP、ScvO$_2$评价容量反应性；为应用血管活性药物作准备
- ■ 血管活性药物
  - ✓ 容量无反应/心源性肺水肿/充分液体复苏后灌注仍未改善
    - » 首选去甲肾上腺素（NE）
    - » 无中心静脉导管时可暂时予多巴胺、去氧肾上腺素
    - » 根据既往血压水平及灌注改善情况确定目标血压
  - ✓ NE效果不佳/心功能不全＋CO降低
    - » 可考虑多巴酚丁胺、米力农、肾上腺素
    - » 注意避免心率超过140bpm
- ■ 寻找感染灶
  - ✓ 临床表现

- ✓ 应用抗生素前，血培养2套，酌情留痰、尿、脑脊液、伤口渗出物、导管血/导管尖培养
- ✓ 影像学：CT、超声
- 早期抗感染治疗
- ✓ 诊断1小时内予经验性抗感染治疗，初始剂量不要保守
- ✓ 广谱抗生素覆盖可能的病原体（根据感染部位、流行病原体、患者免疫状态等决定）
- ✓ 控制感染灶：拔除导管、脓肿引流、外科手术
- 支持治疗
- ✓ 呼吸支持
  - » 吸氧：无明确证据，可能提高氧输送
  - » 放宽机械通气指征：提高氧输送，降低氧耗
  - » RR＞40次/分可能掩盖低血压
  - » 正压通气、镇静后可能进一步降低血压
- ✓ 糖皮质激素
  - » 不改善预后，缩短血管活性药物应用时间和病情恢复时间
  - » 血管活性药物用至大剂量［NE＞$1\mu g/(kg \cdot min)$］时可考虑加用
  - » 氢化可的松 50～100mg q6～8h iv，病情稳定后可直接停用
- ✓ 输血
  - » 目标Hb≥70g/L
  - » 无证据证明维持较高水平Hb改善预后
- ✓ 血糖：目标7.5～9.6mmol/L

Critical Care Handbook of the MGH, 6th ed, 2016, 429-436.
Pocket Medicine, 6th ed, 2017, 2-23.
Critical Care Medicine, 2017, 486-552.

■ 体外膜氧合

1. 结构

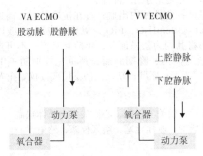

2. 适应证

■ **VA ECMO（呼吸、循环支持）**
- ✓ 心源性休克患者在充分补充容量的基础上，仍需要大剂量血管活性/正性肌力药物和/或IABP辅助，并且血流动力学不稳定，组织低灌注状态无改善
- ✓ 院内心搏骤停患者，积极有效心肺复苏持续10min，仍未能恢复有效自主循环
- ✓ 急性右心功能衰竭患者在积极治疗原发病、充分补充容量、积极应用正性肌力药物和肺血管扩张剂、积极提高机械通气条件基础上，血流动力学仍不稳定

■ **VV ECMO（呼吸支持）**
- ✓ 任何病因导致的严重低氧血症：病死率≥50%开始考虑ECMO，病死率≥80%为ECMO指征，早期（起病1~2天）应用获益较大
  - » 病死率≥50%与以下情况相关：FiO_2>90%条件下PaO_2/FiO_2<150和/或Murray评分[1] 2~3；或AOI[2]>60；或APPS[3] 5~7
  - » 病死率≥80%与以下情况相关：FiO_2>90%条件下PaO_2/FiO_2<100和/或Murray评分3~4；或AOI>80；或APPS 8~9
- ✓ CO_2潴留：在机械通气Pplat>30cmH$_2$O条件下仍存在
- ✓ 肺移植

---

[1] Murray评分：与肺实变、PaO_2/FiO_2、PEEP、顺应性相关
[2] AOI＝平均气道压×FiO_2/PaO_2
[3] APPS：与年龄，PaO_2/FiO_2，平台压相关

3. 禁忌证

■ 绝对禁忌证：心脏疾病不可逆，且无心脏移植机会；长时间心肺复苏，且无充分组织灌注

■ 相对禁忌证：急性颅内出血；存在抗凝禁忌；高通气支持水平（Pplat$>30cmH_2O$，$FiO_2>90\%$）应用7天或以上（多家中心并不将其列为禁忌证）；年龄>75岁；不可逆性疾病，如严重颅脑损伤、晚期肿瘤；严重免疫抑制（中性粒细胞$<0.4\times10^9/L$）；肥胖；缺乏经济支持或授权委托人

4. 并发症

动静脉置管相关（气胸、心律失常、肢体缺血）、出血、贫血、血小板减少、血栓栓塞、空气栓塞、感染

5. 运行

■ 调整血流量

✓ 逐渐提高至最大，即引血端的静脉回流受限，随后降低至可维持目标氧合的最小值，参考范围50～80ml/（kg·min）

✓ 氧合目标：$SaO_2>80\%\sim85\%$

✓ 肺休息：降低呼吸机条件至$FiO_2<0.4$，Pplat$<25cmH_2O$，RR 4～10次/分；维持较高PEEP（10～15cmH_2O）和吸入N_2可能避免肺实变

✓ 血流动力学目标（VA ECMO）：保证灌注，且不明显增加左室后负荷；环路SvO_2可指导血流量调整，维持$SvO_2>65\%$

■ 氧供气流：通常与血流量呈1∶1；增加氧供气流可增加CO_2清除

■ 水箱：维持血温，通常设于37℃

■ 环路监测：血流量、动力泵转速、泵前引血端压力、氧合器前后压力、氧合器前后血氧饱和度、血温

■ 抗凝：普通肝素；每1～2h监测ACT，目标160～200s；每1～2h监测APTT，目标60～80s；每日监测2次Hb，警惕出血

6. 撤机

■ VA ECMO

✓ 导致心功能不全的病因恢复

✓ 血流动力学稳定：低剂量血管活性药物即可维持血流动力学稳定；动脉波形恢复，自身脉压≥20mmHg

✓ 无严重呼吸衰竭：ECMO氧供气流FiO_2 21%条件下$PaO_2/FiO_2>100$

✓ 逐渐降低血流量至正常心输出量50%→25%→1～1.5L/min（可能需要正性肌力药物过渡），血流动力学稳定，超声

心动示LVEF>20%～25%，左右心室心肌活动协调一致，右室功能良好

✓撤机试验：夹闭体外循环管路，通过桥管路循环，观察30min～4h，监测血流动力学指标及血气，注意管路持续抗凝

- VV ECMO
  - ✓指征：血流速减至1.5～2L/min以下可维持SaO_2>90%
  - ✓撤机试验：调整机械通气参数至断开ECMO后可接受的水平，暂停氧供气流，监测SaO_2、血气，维持1小时以上即可考虑撤机

ELSO Adult Respiratory Failure Guidelines, 2017.
Intensive Care Med 2015, 41, 902-905.
Critical Care Handbook of the MGH, 6th ed, 2016, 101-112.
Circulation, 2017, 136: 323.
中华医学杂志, 2018, 98（12）: 886-894.

■ 镇痛、镇静与肌松

1. 镇痛

- 50%~80%危重病患者存在疼痛，30%~50%危重病患者在静息时亦存在疼痛，25%经历疼痛的危重病患者出现创伤后应激综合征
- 疼痛来源
  - ✓基础疾病：手术伤口、外伤、烧伤、骨折、全身炎症反应
  - ✓ICU内操作：吸痰、翻身、气管插管、导管
- 疼痛评估
  - ✓疼痛数字评分（Numerical Ranking Scale，NRS），范围 0~10，≤3为疼痛控制
  - ✓疼痛行为量表（Behavioral Pain Scale，BPS）（见**附录**），范围3~12，<5为疼痛控制
  - ✓重症监护疼痛观察工具（Critical Care Pain Observation Tool，CPOT）（见**附录**），范围0~8，<3为疼痛控制
  - ✓血压、心率用于评估疼痛程度并不准确
- 镇痛药物

	单次剂量	输注速度	起效时间	半衰期	循环影响	肾功能不全时剂量调整
吗啡	2~4mg	2~30mg/h	5~10 min	2~4h	有	减少50%*
芬太尼	0.35~0.5μg/kg	0.4~2μg/（kg·h）	1~2 min	2~4h†	较吗啡小	无
瑞芬太尼	—	负荷量：1.5μg/kg 输注速度：0.5~15μg/（kg·h）	1~3 min	3~10 min	较吗啡小	无

注：*活性代谢产物在肾功能不全时蓄积，可能引起肌阵挛或癫痫发作；†随输注时间延长而延长

  - ✓不良反应：呼吸抑制、心率减慢、血压下降、便秘、恶心呕吐、尿潴留

2. 镇静

- 镇静可缓解焦虑、躁动，降低氧耗，利于ICU操作及治疗
- 轻度较深度镇静改善预后，包括缩短机械通气时间、ICU住院日
- 过度镇静的不良反应：VAP、DVT、延长住院时间、增加死亡率

- 避免过度镇静方法：每日设定镇静目标（常用）；每日中断镇静药物
- 镇静程度评估：Richmond躁动镇静评分（Richmond Agitation-Sedation Scale，RASS）（见**附录**），范围-5～+4，目标为0至-1；部分机械通气患者可能需要较深程度镇静（RASS-3），以避免不适、躁动或人机不同步
- 镇静药物

	负荷剂量	输注速度	起效时间	半衰期	不良反应	备注
丙泊酚	5μg/（kg·min）5min以上	0.3～3mg/（kg·h）	1～2min	3～12h*	呼吸抑制 血压降低 高TG血症 丙泊酚输注综合征	作用时间短（10～15min）抗癫痫
咪达唑仑	0.01～0.05mg/kg 数分钟以上	0.02～0.1mg/（kg·h）	2～5min	3～11h	呼吸抑制 血压降低 增加谵妄风险 活性代谢产物蓄积[†]	抗癫痫 治疗酒精戒断
右美托咪定	—	0.2～0.7μg/（kg·h）	5～10min	1.8～3.1h	心率减慢 血压降低	呼吸抑制小 维持觉醒 不增加谵妄风险
氟哌啶醇	0.5～20mg	1/4负荷量q6h	10～20min	—	QT间期延长	治疗谵妄 呼吸抑制小

注：* 随输注时间延长而延长；† 镇静深度及镇静时间随输注时间延长而延长，建议避免用药超过48小时

3. 神经肌肉阻滞

- 指征：严重低氧伴呼吸窘迫或人机不同步，充分镇静镇痛仍效果不佳，快速诱导气管插管
- 药物：罗库溴铵
  - ✓起效时间1～2min，半衰期1.4～2.4h
  - ✓剂量：负荷量0.6～1mg/kg，输注速度0.48～0.72mg/（kg·h）
  - ✓注意事项：需同时充分镇静
  - ✓副作用：ICU相关肌无力、VAP、DVT

ICU Book, 4th ed, 2014: 702-774.
Critical Care Handbook of the MGH, 6th ed, 2016: 101-112.
Crit Care Med, 2013, 41 (1): 263-306.

呼吸疾病

■ 肺功能

1. 适应证

- ■ 诊断：慢性咳嗽、喘息、呼吸困难、低氧、高碳酸血症等的病因鉴别
- ■ 筛查：无症状高危人群的早期筛查（长期吸烟、CTD、职业暴露等）
- ■ 评估治疗反应或病情变化，如：肺间质病、哮喘
- ■ 术前风险评估：尤其是肺叶切除手术、慢性肺病围手术期风险评估
- ■ 肺移植术后并发症监测
- ■ COPD的分级

2. 禁忌证

- ■ 近3个月患心肌梗死、脑卒中、休克
- ■ 近4周严重心功能不全、严重心律失常、不稳定型心绞痛、大咯血
- ■ 癫痫发作需要药物治疗
- ■ 未控制的高血压病（收缩压>200mmHg，舒张压>100mmHg），主动脉瘤，严重甲亢

3. 肺功能检查的主要概念（肺功能参数及检查程序见附录）

- ■ 通气功能，指从体外到肺泡的气体交换能力；通气功能障碍主要分为阻塞性、限制性和混合性，还有部分无法分类
  - ✓ **阻塞性障碍**主要由气道疾病导致，病因包括COPD、哮喘、支气管扩张症
  - ✓ **限制性障碍**主要由各种原因导致肺膨胀容积受限，包括肺毁损/切除、肺间质病、神经肌肉疾病导致呼吸肌无力、胸廓畸形、胸腔积液，以及重度肥胖或水肿导致胸壁顺应性下降等
- ■ 弥散（D_LCO，一氧化碳弥散量），指从肺泡腔到毛细血管的气体交换。主要影响因素为肺泡壁的厚度以及肺泡毛细血管网内的血容量
  - ✓ 弥散功能减低：肺间质病、肺气肿、PCP、贫血、肺血管疾病（肺高压、肺栓塞等）
  - ✓ 弥散功能增高：肺泡出血、肺血容量增加（运动、轻度心脏淤血、左向右分流的先心病）、红细胞增多症等
- ■ **典型的肺功能障碍的特点（流速-容量曲线特征见附录）**

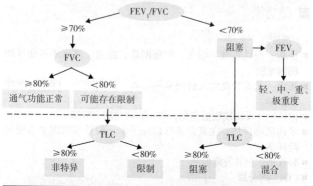

	名称	阻塞性	限制性	混合性
通气功能	FVC（用力肺活量）	→/↓	↓	↓
	FEV₁（1秒量）	↓	↓	↓↓
	FEV₁/FVC（1秒率）	↓	↑或→	↓
	RV（残气量）	↑	↓或→	?
	TLC（肺总量）	↑	↓	↓

通气功能

FVC（用力肺活量）
FEV_1（1秒量）
FEV_1/FVC（1秒率）
RV（残气量）
TLC（肺总量）

4. 肺功能的判读

通气功能	D_LCO下降	D_LCO正常
正常	肺栓塞、肺高压、肺气肿合并肺纤维化	正常
阻塞	肺气肿、其他囊性肺病	COPD、哮喘、支气管扩张
限制	肺纤维化	神经肌肉、胸壁和胸膜疾病
非特异	气道高反应、肥胖、配合不佳（未用力呼气）	

- **舒张试验：** 使用支气管扩张剂后FEV_1升高$>12\%$，且绝对值增加$>200ml$为阳性。检查前需停SABA$\geq 4h$，停LABA$\geq 15h$。舒张试验阳性可诊断哮喘，但阴性不能排除哮喘

- **激发试验：** 临床疑诊哮喘，但常规肺功能检查未见阻塞性障碍时，可考虑做激发试验。使用乙酰甲胆碱后FEV_1下降$>20\%$为阳性，可诊断哮喘。注意：①阴性不能完全排除哮喘，因为乙酰甲胆碱仅是模拟了哮喘众多触发因子中的一种；②正常人上呼吸道感染后6周内可为阳性，故不建议做激发试验

Radiographics, 2017, 37: 1037-1058.
中华结核和呼吸杂志，2014, 7: 481-486.

呼吸疾病

■ 胸部影像鉴别诊断

胸片

1. **读片顺序**：养成自己习惯的完整的读片顺序，可由外向内，亦可由内向外！
- Airway：气管
- Bones：肋骨、锁骨、肩胛骨、肩锁关节、脊柱
- Cardiac：心脏、纵隔、肺门
- Diaphragm：膈肌、肋膈角、膈下
- Effusion：肺野病变

2. **床旁胸片的主要价值**
- 呼吸困难、胸痛病因鉴别（气胸、肺不张、胸腔积液等）
- 判断各种插管位置是否合适

3. **床旁胸片与立位胸片的区别**
- 纵隔增宽：仰卧位胸片的正常心胸比增至0.56（立位胸片0.5），上纵隔增宽可达10%～40%
- 拍片时患者可能处于呼气相，导致肺容积减少，肺纹理增多，影响对肺野病变的判断
- 少量气胸或胸腔积液可能难以显示
- 较多胸腔积液不表现为肋膈角变钝，而是一侧肺透光度减低

4. **气管插管**
- 声门位于C_4～C_5，隆突位于T_5～T_6，气管插管尖端应在二者中点处（颈部位于正中位时，管端应在隆突上4～6cm）
- 颈部屈曲时管尖下移，反之则上移（移动距离±2cm）
- 气切管与气管插管不同，位置不随颈部位置改变，其尖端应在气切口至隆突距离的1/2至2/3之间

5. **中心静脉导管**
- 管尖应在上腔静脉入右心房处，即2～3前肋之间。右主支气管是上腔静脉和右心房的分界线
- PICC管尖应在上腔静脉下段
- 置管后新出现的胸腔积液，应考虑血胸或导管液体外渗

6. **右心漂浮导管**：管尖离中线不应超过3～5cm

7. **起搏器**：导线尖端应位于右室心尖部

8. **胃管**：管尖离中线不应超过3～5cm。胃管跨过膈肌时应在中线附近，否则应怀疑胃管误入肺内，并刺穿膈肌

Clinical Intensive Care and Acute Medicine, 2004. 2nd: 311.
Irwin and Rippe's Intensive Care Medicine, 6th ed, 2008.

呼吸疾病

胸部CT

1. 肺填充性病变（airspace diseases）

肺实变	肺磨玻璃影	
	急性病程	慢性病程
肺炎	肺水肿	机化性肺炎（OP）
肺梗死	ARDS	细支气管肺泡癌
肺不张	肺泡出血（DAH）	肺泡蛋白沉积症（PAP）
肿瘤：肺泡癌、	非典型肺炎：病毒、PCP	间质性肺病：NSIP、DIP
淋巴瘤、白血病	间质性肺病：AIP、急性	
	过敏性肺炎（HP）、急	
	性嗜酸粒细胞肺炎	

2. 肺空洞样病变（cavitary diseases）

感染	肿瘤	免疫病
革兰阴性菌	鳞癌	Wegener肉芽肿
金葡菌	腺癌	白塞综合征
分枝杆菌	转移癌	类风湿结节
奴卡菌		
厌氧菌		
真菌		

3. 肺囊性病变（cystic diseases）

蜂窝肺	囊性气腔	气肿
IPF	pLCH	肺气肿，
其他间质性	LAM	肺大疱
肺炎终末期	LIP/干燥综合征	
	囊状支气管扩张	
	其他：淋巴瘤、肺腺癌、PCP、金葡菌感染（肺	
	气囊肿）、囊性纤维化、先天性支气管肺囊肿	

4. 肺网格影（reticular diseases）

支气管血管周围间质增厚	小叶间隔增厚	肺实质条带影	小叶内间质增厚
肺水肿	癌性淋巴管炎	石棉肺	IPF或其他IIP
IIP（如IPF）	淋巴增殖性疾病	结节病	石棉肺
癌性淋巴管炎	肺水肿	硅肺病	癌性淋巴管炎
淋巴增殖性疾病	肺出血	结核	肺水肿、出血
硅肺病/尘肺	特殊肺炎（如病毒、PCP）		特殊肺炎
慢性HP	结节病		肺泡蛋白沉积症
	IPF或其他IIP		
	肺淀粉样变		

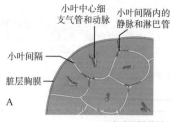

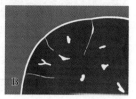

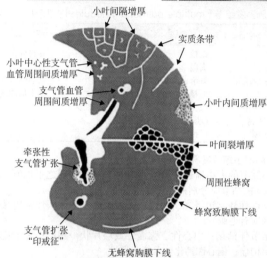

- 小叶中心细支气管和动脉
- 小叶间隔内的静脉和淋巴管
- 小叶间隔
- 脏层胸膜

A

B

- 小叶间隔增厚
- 实质条带
- 小叶中心性支气管血管周围间质增厚
- 支气管血管周围间质增厚
- 小叶内间质增厚
- 叶间裂增厚
- 牵张性支气管扩张
- 周围性蜂窝
- 蜂窝致胸膜下线
- 支气管扩张"印戒征"
- 无蜂窝胸膜下线

5. 大气道狭窄 (tracheal stenosis)

肿瘤	炎症	其他
腔内 　恶性89%（肺癌、淋巴瘤） 　良性11%（腺瘤） 腔外 　甲状腺癌 　胸腺癌	感染 　结核 　哮吼 非感染 　Wegener肉芽肿 　复发性多软骨炎 　溃疡性结肠炎	创伤 气管插管 气管切开 淀粉样变 异物

6. 肺门影增大 (hilar enlargement)

肿瘤	炎症	其他
肺癌 淋巴瘤 纵隔肿瘤	感染：结核 非感染：结节病	硅肺病 血管影

7. 肺孤立结节：单发结节，直径≤3cm，无纵隔淋巴结肿大

良性病变（70%）	恶性病变（30%）
肉芽肿疾病：结核、真菌、包虫病、Wegener肉芽肿、类风湿结节、结节病	支气管肺癌
	转移癌
良性肿瘤：错构瘤、脂肪瘤、纤维瘤、平滑肌瘤、炎性假瘤	类癌
	原发性肉瘤
其他：支气管囊肿、动静脉畸形、肺隔离症	淋巴瘤

8. 肺多发结节（multiple pulmonary nodules）：2个及以上病灶

肿瘤	感染	炎症	其他
良性	结核	Wegener	淀粉样变
错构瘤	真菌	肉芽肿	痰栓
平滑肌瘤	奴卡菌	类风湿结节	动静脉畸形
恶性	血播肺脓肿	结节病	创伤后改变
转移癌	吸虫/包虫	隐源性机化性肺炎	
淋巴瘤	Q热	药物	
肺泡癌	肺孢子菌		

9. 肺部小结节良恶性的判断和处理

■ 小结节的大小描述按照CT肺窗的长径和短径之平均值，超过1cm的结节应分别描述长径和短径

■ 良性病灶常边缘光滑清楚或密度很高，恶性病灶常边缘不规则或有毛刺

■ 结节伴钙化：中心性、弥漫性或层片状→感染；爆米花状→错构瘤；偏心性钙化→可能为恶性

■ 肺部小结节应使用HRCT进行区分，可分为实性、部分实性以及磨玻璃结节（ground-glass nodule，GGN）

　✓ 对于<1cm的结节，部分实性或GGN更可能是早期肺癌，包括不典型腺瘤样增生、原位腺癌或微浸润腺癌

　✓ 以实性结节为表现的肺癌通常增长速度最快，而以GGN为表现的肺癌最慢；直径6mm以上的实性结节至少随诊2年，GGN至少随诊5年

　✓ 对于GGN和直径<8mm的实性结节，PET/CT检查的价值不大

Imaging of Diseases of the Chest，5th ed.
中华结核和呼吸杂志．2018，41（10）：763-771.
Radiology．2017，284（7）：228-243.

呼吸疾病

■ 急性呼吸衰竭

1. 定义：呼吸系统功能异常导致危及生命的气体交换障碍

2. 分类
- 低氧型呼衰（1型）：$PaO_2 < 55mmHg$
- 高碳酸型呼衰（2型）：$PaCO_2 > 50mmHg$，且$pH < 7.3$；通常同时有低氧
- 注：呼衰的判断标准很大程度上是人为制定的
  - ✓ "急性"通常是指短时间（数分钟至数小时）内迅速发展。急性呼衰严重影响其他脏器功能，并可危及生命，故需立即采取相应治疗措施
  - ✓ "慢性"通常指已经存在数日或更长的时间。慢性高碳酸型呼衰如COPD时，因肾脏代偿增加，即使$PaCO_2$很高，pH仍可维持相对正常水平。但COPD急性加重时，$PaCO_2$迅速升高超过肾脏代偿能力，导致pH显著下降，故"急性"的标准有$pH < 7.3$
  - ✓ 更广义的呼吸衰竭概念指组织线粒体水平的气体交换不足，包括心衰、贫血、高代谢状态、CO中毒等

3. 低氧血症

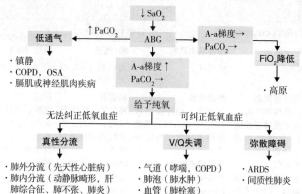

- **造成低氧的五大机制**
  - ✓ 通气不足：中枢抑制、神经肌肉病变
  - ✓ V/Q比例失调（最常见）：部分肺组织V=0：相当于右向左分流；部分肺组织Q=0：相当于无效腔通气
  - ✓ 存在异常解剖学分流：先天性心脏病/血管畸形、肝肺综合征
  - ✓ 弥散障碍：见于间质性肺炎、严重肺气肿

呼吸疾病

- ✓ $FiO_2 \downarrow$：高海拔

- **计算**
  - ✓ **肺泡氧分压** $PAO_2 = FiO_2 \times (760-47) - PaCO_2/0.8$
  - ✓ **肺泡-动脉氧分压梯度** $PA\text{-}aO_2 = PAO_2 - PaO_2$；正常值（吸空气时）= "$4+$年龄$/4$" 或 "$2.5+0.2\times$年龄"
    - » $PA\text{-}aO_2 \uparrow$：弥散障碍、V/Q比例失调、右向左分流；吸入纯氧可改善轻至中度V/Q失调所致低氧血症，但不能改善较大分流所致低氧血症
    - » $PA\text{-}aO_2 \rightarrow$：通气不足、$FiO_2 \downarrow$
  - ✓ **混合静脉血氧饱和度**（SvO_2，正常值60%~80%）：衡量氧输送vs氧消耗$SvO_2 \downarrow \rightarrow$氧输送$\downarrow$（$SaO_2 \downarrow$或$SaO_2$正常，但CO下降或贫血）或氧消耗$\uparrow$

4. 高碳酸血症

- **机制**
  - ✓ 通气不足：潮气量$\downarrow$（神经肌肉病变）、$RR \downarrow$（中枢抑制）
  - ✓ 无效增加（无效量/潮气量$\uparrow$）：COPD、哮喘
  - ✓ V_{CO_2}增加：高代谢状态、过度营养；有机酸产生增加
- **病因**

$PaCO_2 \uparrow$			
Won't breathe	Can't breathe		
呼吸驱动	神经肌肉系统	肺/气道	胸壁/胸膜
$RR \downarrow$	潮气量$\downarrow$	潮气量$\downarrow$和/或死腔量$\uparrow$	潮气量$\downarrow$
化学感受器 代谢性碱中毒 **原发性神经疾病** 脑干卒中，肿瘤，原发性肺泡低通气 **继发性神经疾病** 镇静，CNS感染甲低	**神经疾病** 颈椎病，膈神经，吉兰-巴雷综合征，肌萎缩侧索硬化，脊髓灰质炎 **神经肌肉疾病** 重症肌无力，Eaton-Lambert综合征 **肌病** 横膈无力，PM/DM，肌营养不良	**肺实质** 肺气肿，ILD/纤维化，肺炎，充血性心力衰竭 **气道** 哮喘，COPD，支气管扩张，囊性纤维化，OSA	**胸壁** 肥胖，脊柱侧凸/后凸 **胸膜** 纤维化，胸腔积液

Nilsson：The Osler Medical Handbook，2006.
Goldman's Cecil Medicine，25th ed.

呼吸疾病

■ 氧疗

1. **氧疗基本原则**

■ 患者处于深度昏迷、濒临死亡、循环崩溃时，不能保证基本的通气和氧合，需随时准备建立人工气道

■ 氧疗开始后应每 $5\sim10$ min 评估患者 SpO_2 变化情况，若 SpO_2 未能上升至目标范围，积极寻找原因

■ 若 SpO_2 上升至目标范围，则根据是否存在二氧化碳潴留高危因素（如 COPD、哮喘），决定是否需复查血气（在 $30\sim60$ min）了解 $PaCO_2$ 水平

2. **吸氧方式**（自然状态 $FiO_2 = 0.21$）

■ **低流量吸氧**［FiO_2 受分钟通气量（V_E）影响较大］

 ✓ 低流量吸氧时，若患者呼吸特别急促，其吸气峰流速可远大于供氧的流速，导致从供氧设施外吸入部分空气以做补充，导致供氧浓度稀释从而影响实际的 FiO_2

 ✓ 适用于：病情稳定，呼吸型态正常；$V_E<10$L/min；呼吸频率 $<20\sim25$bpm；潮气量 $<700\sim800$ ml

 ✓ 鼻导管：氧流量最大 $5\sim6$ L/min，否则应更换其他吸氧装置；氧流量 >4L/min，需使用湿化瓶

 ✓ 普通面罩：最大 FiO_2 接近 0.6；实际 FiO_2 同样取决于 V_E；低通气可能造成 CO_2 潴留

 ✓ 储氧面罩：最大 FiO_2 接近 1.0；用该面罩时必须保证储气囊处于充气状态

■ **高流量吸氧**（流量大于通气量的 3 倍，故 FiO_2 不受 V_E 影响）

 ✓ 适用于：需要固定 FiO_2（如肺气肿）或高浓度 FiO_2（如 ARDS）的患者

 ✓ 文丘里面罩：可准确控制 FiO_2，实现高流量低浓度给氧，适合 2 型呼衰（如 COPD）

 ✓ 经鼻高流量氧疗装置（HFNC）：可输送流量最高达 60 L/min、FiO_2 最高达 100% 的空氧混合气体，流量和 FiO_2 可调，可产生一定程度的持续气道正压

■ **不同氧疗设备比较**（见附录）

The ICU book，3th ed，2007：403.
Bateman NT，Leach RM. BMJ，1998；317：798-801.
中华急诊医学杂志，2018；27：355-360.

■ 哮喘

1. 定义
- 慢性气道炎症性疾病，伴不同程度的呼气性气流受限
- 发病率约为1%~18%

2. 临床表现
- 临床三联征＝哮鸣＋咳嗽＋呼吸困难；亦可表现为胸部紧缩感，症状具有发作性的特点。常见诱因：呼吸道病毒感染、刺激性物质、过敏原、季节改变、运动
- 发作期查体：哮鸣音，呼吸相延长，特别严重的哮喘发作可无哮鸣音；鼻部检查可提示过敏性鼻炎、鼻息肉等

3. 诊断：呼气性气流受限＋气流受限呈现变化性＋除外其他诊断
- 呼气性气流受限：至少一次肺功能示FEV_1/FVC下降（成人正常范围0.75~0.80）
- 气流受限呈现变化性（至少符合以下一项）
  - ✓ 支气管舒张试验阳性
  - ✓ 平均呼气峰流速（PEF）日内变异>10%
  - ✓ 激素抗炎治疗4周后FEV_1升高>12%且>200ml
  - ✓ 运动激发试验阳性：FEV_1下降>10%且>200ml
  - ✓ 支气管激发试验阳性
- 除外其他诊断：高通气综合征/惊恐发作；上气道梗阻，吸入性异物；喉/声带功能障碍

4. 治疗
  - ✓ 治疗目标：①控制症状，并维持正常活动水平；②减少发作，并防止肺功能不可逆损害及药物副作用
- **救急类药物**
  - ✓ 短效β_2受体激动剂（SABA）：沙丁胺醇、特布他林
  - ✓ 短效胆碱受体拮抗剂（SAMA）：异丙托溴铵
- **控制病情药物**
  - ✓ 吸入性糖皮质激素（ICS）：布地奈德、丙酸倍氯米松、氟替卡松等；严重未控制哮喘可能需口服激素来有效控制气道炎症，改善症状及肺功能，减少急性发作，降低哮喘相关死亡率
  - ✓ 长效β_2受体激动剂（LABA）：如沙美特罗、福莫特罗，需联合ICS
  - ✓ 白三烯受体拮抗剂（LTRA）：可单独用于控制轻度哮喘，或配合ICS用于较严重病例
  - ✓ 色甘酸钠/尼多克罗：抗炎作用相对弱，疗效有限

- √ IgE单抗：适用于≥6岁、严重的持续性过敏性哮喘、IgE升高、ICS＋LABA治疗效果不佳的患者
- √ IL-5单抗：适用于ICS＋LABA治疗效果不佳的严重嗜酸细胞性哮喘患者

■ 其他药物
- √ 茶碱：方便口服的支气管舒张剂，近年发现其低剂量时亦有抗炎作用，有可能增加对激素的敏感性
- √ 口服β受体激动剂：主要用于无法吸入的患者，副作用多于吸入制剂

■ 治疗原则
- √ 遵循疾病评估→治疗调整→监测治疗反应的循环式管理策略
- √ 完全控制＝无活动受限；无夜间发作；日间症状≤2次/周；救急药物≤2次/周
- √ 未经治疗者应从第2级开始，若症状控制良好（至少维持3个月），肺功能达到平台期，可降级治疗，控制欠佳应升级治疗直至控制为止

哮喘分级治疗				
	第1级	第2级	第3级	第4级	第5级

	第1级	第2级	第3级	第4级	第5级
缓解药物	按需使用SABA		按需使用SABA或低剂量ICS＋福莫特罗		
推荐控制药物		低剂量ICS	低剂量ICS＋LABA	中/高剂量ICS＋LABA	加用噻托溴铵/IgE单抗/IL-5单抗
其他控制药物	低剂量ICS	LTRA茶碱	中/高剂量ICS 低剂量ICS＋LTRA/茶碱	加噻托溴铵 中/高剂量ICS＋LTRA/茶碱	加低剂量口服激素

5. 哮喘急性发作
■ 急诊处理流程（见下页）
■ 诱因（Drives ASTHMA）
- √ Drugs：β受体阻滞剂、阿司匹林/NSAIDs、ACEI、哮喘用药不当
- √ Allergy：过敏
- √ Stress/Sports/Smoking：应激/运动/吸烟
- √ Temperature：冷空气
- √ Heart Burn：胃-食管反流病
- √ Microbes：上/下呼吸道感染、鼻窦炎

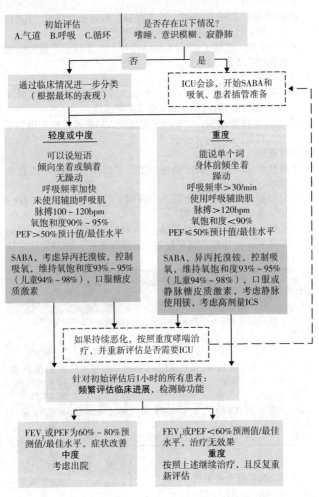

初始评估
A.气道　B.呼吸　C.循环

是否存在以下情况？
嗜睡、意识模糊、寂静肺

否　　是

通过临床情况进一步分类
（根据最坏的表现）

ICU会诊，开始SABA和
吸氧，患者插管准备

轻度或中度

可以说短语
倾向坐着或躺着
无躁动
呼吸频率加快
未使用辅助呼吸肌
脉搏100～120bpm
氧饱和度90%～95%
PEF＞50%预计值/最佳水平

SABA，考虑异丙托溴铵，控制
吸氧，维持氧饱和度93%～95%
（儿童94%～98%），口服糖皮
质激素

重度

能说单个词
身体前倾坐着
躁动
呼吸频率＞30/min
使用呼吸辅助肌
脉搏＞120bpm
氧饱和度＜90%
PEF≤50%预计值/最佳水平

SABA，异丙托溴铵，控制吸
氧，维持氧饱和度93%～95%
（儿童94%～98%），口服或
静脉糖皮质激素，考虑静脉
使用镁，考虑高剂量ICS

如果持续恶化，按照重度哮喘治
疗，并重新评估是否需要ICU

针对初始评估后1小时的所有患者：
频繁评估临床进展，检测肺功能

FEV$_1$或PEF为60%～80%预
测值/最佳水平，症状改善
中度
考虑出院

FEV$_1$或PEF＜60%预测值/最佳
水平，治疗无效果
重度
按照上述继续治疗，且反复重
新评估

✓Anxiety：情绪变化
■ **评估**
　✓发作诱因、症状严重程度、有无过敏表现、近期哮喘药物
　　使用情况
　✓查体：生命体征、神志、说话能否成句、辅助呼吸肌是否
　　参与呼吸、肺部听诊
　✓辅助检查：血常规、生化、血气（常有轻度低氧血症和呼
　　吸性碱中毒；PaCO$_2$正常或升高提示呼吸肌疲劳，可能需插

管）、胸片，有条件行治疗前肺功能

- 治疗
  - ✓ 吸氧：SpO_2目标93%～95%，多采用鼻导管/面罩吸氧
  - ✓ SABA：沙丁胺醇间断（q20min）或连续雾化给药，轻中症哮喘可用定量吸入器（MDI）治疗，第1小时每20min 4～10吸，必要时可联用SAMA
  - ✓ 肾上腺素：肌注，适用于伴有过敏性休克和血管性水肿的哮喘急性发作
  - ✓ 糖皮质激素：1h内应用，口服与静脉疗效相当，但需至少4h起效。一般发作可用泼尼松40～50mg qd。哮喘持续状态时可考虑大剂量激素：甲强龙40～60mg，每4～6h 1次；激素疗程通常5～7d，可直接停药，但严重病例撤停需要2周时间
  - ✓ 氨茶碱：严重发作可静脉输氨茶碱，第1小时250mg，然后500mg/24h泵入，理想血药浓度10～20μg/ml
  - ✓ 镁剂：严重发作可临时予硫酸镁2g＋5%GS 100ml iv，给药时间大于20min
  - ✓ 抗生素：除非有明确适应证（发热、脓痰、肺部新发浸润影、鼻窦炎），否则不推荐使用
  - ✓ 机械通气治疗：指征为呼吸肌极度疲劳，意识障碍，自主呼吸微弱甚至停止，重度低氧血症和/或CO_2潴留，呼吸性酸中毒（pH＜7.20～7.25）或伴发严重代谢性酸中毒等

2018 GINA指南.
中华内科杂志, 2018, 57: 4-14.
中华医学杂志, 2016, 96: 2696-2708.

■ 慢性阻塞性肺疾病（COPD）

1. 定义：阻塞，意为呼吸气流受限；慢性，指病情不可逆，且常进行性进展
- COPD通常见于中老年，最常见的病因为吸烟
- 诊断COPD需除外其他病因导致的气道阻塞，如哮喘、支扩等
- COPD急性加重和合并症影响疾病的严重度

2. 危险因素
- 个体因素：α_1-抗胰蛋白酶缺乏
- 环境因素：吸烟、生物燃料烟雾、空气污染、职业性粉尘、化学物质、感染

3. 临床表现
- 症状：慢性咳嗽、咳痰、呼吸困难
- 体征：桶状胸，叩诊过清音，横膈移动幅度下降，呼吸音低，呼气相延长，干、湿性啰音，哮鸣音

4. 诊断：包括两部分，①确诊：临床表现＋危险因素＋肺功能；②评估气流受限严重程度及急性加重风险

5. 稳定期治疗
- 初始治疗：基于分组制定个体化的初始治疗方案（支气管扩张剂的选择）
  GOLD 2018 修订的慢阻肺综合评估工具（mMRC和CAT评分见附录）

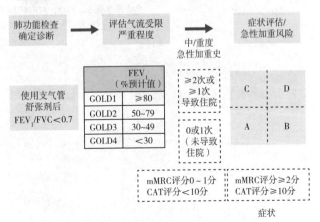

- ✓A组：短效或长效均可
- ✓B组：LABA或LAMA均可。症状严重者LABA+LAMA
- ✓C组：首选LAMA（在预防急性加重方面可能优于LABA）
- ✓D组：首选LAMA，症状严重者LABA+LAMA。有哮喘病史或嗜酸性粒细胞≥$0.3×10^9$/L的患者可优先考虑ICS+LABA，但ICS可增加肺炎风险
- 非药物治疗
  - ✓戒烟
  - ✓推荐所有患者每年打流感疫苗，可减少肺部感染及死亡率；推荐所有≥65岁患者注射肺炎疫苗（PCV13和PPSV23）
  - ✓家庭氧疗指征：药物充分治疗的情况下，PaO_2<55mmHg或SaO_2<88%；PaO_2 55~60mmHg或SaO_2 88%~89%，且存在慢性缺氧的证据（HCT>55%、肺动脉高压、右心衰/外周水肿等）

6. COPD急性加重（AECOPD）
- 定义：COPD患者出现以下任一项症状明显加重（或新出现），超过平常每日波动的程度，则属于急性加重：①呼吸困难，②咳嗽，③痰量增加或性状改变（脓痰）。急性加重期间肺功能进一步降低，严重者导致长期肺功能的加速减低
- 诱因：呼吸道病毒感染（鼻病毒最常见）、细菌感染、大气污染
- 评估
  - ✓查体：神志、发绀、水肿、呼吸频率及深度、呼吸音、胸锁乳突肌的紧张度（辅助呼吸肌参与）
  - ✓ECG、胸片、D-Dimer、ABG
  - ✓提示疾病严重甚至危及生命的情况：呼吸频率>30次/分；呼吸动作窘迫/胸锁乳突肌高度紧张；神志改变；需要吸氧浓度超过40%；$PaCO_2$较其基线上升，或>60mmHg，或pH≤7.25
- 治疗
  - ✓氧疗：调整氧流量使SaO_2 88%~92%（不可盲目"低流量吸氧"）。勤查血气直至病情稳定，警惕CO_2潴留
  - ✓支气管扩张剂：SABA+SAMA，可用雾化或MDI（每小时1吸，共2~3h，其后每2~4h 1吸）
  - ✓糖皮质激素：常规泼尼松40mg qd口服，疗程5天。部分患者酌情1~2周
  - ✓抗生素：常规给予抗感染治疗，疗程5~7d
    - » AECOPD时最常见的细菌为：流感嗜血杆菌、肺炎链球

菌、卡他莫拉菌；频繁急性加重患者可能存在G⁻杆菌（如铜绿假单胞菌）感染，应积极做病原学培养

- » 门诊患者选用常用的口服抗菌药，如阿莫西林、多西环素、二代头孢、大环内酯类、左氧氟沙星等
- » 住院患者首选头孢曲松或莫西沙星，或酌情用抗铜绿假单胞菌的抗生素

✓ 住院期间常规预防性抗凝治疗

✓ 通气支持：除了改善血气，还能显著降低呼吸做功，减少全身及心脏的消耗

- » 无创通气指征：急性呼吸衰竭，严重呼吸肌疲劳（如辅助呼吸肌参与、胸腹矛盾运动或肋间隙下陷）
- » 不存在禁忌证（即有创通气的指征）

  注意：要选择与患者贴合度好的面罩。刚开始无创通气1h要密切床旁观察，安抚鼓励，并根据人机配合情况及监测指标及时调整参数。呼吸机最常见的报警为面罩移位导致的漏气。

- » 有创通气指征：无法耐受无创通气或无创治疗失败；心肺复苏后；意识减弱，或烦躁不能配合；大量误吸或持续呕吐；需要频繁吸痰；严重血流动力学不稳；严重心律失常；危及生命的低氧血症

UCSF: Hospitalist Handbook, 3rd ed, 2009.

Uptodate: Management of acute exacerbations of COPD.

2019 GOLD指南.

国际呼吸杂志, 2017, 37（14）：1041-1057.

Eur Respir J, 2017, 49: 1600791.

■ 肺部感染

1. 肺炎的定义：**感染导致肺实质的炎症和实变**。根据发病的场所将肺炎分为社区获得性（CAP）及医院获得性（HAP）

2. 肺炎的临床诊断标准
   - ✓ 影像学：肺部浸润影（新出现，或较前进展）
   - ✓ 发热≥38℃
   - ✓ 新出现咳嗽，咳痰；或原有肺部症状加重，伴或不伴脓痰、胸痛、呼吸困难、咯血
   - ✓ 肺实变体征和/或湿啰音
   - ✓ WBC>10×10⁹/L，或<4×10⁹/L，伴或不伴核左移

   ■ 临床诊断肺炎需满足第1条+第2～5条的任何一条，并**除外**肺结核、肺部肿瘤、非感染性肺间质病、肺水肿、肺不张、肺栓塞、肺嗜酸性粒细胞浸润症、肺血管炎等其他疾病
   ■ **注意**：老年人和免疫抑制患者常缺乏典型症状，仅表现为意识障碍/低血压

3. 肺炎的病原体来源和感染途径
   ■ 口咽分泌物的微量误吸是主要的感染来源
   ■ 其他来源：病原体以气溶胶的形式吸入，医疗设备污染、医务人员传播、其他部位感染扩散、患者体内细菌定植等
   ■ PUMCH常见病原：MRSA>肠杆菌>肺炎克雷伯菌>不动杆菌>铜绿假单胞菌

4. 肺炎的病原学检查
   ■ 门诊患者病原学检查不列为常规
   ■ 住院患者尽量在应用抗生素前留取痰/血/胸腔积液培养
   ■ 痰培养：必须保证痰标本来自下呼吸道（WBC>25/LPF，上皮细胞<10/LPF）
   ■ 无痰者可予高渗盐水雾化诱导排痰（尤其怀疑TB、PCP者）
   ■ 保护性技术+定量/半定量培养下呼吸道标本，有助于提高诊断特异性
   ■ 正确对待痰/下呼吸道标本结果
      - ✓ 特异性差，不能区分定植菌和致病菌
      - ✓ 痰培养出来的病菌不一定代表肺部情况
      - ✓ 痰涂片革兰染色有快速指导意义，但与致病菌最终一致率仍不足50%
      - ✓ 停用抗生素不依赖培养转阴，而取决于临床改善情况
   ■ 有创检查（支气管镜、经皮肺穿）指征：机械通气；经验性治疗无效；免疫抑制患者；可能特殊病原体感染，但又无法取得痰标本；鉴别非感染性疾病

社区获得性肺炎（CAP）

1. CAP的定义：在医院外（包括入院48h内）发病的肺炎
- CAP肺外表现发生率10%~30%（军团菌易见）
- CAP临床症状好转通常早于影像学好转，多数胸片在6周内吸收完全

2. CAP的严重程度评估
- CURB-65标准

Confusion	新出现的意识障碍	评分	30d死亡率	治疗策略
Uremia	BUN＞7mmol/L（20mg/dl）	0-1	＜3%	门诊
RR	呼吸频率≥30	2	7%	留观
BP	SBP＜90mmHg或 DBP＜60mmHg	3	14%	住院
≥65岁		4-5	28%	ICU

- 重症CAP标准（符合以下1条主要标准或3条次要标准）：

主要标准	次要标准
■ 有创机械通气 ■ 感染性休克，需使用血管活性药物	■ 呼吸频率[a]≥30次/分 ■ PaO_2/FiO_2≤250 ■ 肺炎累及双侧或多个肺叶 ■ 意识模糊/定向力障碍 ■ 氮质血症（BUN＞7mmol/L） ■ 白细胞减少[b]（WBC＜4×10⁹/L） ■ 血小板减少[b]（PLT＜100×10⁹/L） ■ 低体温（核心体温＜36.0℃） ■ 低血压需要积极容量复苏

注：[a]需要无创机械通气可相当于"呼吸频率≥30次/分"或"PaO_2/FiO_2＜250"；[b]血象变化均因感染导致

3. 病原学检查
- CAP特定临床情况下建议进行的病原学检查

临床情况	痰涂片＋培养	血培养	胸腔积液培养	支原体/衣原体/军团菌	呼吸道病毒	真菌	结核
群聚发病				√	√		
初始经验性治疗无效	√	√		√			
重症CAP	√	√	√	√			
特殊影像学表现							
坏死性肺炎或合并空洞	√	√				√	√

临床情况	痰涂片+培养	血培养	胸腔积液培养	支原体/衣原体/军团菌	呼吸道病毒	真菌	结核
合并胸水	√	√	√	√			√
双肺多叶病灶	√	√		√	√		√
基础疾病							
合并COPD	√						
合并结构性肺病	√						√
免疫缺陷	√	√		√	√	√	√
发病前2周外出旅行史				√			

4. CAP的常见病原体：病原组成和耐药特性在不同国家、地区间存在明显差异。肺炎支原体和肺炎链球菌是我国成人CAP的重要致病菌。其他常见病原体：流感嗜血杆菌、肺炎衣原体、肺炎克雷伯菌、金黄色葡萄球菌和呼吸道病毒（流感病毒、鼻病毒、腺病毒、人偏肺病毒及呼吸道合胞病毒）。对于高龄或存在基础疾病者，肺炎克雷伯菌及大肠埃希菌等G⁻杆菌更加常见。

5. 治疗
■ 与HAP不同，CAP通常直接经验性治疗，不常规留取痰培养
■ 及时正确的经验性治疗是改善预后的关键
■ 轻中度CAP疗程5～7d
■ 非典型病原体肺炎疗程2～3w；金黄色葡萄球菌、铜绿假单胞菌、克雷伯菌属、厌氧菌可适当延长疗程至2～3w
■ 治疗有效者临床症状在48～72h内好转，体温正常24h后可考虑序贯口服抗生素
■ **门诊患者：推荐口服给药**
　　✓ 无基础病，<65岁，前3个月内未用抗生素：青霉素＋酶抑制剂；一代/二代头孢；多西环素/米诺环素；呼吸喹诺酮；大环内酯类（耐药率高）
　　✓ 有基础病（慢性心/肺/肝/肾病，糖尿病，肿瘤，酗酒，脾切除，免疫抑制状态或使用免疫抑制药物）/≥65岁/前3个月内用过抗生素：青霉素＋酶抑制剂；二代/三代头孢；呼吸喹诺酮；β内酰胺类联合大环内酯类联合多西环素/米诺环素/大环内酯类
■ **住院非ICU患者：静脉或口服给药**
　　✓ 无基础病，<65岁：青霉素＋酶抑制剂；二代/三代头孢/头霉素；β内酰胺类＋大环内酯类/多西环素/米诺环素；呼

吸喹诺酮
- ✓ 有基础病/（同前）≥65岁：青霉素＋酶抑制剂；三代头孢＋酶抑制剂/头霉素/厄他培南；β内酰胺类＋大环内酯类；呼吸喹诺酮

- **住院ICU患者**
  - ✓ 应努力获取病原学证据
  - ✓ 无基础病，<65岁：青霉素＋酶抑制剂/三代头孢/头霉素/厄他培南＋大环内酯类；呼吸喹诺酮
  - ✓ 有基础病（同前）/≥65岁：青霉素＋酶抑制剂/三代头孢/头霉素/厄他培南＋大环内酯类/呼吸喹诺酮
  - ✓ 存在**铜绿假单胞菌**风险［结构性肺病（如支气管扩张、COPD），激素治疗（泼尼松>10mg/d），过去1个月中广谱抗生素使用>7d，近期住院史，营养不良］者，选用抗铜绿假单胞菌的药物
    - ①β-内酰胺类：哌拉西林、替卡西林；头孢他啶、头孢吡肟、头孢哌酮/舒巴坦；亚胺培南、美洛培南；氨曲南。
    - ②氟喹诺酮类：环丙沙星、左氧氟沙星。③氨基糖苷类：阿米卡星、庆大霉素
    - 可联合用药：①＋②，①＋③，或②＋③
  - ✓ 怀疑MRSA者：加万古霉素/利奈唑胺

6. **出院标准**
- 体温正常24h，生命体征平稳
- 可经口进食水，无脱水，已过渡至口服抗生素
- 出院抗生素应覆盖典型/非典型病原体（如莫西沙星、多西环素）
- 评估戒烟、肺炎球菌疫苗、流感疫苗指征

7. **Tips**
- 致命性CAP最常见病原体是肺炎链球菌和军团菌
- 2周内有旅馆或游轮居留史，应考虑军团菌感染
- 病毒占全部CAP病因的10%～23%
- CAP预后不良预测因素包括：高龄、多叶受累、菌血症、严重合并症

中华结核和呼吸杂志.2016，39（4）：253-279.
中华结核和呼吸杂志.2016，39（3）：169-176.
Uptodate：Antibiotic studies for the treatment of CAP in adults.
IDSA/ATS Guidelines for CAP in Adults；CID 2007，44（Suppl 2）.

医院获得性肺炎（HAP）

1. **定义**：入院48 h后发生的肺炎。通常又可根据住院是否满

5天，分为早发型和晚发型。

2. **严重程度评价**：基本同CAP

3. **治疗**
- 尽快开始经验性广谱抗生素治疗
- 治疗后48～72h评估疗效，不推荐过于频繁更换抗生素
- 病原明确且初始治疗有效可换用窄谱抗生素
- 治疗效果不佳应考虑：诊断错误、宿主因素（高龄、机械通气、抗生素给药史等）、经验治疗未覆盖的病原体、引流问题（肺脓肿、脓胸）、给药方案不恰当、药物热、假膜性肠炎
- 疗程多为10～14d；病情严重，免疫力低下或耐药菌感染可适当延长；肺脓肿或脓胸应治疗4～8w

4. **经验性抗生素治疗方案**

临床分级	抗生素方案
非重症HAP	
■ 无MDR/MRSA危险因素（单药）	哌拉西林他唑巴坦/头孢吡肟/喹诺酮
■ 有MDR危险因素（2药联合） ✓ 90天内用过静脉抗生素 ✓ 结构性肺病 ✓ 呼吸道标本涂片以G⁻杆菌为主	哌拉西林他唑巴坦/抗假单胞菌的三代或四代头孢/碳青霉烯 ＋抗假单胞菌的喹诺酮/氨基糖苷类
■ 有MRSA危险因素（原方案＋1） ✓ 90天内用过静脉抗生素 ✓ MRSA高危（病房＞20%金葡对甲氧西林耐药或耐药率不详）	＋万古霉素/利奈唑胺
重症HAP（3药联合）	哌拉西林他唑巴坦/抗假单胞菌的三代或四代头孢/碳青霉烯 ＋抗假单胞菌的喹诺酮/氨基糖苷类 ＋万古霉素/利奈唑胺

Am J Respir Crit Care Med, 2005, 171: 388.
中国成人医院获得性肺炎与呼吸机相关性肺炎诊断和治疗指南（2018年版）.

■ 支气管扩张症

1. **定义**：支气管扩张症（简称支扩）是指支气管的永久病理性扩张和管壁增厚。支扩是形态学定义，多种疾病均可形成支扩

2. **病因**：支扩通常由长期反复的气道感染和炎症导致。支气管扩张后，更易发生化脓性感染，进而加重支扩

■ 最常见病因是既往下呼吸道感染，尤其是婴幼儿时期呼吸道感染病史，包括：结核、非结核分枝杆菌、百日咳、细菌、病毒（麻疹病毒、腺病毒、流感病毒和呼吸道合胞病毒等）及支原体感染等

■ 体液免疫功能异常：CVID、XLA及IgA缺乏症

■ 气道清理异物的功能障碍：原发性纤毛不动综合征、囊性纤维化、大气道先天性异常（先天性支气管软骨发育不全、巨大气管-支气管症、马方综合征）、食管气管瘘

■ 其他慢性炎症：CTD（尤其血管炎）、变应性支气管肺曲霉菌病（ABPA）、弥漫性泛细支气管炎（DPB）等

3. **临床表现**

■ 长期咳嗽（＞90%）、咳痰（75%～100%）、呼吸困难（72%～83%），有时伴咯血，严重病例晚期可导致呼吸衰竭及右心衰

■ 痰液静置后分层：上层为泡沫，下悬脓性成分，中层为混浊黏液，最下层为坏死沉淀组织

■ 急性加重：常因感染所致；出现至少一种症状加重（痰量增多或脓性痰、呼吸困难加重、咳嗽增加、肺功能下降、疲劳乏力加重），或出现新症状（发热、胸膜炎、咯血）

4. **辅助检查**

■ 推荐所有患者进行主要检查，当患者存在可能导致支气管扩张症的特殊病因时，行进一步检查

	影像学检查	实验室检查	其他检查
主要检查	胸片、胸部HRCT	炎症指标、免疫球蛋白、血清蛋白电泳、微生物学检查、血气分析	肺功能
次要检查	鼻窦CT	血IgE、烟曲霉皮试、曲霉沉淀素、类风湿因子、ANA、ANCA、其他自身抗体、囊性纤维化相关检查、纤毛功能检查	支气管镜

■ 胸部CT：支气管呈柱状或囊状，支气管壁增厚，双轨征（扩张的支气管）、印戒征（扩张的支气管与伴行的肺动脉）

✓ 细菌感染引起的支扩以弥漫性支扩常见，并以双肺下叶多见，后基底段最常累及，这种分布与重力因素引起的下叶分泌物排出不畅有关

✓ 结核引起的支扩多分布于上叶尖后段及下叶背段

✓ ABPA常表现为中心性支气管扩张

5. 治疗
- 支气管扩张症急性加重期开始抗菌药物治疗前应送痰培养，在等待培养结果时即开始经验性治疗，推荐使用的抗菌药物

高危因素	常见病原体	初期经验性治疗推荐
无假单胞菌感染高危因素	肺炎链球菌、流感嗜血杆菌、卡他莫拉菌、金黄色葡萄球菌、肠道菌群	氨苄西林/舒巴坦、阿莫西林/克拉维酸、第二代头孢菌素、第三代头孢菌素、莫西沙星、左氧氟沙星
有假单胞菌感染高危因素	上述病原体＋铜绿假单胞菌	见**呼吸疾病：肺部感染**的CAP（抗铜绿假单胞菌药物）

- 支气管动脉栓塞术和/或手术是大咯血的一线治疗
- 手术治疗：绝大多数病例因为病变弥漫，不适合手术治疗。手术的决策需考虑，①必要性：药物治疗难以控制的感染，尤其是合并TB或NTM；或危及生命的大咯血，经药物、介入治疗无效者；②可行性：局限性支扩，或者最严重的肺段能通过手术切除
- 物理治疗：排痰、呼吸康复锻炼
- 大咯血的紧急处理（见**值班：大咯血**）

中华结核和呼吸杂志, 2012, 35（7）：485-492.

■ 肺血栓栓塞症（PTE）

1. 定义

- 静脉系统或右心的血栓阻塞肺动脉或其分支，引起肺循环和呼吸功能障碍
- 深静脉血栓（DVT）是PTE的主要血栓来源，二者合称为静脉血栓栓塞症（VTE）

2. 危险因素（20% PTE无明确危险因素）

Virchow三要素	临床情况
静脉血流淤滞	制动/长期卧床、长途航空/乘车旅行、急性内科疾病住院（如心衰、感染）、血液黏滞度增加
血液高凝状态	遗传性易栓症、获得性易栓症（APS、恶性肿瘤）、MPN、肾病综合征、IBD、口服避孕药等
血管内皮损伤	创伤/骨折、手术（全髋或膝关节置换）、中心静脉置管或起搏器、肿瘤静脉化疗、吸烟

3. 临床表现

- 呼吸困难、胸膜刺激痛、咳嗽、下肢疼痛/肿胀、咯血、晕厥、低血压/休克
- 体征：呼吸急促、心动过速、发热、发绀、啰音、胸膜摩擦音、P_2亢进/分裂
- 大面积PTE：晕厥、低血压、颈静脉充盈、第三心音、Graham-Steell杂音（肺动脉瓣反流）
- 97% PTE至少有一项：**呼吸困难、呼吸急促、胸膜刺激痛**

4. 诊治流程（Wells评分及改良见下页，Geneva评分见附录）

- 危险分层时，低血压或休克者，不需要参考心脏生物学标志物或计算sPESI评分
- sPESI：年龄＞80岁；肿瘤史；慢性心肺疾病；脉率≥110次/分；SBP＜100mmHg；SaO_2＜90%。符合几项即为几分。sPESI≥1分中危，sPESI＝0分低危。若sPESI＝0分但伴有RVD和/或心脏生物标志物升高，则为中危

5. 辅助检查

- **D-dimer**：敏感性高、特异性差。临床应用最有价值的情况：PE低度可疑者，若D-dimer阴性，**基本可除外PTE**。PTE高度可疑者，可无视D-dimer结果，直接行确诊检查。正常值应考虑年龄因素，＞50岁者一般采用年龄×10作为正常阈值
- **心脏生物标志物**：心肌损伤标志物（cTnI或cTnT）和心衰标志物（BNP、NT-proBNP），升高提示预后不良
- **ABG**：常有低氧血症、呼碱、$P_{A-a}O_2$↑

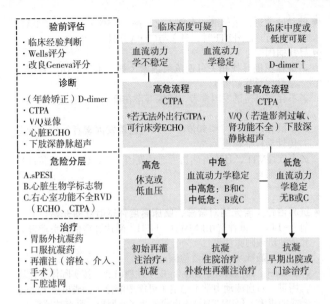

- **ECG**：最常见为窦速，也可有RBBB、$S_IQ_{III}T_{III}$及$V_{1\sim4}$T波倒置、房颤等
- **胸片**：绝大部分病例无特异发现；若栓塞同时伴肺梗死，可出现以胸膜为基底的实变影
- **ECHO**：若病情危重无法外出检查，可行床旁ECHO；右心功能不全表现可作为危险分层重要依据，包括：右心室扩张（右心室舒张末期内径/左心室舒张末期内径>1.0或0.9）、右心室游离壁运动幅度减低、三尖瓣反流速度增快、三尖瓣收缩期位移减低（TAPSE<17mm）
- **下肢静脉超声**：80%PTE栓子来自下肢。适合V/Q和CTPA阴性但仍高度怀疑PE的患者，但对无症状的DVT敏感性差
- **V/Q显像**：敏感性高（~98%）、特异性差（~10%）；典型征象是呈肺段分布的肺灌注缺损，并与通气显像不匹配；对于周围小栓子的敏感性高于CTPA
- **CTPA**
    - ✓ 敏感性~90%、特异性~95%，可联合CTV；若影像与临床怀疑一致，阳性及阴性预测值均>95%
    - ✓ 对于中心性PE，其敏感性和特异性分别为83%和93%。但可能漏诊亚段PTE（敏感性仅约40%）
    - ✓ 可用于危险分层：四腔心层面发现右心室扩张（右心室舒张末期内径/左心室舒张末期内径>1.0或0.9）

131

- **肺动脉造影**：金标准，有创（死亡率＜0.5%），开展CTPA后较少进行；除外PTE时，意义与CTPA类似
- **寻找病因**
  - ✓推荐积极寻找相关可逆危险因素（如手术、创伤、骨折、急性内科疾病等）
  - ✓不存在可逆诱发因素者，需探寻潜在疾病，如肿瘤、APS、IBD、肾综等
  - ✓年龄相对较轻（＜50岁）且无可逆诱发因素者，建议行遗传性易栓症筛查
  - ✓家族性VTE，且没有确切可逆诱发因素者，建议行遗传性易栓症筛查

6. 治疗

- **抗凝治疗（若无绝对禁忌，临床高度怀疑时立即开始！）**：前5～14天，推荐选用LMWH、UFH、磺达肝癸钠、负荷量的利伐沙班或阿哌沙班
  - ✓**UFH**：静脉泵入，需要检测APTT
  - ✓**LMWH**：如依诺肝素1mg/kg皮下注射q12h，按实际体重计算用量。对血流动力学不稳定（可能要溶栓），或出血风险较高的患者，仍以UFH泵入更稳妥（半衰期短，且有拮抗剂）
  - ✓**磺达肝癸钠**：5～10mg皮下注射qd≈UFH，**用于HIT者**
  - ✓**直接Xa因子抑制剂**：利伐沙班（15mg bid×3周，然后20mg qd）、阿哌沙班（10mg bid×7d，然后5mg bid）
  - ✓**直接凝血酶抑制剂**（比伐卢定，阿加曲班）：**用于HIT者**
- **维持治疗**：标准疗程至少3个月，3个月后称为延展期抗凝
  - ✓**华法林**（目标INR 2～3）：使用肝素的同时即开始口服华法林，下午给药更便于根据INR结果及时调整剂量。停肝素需同时满足两个条件：①与肝素重叠≥5d，②INR≥2至少24小时
  - ✓**直接口服抗凝药（DOAC）**：包括直接Xa因子抑制剂（利伐沙班、阿哌沙班）和直接Ⅱa因子抑制剂（达比加群酯）
- **溶栓治疗**
  - ✓急性**高危**PTE，若无禁忌，推荐溶栓治疗
  - ✓急性**中高危**PTE，建议先予抗凝，若病情恶化，且无禁忌，再考虑溶栓
  - ✓溶栓方案：rt-PA（50～100mg/2h），或UK 300万IU/2h或SK 150万IU/2h。溶栓后需肝素抗凝；时间窗一般定为PTE发生后14d内，但不作严格规定
  - ✓对于急性高危患者，首选UFH，以便于及时转换到溶栓治疗
  - ✓导管内溶栓与外周静脉溶栓效果相同
- **肺动脉取栓术**：近端大块栓子栓塞＋血流动力学不稳＋溶栓

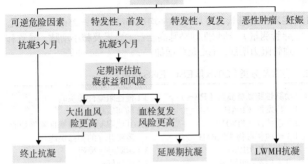

禁忌，考虑手术

- **下腔静脉滤网**
  - ✓ 适应证：①存在抗凝禁忌证（近期手术、脑卒中），②充分抗凝下仍再次发生肺栓塞。注意：下腔静脉内有血栓并非直接适应证
  - ✓ 滤网＋抗凝→PTE风险减少1/2，DVT风险增加2倍，死亡率无差异

7. 并发症&预后

- **复发性血栓事件**：多在治疗后的6～12个月；6个月4.3%，1年7.2%
  - ✓ 原因：内在因素（如合并肿瘤、APS、遗传性易栓症等），治疗相关因素
  - ✓ 使用口服抗凝药者，建议暂时转换为LMWH
  - ✓ 长期接受LWMH者，建议增加LMWH剂量（1/4～1/3）
- **慢性血栓栓塞性肺动脉高压（CTEPH）**：多发生在24个月之内，2.3%
  - ✓ 诊断标准：经过3个月以上规范抗凝治疗后，影像学证实存在慢性血栓，右心导管检查平均肺动脉压（mPAP）≥25mmHg，且除外其他病变，如血管炎、肺动脉肉瘤等
  - ✓ 若无抗凝禁忌，推荐终身抗凝；如能手术，首选肺动脉血栓内膜剥脱术
- **PTE的全因死亡率**：7d 1.9%～2.9%，30d 4.9%～6.6%，死亡多于最初6个月内

Nilsson: The Osler Medical Handbook, 2006.
European Heart Journal. 2014, 35: 3033-3080.
Lancet, 2016, 388: 3060-3073.
Journal of the American College of Cardiology, 2016: 976-990.
中华医学杂志, 2018, 98（14）: 1060-1087.
中国心血管病杂志, 2016, 44（3）: 197-211.

■ 肺动脉高压（PAH）

1. **定义**：静息状态下肺动脉平均压（mPAP）≥25mmHg（右心导管测量）。动脉性肺动脉高压：主要累及肺小动脉，导致肺血管阻力增加，右心负荷增加

2. **病因及分类（2015年ESC/ERS指南）**

1. **动脉性肺动脉高压（PAH）**
   1.1 特发性（IPAH）
   1.2 遗传性（FPAH）
   1.3 药物和毒物所致PAH
   1.4 疾病相关PAH
       1.4.1 结缔组织病
       1.4.2 HIV感染
       1.4.3 门脉高压
       1.4.4 先天性心脏病
       1.4.5 血吸虫病

1'. **肺静脉闭塞病（PVOD）和/或毛细血管瘤样增生症（PCH）**

1''. **新生儿持续性肺动脉高压**

2. **左心疾病所致肺动脉高压**
   2.1 左室收缩功能不全
   2.2 左室舒张功能不全
   2.3 心瓣膜病
   2.4 左心流入/流出道梗阻（先天/获得性）和先天性心肌病
   2.5 肺静脉狭窄（先天性/获得性）

3. **肺病和/或低氧所致肺动脉高压**
   3.1 慢性阻塞性肺疾病
   3.2 肺间质病
   3.3 其他限制性与阻塞性通气功能障碍并存的肺部疾病
   3.4 睡眠呼吸障碍
   3.5 肺泡低通气
   3.6 长久居住高原环境
   3.7 肺发育异常

4. **慢性血栓栓塞性肺动脉高压和其他肺动脉阻塞性疾病**
   4.1 慢性血栓栓塞性肺动脉高压（CTEPH）
   4.2 其他肺动脉阻塞性疾病：血管肉瘤、动脉炎、寄生虫病等

5. **未明和/或多因素所致肺动脉高压**
   5.1 血液系统疾病：慢性溶血性贫血、MDS、脾切除
   5.2 系统性疾病：结节病、肺组织细胞增多症、LAM
   5.3 代谢性疾病：糖原贮积症、戈谢病、甲状腺疾病
   5.4 其他：慢性肾功能不全、节段性肺动脉高压等

---

3. **临床表现**
- 呼吸困难，活动后晕厥（低氧，CO↓），胸痛，右心衰表现
- 查体：P_2亢进或分裂，S_4，左侧胸骨旁抬举感，Graham Steell杂音，三尖瓣反流，颈静脉怒张，肝大，周围性水肿

4. **辅助检查**
- **ECG**：电轴右偏，RBBB，右室肥厚，肺性P波
- **CXR & HRCT**：肺门动脉扩张伴远端外周分支纤细（"截断"征）、右心房/心室扩大；发现/除外肺实质疾病
- **肺功能**：弥散量↓，轻度限制性通气功能障碍；除外阻塞或限制性肺疾病
- **ABG**：PaO_2↓及SaO_2↓（尤其活动后），$PaCO_2$↓，$P_{A-a}O_2$↑

- **多导睡眠监测**：除外低通气和OSA
- **ECHO**：首选之无创检查；右室收缩压↑，右室呈D形（室间隔变平），三尖瓣反流，肺动脉瓣反流；除外先心病、瓣膜病、左心功能不全
  - ✓ 估测PA收缩压 [PAP＝4v（三尖瓣反流速度）^{2}＋RA压力（根据右房直径、下腔静脉吸气变化，估计为5或10mmHg）]
- **V/Q显像**：PTE、肺静脉闭塞症
- **右心漂浮导管**：测压之金标准；可鉴别毛细血管前/后性PAH。同时还可行急性血管舒张试验。吸入NO（首选），或静脉前列环素或腺苷（注意系统性低血压）进行试验。阳性标准：用药后mPAP≤40mmHg，且ΔmPAP↓≥10 mmHg，且CO↑或→。阳性者口服CCB可能有效

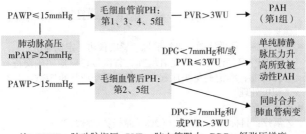

注：PAWP：肺动脉楔压；PVR：肺血管阻力；DPG：舒张压梯度

- **CTPA or VQ显像±肺动脉造影**：CTEPH
- **免疫指标**：ANA（40% IPAH存在低滴度阳性），RF，抗ENA（抗Scl-70、U3-RNP、抗中心粒抗体等）。常见可致肺高压的CTD：硬皮病/ CREST、MCTD、SLE、RA、PM/DM、干燥综合征
- **HIV及肝功能检查**
- **六分钟步行试验（6MWT）**：评价运动耐量及预后

5. WHO功能分级

1级	无症状，日常活动不受限
2级	静息时无症状，日常活动轻微受限
3级	静息时有症状，日常活动明显受限
4级	静息时有明显症状，不能进行日常活动

6. 治疗

- **原则**：预防及逆转血管活性物质失衡/血管重构；预防右室衰

竭；保证足够的系统舒张压

■ 治疗策略

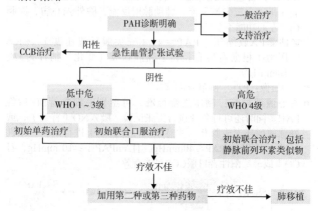

■ **一般措施**：体力活动、康复锻炼、感染预防、定期随访
  ✓ 重度PAH，猝死风险显著增加，首次接诊就应明确交待猝死可能，牢记避免快速起立，若有便秘或严重咳嗽，及时积极处理

■ **支持治疗**
  ✓ **氧疗**：目标SaO_2>90%～92%（减轻肺动脉痉挛）
  ✓ **利尿**：减轻右心衰症状，右室张力↓；谨慎进行，避免低血压
  ✓ **地高辛**：CO<4L/min或CI<2.5L/min/m^2是绝对指征；右室明显扩张、基础HR>100/min，合并快室率房颤，对抗CCB负性肌力作用均为指征
  ✓ **抗凝**：口服华法林，INR1.5～2.0；可能减少右心衰相关血栓栓塞风险，抑制原位血栓形成，但生存获益尚不确定

■ **特异性药物治疗**
  ✓ **口服CCB**：急性血管舒张试验阳性者使用。小剂量开始，增加至最大耐受剂量（硝苯地平120～240mg、地尔硫草240～720mg、氨氯地平20mg以上）。1年后再次评估急性舒张试验，其中仅1/2长期有效、死亡率下降
  ✓ **内皮素受体拮抗剂（ERAs）**：如波生坦（每月监测肝功）。**内皮素途径**；抑制平滑肌重构、纤维化，舒张肺血管；减轻症状，改善肺部血流
  ✓ **磷酸二酯酶-5抑制剂（PDE-5）和磷酸鸟苷环化酶（sGC）激动剂**：前者如西地那非、他达拉非，后者如利奥西呱。**NO途径**；cGMP↑→NO↑→血管舒张，抑制平滑肌增殖；

减轻症状，改善6MWT，临床结局无差异；与硝酸酯类联用可能导致致命性低血压

- ✓ **前列环素类似物（PCA）**：如依前列醇、伊洛前列素、曲前列环素。**前列环素途径**；舒张肺血管，抑制血小板聚集、平滑肌增殖，改善血管重构；改善6MWT、生活质量，减少死亡率

- 治疗原发病
- 难治性PAH
  - ✓ 球囊房间隔造口术：右向左分流→CO↑，SaO_2↓，组织O_2输送↑
  - ✓ 肺移植、心肺联合移植（eisenmenger时）

7. 预后相关因素

- 临床症状：右心衰竭，症状进展速度，晕厥史
- WHO分级：Ⅳ级
- 活动耐量：6MWT（>440m预后好，<165m预后差），心肺运动测试
- 生物标记物：BNP>300，NT-proBNP>1400预后差
- 影像学（ECHO、心脏MRI）：心包积液/右室功能不全
- 血流动力学：RAP<8mmHg、CI≥2.5及SvO_2>65%预后好；RAP>15mmHg、CI≤2.0或SvO_2<60%预后差

European Heart Journal, 2016, 37: 67-119.

■ 胸腔积液

1. 病因诊断

■ 所有＞1cm且原因不明的胸腔积液都有胸穿指征

■ 观察胸腔积液外观，进行针对性检查

  ✓ 常规、TP、Glu、LDH、ADA；同时查血TP、LDH

    渗出液诊断标准（Light标准）：胸腔积液LDH/血清LDH ＞0.6；胸腔积液TP/血清TP＞0.5；胸腔积液LDH＞2/3血清正常上限

    （*Light标准可能会将部分心衰或肝硬化导致的积液误判为渗出液，这时进一步看血清-胸水的"蛋白梯度"或"白蛋白梯度"：TP梯度＞31g/L，或ALB梯度＞12g/L，或胸水/血清ALB＜0.6，则仍考虑为漏出液）

  ✓ 抗酸染色、分枝杆菌培养：**结核性胸膜炎**

  ✓ 细菌培养、革兰染色：**脓胸**

  ✓ 细胞学：**恶性肿瘤（肺癌、间皮瘤）**

  ✓ 淀粉酶：**胰腺炎、食管破裂**

  ✓ 胆固醇（CHO）、甘油三酯（TG）：**乳糜胸、假性乳糜胸**

外观	胸腔积液检查	结果
血性	Hct	＜1%：意义不大
		1%~20%：外伤、肿瘤、肺梗死、肺炎、结核
		＞50%外周血Hct：**血胸**
混浊	离心	上清液乳白色提示脂肪含量高
	TG	＞0.56mmol/L：**乳糜胸**
		≤0.56mmol/L，CHO＞6.47mmol/L：**假性乳糜胸**
恶臭	涂片/培养	**厌氧菌感染**
尿味	尿常规	**尿胸瘘**

■ 鉴别诊断

  ✓ 漏出液

    » 充血性心力衰竭（40%）：80%双侧；偶为渗出液（特别在强化利尿或慢性化时），但~75%的渗出液可最终发现非心衰病因

    » 缩窄性心包炎，心脏压塞

    » 肝硬化：腹腔积液通过横膈缺口进入胸腔；常为右侧（2/3）且大量（即使腹腔积液量不大）

    » 肾病综合征：多为双侧少量胸腔积液，多无症状

    » 其他：腹膜透析、黏液水肿、急性肺不张、低白蛋白血症

✓ 渗出液

» 肺实质感染（25%）：细菌性（肺炎旁）、结核、真菌、病毒、寄生虫

» **关于结核性胸膜炎**

- 若胸水淋巴细胞/中性粒细胞>0.75，且ADA>70U/L，基本可确诊
- 若胸水淋巴细胞/中性粒细胞>0.75，且ADA 40~70U/L，可疑结核；若临床不典型，考虑胸膜活检
- 若胸腔积液ADA<40U/L，结核可能性很小
- 即使没有明显肺实质病变，也应做诱导痰分枝杆菌培养（阳性率~50%）；胸腔积液培养+诱导痰培养（阳性率~80%）

» 恶性肿瘤（15%）：原发性肺癌最常见，转移（尤其乳腺癌、淋巴瘤），间皮瘤

» PTE（10%）：~40%PTE存在胸腔积液；渗出液（75%）>漏出液（25%）

» CTD：RA，SLE，GPA，EGPA

» 胃肠道疾病：胰腺炎，食管破裂，腹部脓肿

» 血胸：外伤，PTE，肿瘤，出血倾向，主动脉瘤渗漏，主动脉夹层

» 乳糜胸：外伤、肿瘤、LAM导致胸导管破裂

» 其他

- CABG术后：左侧，初为血性，数周后变澄清
- Dressler综合征（心梗后心包炎/胸膜炎），尿毒症，放射性胸膜炎
- 药物相关（呋喃妥因，溴隐亭，胺碘酮，麦角新碱）
- Meig综合征：良性卵巢纤维瘤→胸腹水

渗出液鉴别诊断

检查结果	鉴别诊断
Glu<3.3mmol/L或胸水Glu/血清Glu<0.5	复杂肺炎旁积液、食管破裂、结核、肿瘤、SLE；RA和脓胸Glu可<0.6mmol/L
pH<7.2	复杂肺炎旁积液、脓胸、类风湿、结核、肿瘤、血胸、酸中毒、寄生虫；食管破裂pH可<6
淀粉酶升高	食管破裂、胰腺炎、肿瘤
多核细胞>50%	肺炎旁积液、肺栓塞、胰腺炎
单核细胞>50%	结核、肿瘤、真菌、心包剥脱术后
ADA>40U/L，无间皮细胞	结核

2. **肺炎旁积液/脓胸**

- 非复杂肺炎旁积液：未达下述标准
- 复杂肺炎旁积液，以下任一条即可：细菌（＋），或LDH ＞1000U/L，或Glu＜3.3mmol/L或pH＜7.2。必须充分引流！
- 脓胸：胸腔积液外观脓性，后期可形成纤维板

3. **治疗**

- 积极治疗导致胸腔积液的原发病
- 漏出性胸腔积液仅引起呼吸困难时才需抽出或引流
- 非复杂肺炎旁积液：抗生素治疗有效，通常不需胸腔置管
- 复杂肺炎旁积液/脓胸和结核性胸膜炎：胸水尽量抽净，必要时胸腔置管，局限分隔胸水需多处置管、多点穿刺或行胸膜剥脱术
- 恶性胸腔积液抽吸后会再次出现，可予胸腔置管引流；难治病例考虑滑石粉胸膜粘连术；或予IL-2胸腔内注射（2MIU，注射前后分别予利多卡因5ml；注射后前/后/左/右卧位分别保持15min，6h后开放胸腔引流；若胸水量无减少，可重复进行）
- 15%胸腔积液原因不明，必要时考虑胸膜活检/胸腔镜/开胸手术

Thorax, 2010, 65: ii4–ii17.
Respirology, 2010, 15, 451–458.
Respirology, 2012, 17, 721–726.

■ 气胸

1. 分类
■ 外伤性气胸（含医源性气胸）
■ 自发性气胸
   ✓原发性自发性气胸：原因不明，多见于瘦高体型的男性青壮年，常规X线检查肺部无显著病变
   ✓继发性自发性气胸：多见于有基础肺部病变者，由于病变引起细支气管不完全阻塞，形成肺大疱破裂。如肺结核、COPD等

2. 临床表现
   胸膜性疼痛、咳嗽、呼吸困难，临床表现严重度与气胸压缩率并不平行

3. 检查：病史、查体、ABG、正位胸片，如果临床高度怀疑气胸而正位片正常，应摄侧位片，在复杂大疱性病变、怀疑置管位置异常时应行CT检查

4. 鉴别诊断：COPD、哮喘急性发作、肺栓塞、ACS、肺大疱

5. 气胸压缩程度评价（用胸部平片估算，方法很多）
■ 最简单测量：胸膜线-胸壁内缘的距离
   ✓小气胸

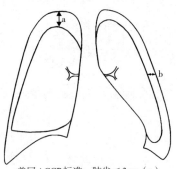

美国ACCP标准：肺尖＜3cm（a）
英国BTS标准：侧边＜2cm（b）

   ✓大量气胸：肺压缩超过上述标准

141

6. 自发性气胸治疗

■ **观察＋吸氧**

　✓小气胸，无呼吸困难，既往健康者，观察＋吸氧

　✓3～6h后复查CXR，无加重者可回家；若临床症状或CXR加重，则抽气或放置胸引管

　✓无论气胸压缩率多少，存在明显呼吸困难患者必须留观

■ **胸腔穿刺抽气**：单纯穿刺抽气是所有需要干预的气胸的首选治疗。通常选锁骨中线第2肋间为穿刺点，可使用套管针或单腔深静脉导管，一次抽气量不宜超过1000ml。肺穿刺活检或支气管镜肺活检导致的气胸很可能不再需要粗管引流

■ **胸腔闭式引流管**

　✓上述措施无效者，应放置胸引管闭式引流，特别是有症状的继发性气胸

　✓胸管仍有排气时不得夹闭，停止排气时也应定期开放，胸管在夹闭时须有监护，一旦出现症状及时开放

　✓首选小口径（10～14Fr）胸管

■ **手术**：胸引3～5d以上肺仍漏气或未复张，应考虑外科修补或滑石胸膜粘连术

Thorax, 2010, 65（Suppl 2）：ii18eii3.

NEJM, 357：e15.

■ 弥漫性肺实质疾病（DPLD）

1. 基本概念
■ 肺实质：狭义的肺实质是指支气管及肺泡的含气结构
■ 肺间质是指泡间、终末气道上皮以外的支持组织
■ 在DPLD中的肺实质概念，应该包括以上两者的总和

2. 常用缩写

ILD	间质性肺病	LIP	淋巴细胞性间质性肺炎
IIP	特发性间质性肺炎	COP	隐源性机化性肺炎
UIP/IPF	寻常型间质性肺炎/特发性肺纤维化	BOOP	闭塞性细支气管炎伴机化性肺炎
NSIP	非特异性间质性肺炎	BO	闭塞性细支气管炎
AIP/DAD	急性间质性肺炎/弥漫性肺泡损伤	RB-ILD	呼吸性细支气管炎伴间质性肺病
DIP	脱屑性间质性肺炎	EP	嗜酸细胞性肺炎
DAH	弥漫性肺泡出血	PLCH	肺郎格汉斯组织细胞增多症
LAM	淋巴管平滑肌瘤病	PAP	肺泡蛋白沉积症
HP	过敏性肺炎		

3. 临床表现
■ 活动后呼吸困难，干咳，双肺爆裂音；可伴杵状指
■ 病史和体检方面尤需注意：职业和环境接触史、用药史、吸烟情况以及自身免疫相关表现（如关节痛/晨僵，口眼干，Gottron征，肌痛无力，雷诺现象，技工手，指端溃疡等）
■ 发热：HP，EP，AIP，COP，CTD或药物相关；需除外感染
■ 并发症：右心衰竭、肺部感染、肺栓塞、恶性疾病（IPF/硬皮病者，恶性疾病可能增加，尤其肺癌）、气胸

4. 临床评估
■ **除外感染**，肿瘤（细支气管肺泡癌、淋巴增殖性疾病、癌性淋巴管炎），心衰
■ 胸片和HRCT（网格影/结节影/磨玻璃样改变）
　✓ 上肺：尘肺、pLCH、结节病、TB、HP
　✓ 下肺：UIP、石棉肺、硬皮病
　✓ 周边：UIP、NSIP、COP、EP
　✓ 淋巴结肿大：结节病、铍肺、硅肺病、肿瘤、真菌
■ 肺功能：限制性通气障碍和弥散减低；合并阻塞性通气障碍，当考虑结节病
■ 血清学：自身抗体（ANA/抗ENA、ANCA、RF等）；

sACE、抗GBM；HIV抗体

- 支气管肺泡灌洗（BAL）：细胞分类、T细胞亚群；对感染、DAH、EP及PAP有诊断意义

ILD类型	中性粒细胞增多 正常值 （0～1%）	淋巴细胞增多 正常值 （4%～13%）	嗜酸性粒细胞增多 正常值 （0～0.5%）
IPF	＋	－	－
结缔组织病	＋/－	±	－
结节病	－	＋ （CD4/CD8高）	－
嗜酸细胞性肺炎	－	－	＋
感染性疾病	－	±/－	－
过敏性肺泡炎	－	＋ （CD4/CD8低）	－
石棉肺	＋	－	－
铍中毒	－	＋	－

- 肺活检（TBLB，CT引导下肺穿刺，VATS，开胸）

5. DPLD的分类（见下图）

6. 不同类型DPLD

- 结节病
  ✓ 以非干酪样上皮样肉芽肿为特征的全身性疾病，90%累及肺门或纵隔淋巴结。病因未明，女性多见，发病高峰

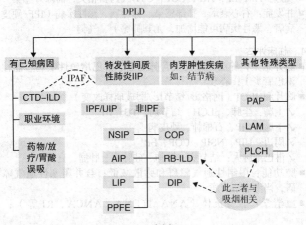

30～40岁

- ✓ 根据胸部平片的表现类型
  - » Ⅰ期：双肺门LN肿大，60%～80%自发缓解
  - » Ⅱ期：双肺门LN肿大＋肺实质病变，50%～60%自发缓解
  - » Ⅲ期：仅肺实质病变，无肺门LN肿大，<30%自发缓解
  - » Ⅳ期：晚期肺实质病变，如纤维化、蜂窝肺、囊泡、牵拉性支扩
- ✓ 肺外表现
  - » 皮肤（25%～33%）：结节红斑，皮下结节，冻疮样狼疮
  - » 眼部（25%～80%）：前>后葡萄膜炎；泪腺增大
  - » 内分泌&肾脏（10%）：高钙血症（10%），肾结石，高尿钙（40%）；因巨噬细胞表达VitD羟化酶
  - » 神经系统（临床10%，病理25%）：面神经麻痹，周围神经病，中枢神经病变，癫痫
  - » 心脏（临床5%，病理25%）：传导阻滞，扩张型心肌病
  - » 网状内皮系统：肉芽肿性肝炎（25%），脾脏/骨髓肉芽肿（50%）
  - » 骨骼肌肉：关节痛/关节周围肿胀，骨囊肿
- ✓ 诊断方法：确诊依赖以下指标。①相符的临床及影像表现；②组织活检病理：**非干酪性肉芽肿**，须除外结核等感染性疾病。支气管镜BALF CD4/CD8>3.5高度提示结节病诊断。sACE↑（敏感性～60%，但特异性低；基础水平升高者，临床可用于观察激素疗效）。其他可能的检查发现：高尿钙和高钙血症，血嗜酸细胞↑，ESR↑，多克隆性IgG↑；PPD（-）
- ✓ 治疗：因结节病有自愈可能，故病情较轻者可观察。若症状明显或有肺外重要器官（眼、神经、心、肾/高钙血症）受累表现，或进展性病程，可用皮质激素（起始量：泼尼松30～40mg/d），缓解后继续减量维持至少9～12个月。激素治疗缓解后可能复发，复发后可再次使用激素。慢性/难治性可考虑MTX/AZA/骁悉/CTX/抗TNF
- ✓ 预后差因素：年龄>40岁，症状持续>6个月，受累器官≥3个，对单一皮质激素治疗反应差

- **医源性肺间质病**
  - ✓ 胺碘酮（～10%；剂量&时间依赖性）：慢性间质性肺炎/机化性肺炎/ARDS；活检→电镜下见空泡巨噬细胞含板层样包涵体；治疗：停药，激素
  - ✓ 其他药物：呋喃妥因，磺胺，噻嗪类，异烟肼，金制剂，肼苯达嗪

145

- ✓ 化疗药物：博莱霉素，氨甲蝶呤，白消安，环磷酰胺，亚硝基脲
- ✓ 生物靶向治疗及免疫治疗（PD-1或PD-L1的抑制剂）
- ✓ 放疗（放射性肺炎）：COP/BOOP→清晰边界，不符合自然解剖分界；DAH

- **IIPs**
  - ✓ 定义：没有明确病因的间质性肺炎；不包括结节病以及罕见的特殊类型肺间质病（如PAP、LAM、PLCH等）
  - ✓ IPF
    - » IIP中最常见也是最严重的一种。病理呈UIP，且无明确病因，则为IPF
    - » UIP的病理特征为其镜下表现的"异质性"：①空间方面，分布不均，正常肺组织与纤维化的肺组织夹杂；②时相方面，新旧不一，相对新鲜的病灶（纤维母细胞灶）和完期纤维化的病灶并存
    - » 中老年发病（＞50岁），男：女＝1：2，起病隐匿，出现症状后进展较迅速；5年死亡率～80%
    - » 典型HRCT表现：①病变分布，双下肺/胸膜下为著；②病变类型，囊样变/蜂窝肺，牵张性支扩，磨玻璃样变混杂细网状影（注意：单纯磨玻璃样变反而要考虑非UIP可能）
    - » 若符合典型HRCT/临床表现，可直接临床诊断，不需任何肺活检；若不确定，或考虑其他诊断，建议支气管肺泡灌洗及外科肺活检
    - » 治疗首选吡非尼酮或尼达尼布，有助于减缓肺功能下降速度。所有患者均应使用抑制胃酸药物。皮质激素对IPF无效，仅在急性加重时可考虑短期使用。N-乙酰半胱氨酸的效果不明确，不建议常规使用。晚期病例考虑肺移植。不建议使用华法林、西地那非、波生坦、伊马替尼等
  - ✓ NSIP
    - » 对称性周围性/胸膜下/肺底磨玻璃影为主，可见线状影/支气管血管纹理增厚/牵张性支气管扩张，蜂窝肺少见
    - » CTD相关ILD最常见病理类型（占75%）。部分病例在NSIP诊断后多年确诊CTD
    - » 根据病理分为富细胞型及纤维化型，后者与UIP相似
    - » 激素±免疫抑制剂治疗反应较好，5年死亡率10%
  - ✓ COP（以往也称为BOOP）
    - » 双肺多发斑片/实变/结节影，呈周围性/支气管周围分布，约25%阴影游走性；双肺弥漫性间质影；孤立局灶病

变（占1/4），沿胸膜面/支气管血管束分布；反晕征
- » 肺功能显示限制性通气功能障碍，确诊依赖病理
- » 病理：成纤维细胞及肌纤维母细胞构成的肉芽（机化）填充肺泡腔、肺泡管及细支气管。（为什么现已摒弃BOOP之称谓：虽然OP时细支气管也累及，但显然肺泡的机化才是主要病变；另一方面，BO往往单独用来指"缩窄型细支气管炎"，这是与OP完全不同的疾病）
- » 各种导致肺损伤的因素（感染、误吸、药物、放射、肿瘤、自身免疫病等）均可导致OP（继发性OP）；OP也是造血干细胞移植或肺移植后常见的并发症之一。找不到诱因的OP则为COP
- » 对激素反应好，临床表现常于48h内改善，病变完全吸收需数周。超过半数患者OP会复发，仍可重新用激素治疗。5年死亡率<5%

✓AIP
- » 与吸烟相关，多见于30～50岁，亚急性发病（数周至数月）
- » 弥漫性磨玻璃影/实变，病理与DAD相似
- » 多无明确导致肺损伤诱因，快速进展至呼吸衰竭
- » 无特效治疗，早期、大量、长期的激素治疗，6个月死亡率60%

✓DIP/RB-ILD
- » 周围型磨玻璃影，后者可伴小叶中心性结节/斑片影
- » 肺泡内巨噬细胞浸润/呼吸性细支气管壁增厚，小叶中心性巨噬细胞浸润，前者较后者更严重
- » 须戒烟，激素反应好；5年死亡率仅5%

✓LIP
- » 支气管血管束增厚/磨玻璃影/小叶中心性结节，伴薄壁囊状气腔（70%～80%），下叶多见；纵隔淋巴结增大（见于SS相关或儿童）
- » CTD中SS/SLE/RA/DM等均可出现LIP，SS最常见（25%LIP与SS相关）；病毒感染（EBV、HIV），auto-HSCT后
- » 病理：弥漫性肺间质致密淋巴细胞浸润，伴淋巴滤泡；细支气管周围淋巴细胞浸润致气道阻塞/扩张，形成囊性病变；应常规行Ig+TCR重排等，以除外原发肺低度恶性淋巴瘤
- » 激素±免疫抑制剂；HIV相关LIP予HAART；5年死亡率33%～50%，5%发展为低度恶性B细胞淋巴瘤

- **环境/职业暴露**
  - ✓ 无机粉尘（尘肺）
    - » 煤矿工肺：上叶斑片影，可进展至大片纤维化
    - » 硅肺病：上肺斑片影±肺门淋巴结蛋壳样钙化；TB风险↑
    - » 石棉肺：下肺纤维化，胸膜增厚钙化；石棉接触可能同时导致→良性胸腔积液/弥漫性胸膜增厚/间皮瘤/肺癌
    - » 铍中毒：多系统性肉芽肿性病变，类似结节病
  - ✓ 有机粉尘（过敏性肺炎）
    - » 多存在明确抗原接触史（宠物/装修/气雾/有机粉尘），表现可急可缓
    - » 抗原："农民肺"（嗜热放线菌孢子），"鸽子饲养者肺"（羽毛蛋白和鸟类的分泌物），"湿化器肺"（嗜热菌）
    - » HRCT表现为弥漫性小叶中心性磨玻璃结节，马赛克灌注、呼气相气体陷闭；慢性HP呈纤维化表现（类似UIP）
    - » 病理：细胞性细支气管炎（淋巴细胞/浆细胞浸润），间质单核细胞浸润，疏松非干酪样肉芽肿
    - » 急性/亚急性者，去除过敏原，激素反应好；可能最终发展为肺气肿及肺间质纤维化，可出现支气管哮喘
- **结缔组织病相关肺间质病（CTD-ILD）**：硬皮病、CREST、PM/DM、MCTD、SLE、RA，系统性血管炎（GPA、EGPA、MPA）
- **具有自身免疫特征的间质性肺炎（IPAF）**：HRCT显示间质性肺炎，临床上有自身免疫病色彩（症状、体征或血清学抗体），但未达到CTD诊断标准
- **DAH**
  - ✓ 咯血（约1/3从不咯血）、呼吸困难；HRCT呈肺泡填充病变：双肺磨玻璃影-实变影
  - ✓ 病因
    - » 伴毛细血管炎：SLE，PM/DM，抗磷脂综合征，GPA/MPA，混合性冷球蛋白血症，白塞综合征，过敏性紫癜，Goodpasture综合征，HSCT，放疗
    - » 不伴毛细血管炎：二尖瓣狭窄，肺静脉阻塞性疾病，LAM，凝血障碍，青霉胺过敏，特发性肺含铁血黄素沉着症（IPH）
  - ✓ Hb↓，SaO_2↓，DLCO↑
- **肺部浸润影伴嗜酸粒细胞增多**（BALF±外周血嗜酸粒细胞增多）
  - ✓ ABPA：曲霉过敏反应（Ⅰ型和Ⅱ型变态反应）
    - » 诊断标准：哮喘，肺内浸润影（游走或固定），皮肤反

应&血清曲霉菌特异沉淀素，总IgE（＞1000U/L）/曲霉特异IgE↑，嗜酸粒细胞↑，中心性支气管扩张

　　» 治疗：激素±伊曲康唑（胶囊或口服液）

✓ Löffler综合征：寄生虫/药物→一过性肺内浸润影＋咳嗽、发热、呼吸困难

✓ 急性嗜酸性粒细胞肺炎：急性低氧、发热，激素治疗

✓ 慢性嗜酸性粒细胞肺炎：肺外带为主的浸润影，与肺水肿正好相反；女性多见

✓ 其他：EGPA，高嗜酸粒细胞综合征

- **其他少见疾病**

✓ PAP：与单核巨噬细胞集落刺激因子（GM-CSF）有关的自身免疫病，常见于男性吸烟者；HRCT典型表现是界限清晰的磨玻璃影合并小叶间隔增厚（地图征，铺路石样改变crazy-paving）；BALF含PAS染色（＋）的黏蛋白。治疗：全肺灌洗；GM-CSF吸入

✓ LAM：仅见于育龄妇女，多反复出现气胸/乳糜胸；HRCT示弥漫分布、相对均匀的薄壁囊泡。血清VEGF-D＞800pg/ml有确诊价值。治疗：雷帕霉素

✓ PLCH：最多见于青壮年吸烟男性；HRCT示弥漫的大小不一、厚度不均、形态各异的囊泡，中上肺为著，早期不累及肋膈角，部分病例可见散在形态不规则的小结节；活检CD1a特染（＋）。戒烟是治疗关键，部分患者可自愈

UCSF: Hospitalist Handbook, 3rd ed, 2009.
协和呼吸病学（第2版），2010.
系统性疾病和肺（第2版），2007.
Am J Respir Crit Care Med, 2015, 192（2）：e3-e19.
Am J Respir Crit Care Med, 2018, 198（5）：e44-e68.
Eur Respir J, 2015; 46: 976-987.

心脏疾病

心理技術

■ 心电图速读

（ECG解读需要尽可能系统、全面）

1. ECG导联体系
■ 肢体导联：右臂R，左臂L，左腿F
■ 胸导联：V_1胸骨右缘第4肋间，V_2胸骨左缘第4肋间，V_3位于V_2、V_4中点，V_4左锁骨中线与第5肋间相交，V_5左腋前线与V_4同一水平，V_6左腋中线与V_4同一水平
■ 18导联：在上述导联基础上，加做V_{3R}～V_{5R}（右胸与左胸V_3～V_5对称处）、V_7～V_9，（左腋后线、左肩胛线、左脊旁V_4水平处），对于下壁STEMI者重要

2. 心率
■ 正常心率 60～100bpm
■ 走纸速度25mm/s，横坐标1mm＝0.04s，HR＝300÷RR间距大格数（1大格＝0.2s）

3. 心律
■ Ⅱ、V1导联P波明显，窦性P波特点为Ⅰ、Ⅱ、aVF正向，aVR负向
■ 不满足窦律（见心脏疾病：**快速性心律失常、缓慢性心律失常**）

4. 传导
■ 间期：PR间期0.12～0.20s；QRS≤0.11s；QTc（$QT/\sqrt{R-R}$）<0.45s
■ 房室传导阻滞：PR间期、P-QRS关系
　✓仅PR>0.20s：一度AVB
　✓存在QRS脱漏：P波规律，PR逐渐延长，为二度Ⅰ型AVB；PR恒定，为二度Ⅱ型AVB
　✓P波与QRS无关（PR间期不固定）：三度AVB
■ 束支传导阻滞：QRS时间、形态，重点关注V_1、V_5、V_6
　✓V_1导联rsR'或M型：RBBB，QRS≥0.12s则为CRBBB
　✓V_1导联rS，V_5、V_6导联R波粗钝：LBBB，QRS≥0.12s则为CLBBB
　✓QRS≥0.12s，但QRS不符合RBBB和LBBB：IVCD
　✓QRS≥0.12s，QRS起始部有delta波，PR<0.12s：WPW综合征
　✓下壁rS型，高侧壁qR型，电轴左偏，QRS<0.12s：LAFB
　✓下壁qR型，高侧壁rS型，电轴右偏，QRS<0.12s：LPFB
■ QTc延长：Ⅰa及Ⅲ类抗心律失常药物、大环内酯类抗生素、部分精神类药物等可导致QTc延长，TdP风险增加，特别是

QTc＞500ms时

5. 形态
- 早搏：在窦律的基础上
  - ✓ P'波＋窄QRS：房早；无P波＋宽大QRS：室早
  - ✓ 窄QRS＋QRS波前无窦性P波＋逆行P'波（P'波在下壁导联为倒置）：交界性
- 心房肥大：关注 II、V_1 导联P波
  - ✓ II导联P＞0.25mV（肺性P波）：右房肥大
  - ✓ V_1导联P波双向，后出现的负向波深而宽，P波≥0.12s：左房肥大
- 心室肥厚：关注V_1、V_5导联QRS波，下述标准敏感性不足
  - ✓ $S_{V1}＋R_{V5}＞4.0mV$（男性）或＞3.5mV（女性），ST-T改变：左室肥厚
  - ✓ $R_{V_1}＋S_{V_5}＞1.05mV$，ST-T改变：右室肥厚
- 低电压：肢导QRS波振幅＜0.5mV，胸导＜0.8mV，见于COPD、胸腔积液、心包积液、浸润性心肌病、肥胖等
- 与冠心病相关的ECG波形异常
  - ✓ 病理性Q波：时限≥0.03s，振幅≥1/4R，提示心肌坏死
  - ✓ PRWP：可能与前间壁陈旧性心梗有关，左室肥厚、LBBB等也可出现
  - ✓ ST段：2个及以上相邻导联，ST抬高→STEMI，ST压低→NSTE-ACS
  - ✓ T波倒置：T波正常多与主波方向一致，倒置/低平提示缺血可能

导联	部位	冠脉	导联	部位	冠脉
II、III、aVF	下壁	RCA/LCX	$V_1\sim V_5$	广泛前壁	LAD
I、aVL	高侧壁	LAD/LCX	$V_7\sim V_9$	后壁	LCX/RCA
$V_1\sim V_3$	前间壁	LAD	$V_3R\sim V_4R$	右室	RCA
$V_3\sim V_5$	前壁	LAD	aVR		LM

Marriott's Practical Electrocardiography，11th ed，2007.

心脏疾病

154

■ 充血性心力衰竭

1. 概述

- **病因**：心肌病变（冠心病、中毒、感染免疫介导、心肌浸润、激素相关、维生素B₁缺乏、遗传性、应激性心肌病）、心脏负荷异常（瓣膜病、高血压、心包炎、肺心病）、心律失常相关（过速/过缓）

- **诱因**（FAILURE）
  - ✓ Forget medication：治疗依从性差
  - ✓ Arrhythmia/Anemia：心律失常/贫血
  - ✓ Ischemia/Infection：心肌缺血/感染
  - ✓ Life style：饮食控制差、入量过多
  - ✓ Upregulation：心输出量增加（劳累、应激、妊娠）
  - ✓ Renal failure：容量过多、高血压、氮质血症
  - ✓ Embolus/Endocrine：肺栓塞/甲亢

2. 分类

诊断标准	HFrEF	HFmrEF	HFpEF
1	症状/体征	症状/体征	症状/体征
2	LVEF＜40%	LVEF 40%～49%	LVEF≥50%
3		BNP/NT-proBNP升高，并符合至少1条：①左室肥厚/左房扩大；②舒张功能异常	

3. 左心衰病因诊治思路

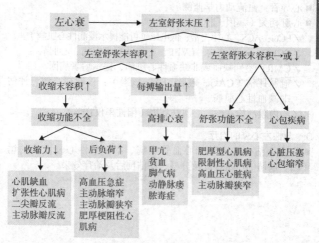

心脏疾病

急性左心衰

1. 急性心衰的临床评估
- 容量状态（"湿""干"）：容量负荷过重的体征，肺水肿（左心衰）、颈静脉怒张、肝大、外周水肿（右心衰）
- 循环灌注（"暖""冷"）：灌注不足的体征，肢体苍白湿冷、交替脉等
- 多数表现为收缩压正常或升高，低血压伴低灌注预后最差

2. 辅助检查
- 利钠肽
  - ✓ 有助于急性心衰诊断和鉴别诊断：BNP<100ng/L、NT-proBNP<300ng/L可排除急性心衰，对于<50岁、50～75岁、>75岁以及肾小球滤过率<60ml/min者，NT-proBNP诊断急性心衰的界值分别为450ng/L、900ng/L、1800ng/L以及1200ng/L
  - ✓ 评估严重程度和预后：NT-proBNP>5000ng/L提示短期死亡风险较高
  - ✓ 年龄、性别、体重、肾功能均对BNP/NT-proBNP有影响，ACS、COPD、PAH、HTN、房颤等均可引起BNP/NT-proBNP升高
- 肌钙蛋白（cTn）：评价是否存在心肌损伤及严重程度，有助于评估预后
- 肾功能：心衰和肾功能不全常互为因果
- CXR：肺水肿，胸腔积液
- 心导管：血流动力学监测
- 心脏相关（病因）检查
  - ✓ ECG：ACS、心律失常、低电压（可能提示浸润性心肌病）
  - ✓ ECHO：心脏结构、LVEF、心包及瓣膜疾病、心肌病
  - ✓ CMR：鉴别缺血或非缺血性心脏病，提示后者病因
  - ✓ 冠脉评估（CAG、冠脉CTA、核素）：诊断冠心病，评估非缺血性心肌病
  - ✓ 心内膜活检：诊断心肌病病因（阳性率仅10%）

3. 急性左心衰的治疗
- 临床评估：包括基础心血管疾病、本次急性心衰发生的诱因、病情的严重程度及分型、评估预后及治疗效果

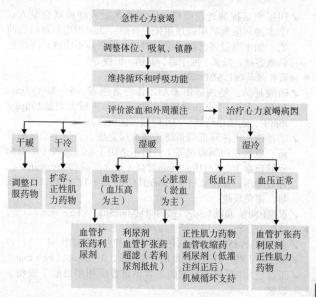

- 急性左心衰治疗流程图
- 一般处理
  - ✓ 必要时半卧位或端坐位，吸氧（尤其对于SaO₂<90%，目标SaO₂≥95%）
  - ✓ 出入量管理：每日I/O负平衡500ml，严重肺水肿者可负平衡1000~2000ml/d，甚至更多，限钠摄入<2g/d，关注血容量、低钾、低钠情况
- 基础药物治疗
  - ✓ 吗啡：5~10mg皮下注射，镇静，改善呼吸困难，扩张血管，降低前负荷
  - ✓ 西地兰：伴快室率（>110bpm）房颤者，首剂0.2~0.4mg静推（>15min），2~4h后可重复0.2mg
- 利尿剂
  - ✓ 袢利尿剂：①呋塞米，静脉用药15min起效，1h达峰，效果持续2h，首剂40mg iv，如2h后尿量不满意（<1L），可再予80mg iv，肾功能不全者，首剂100mg iv，必要时可予200mg iv，对于平时使用袢利尿剂的患者，首剂应≥长期每日剂量；②托拉塞米10~20mg iv
  - ✓ 托伐普坦：血管加压素V₂受体拮抗剂，仅排水不排钠，推荐用于心衰、常规利尿剂效果不佳、有低钠血症或有肾功能损害倾向的患者，起始剂量7.5~15mg qd

✓利尿剂抵抗的处理策略：①加大剂量或静推联合泵入；②多种利尿剂联用或加用托伐普坦；③应用增加肾血流药物：如小剂量多巴胺或重组BNP，但获益不明确；④纠正低血容量、低氧、酸中毒、低钠、低钾等

■ 血管扩张药物：SBP<90mmHg相对禁忌

✓硝酸甘油：特别适用于ACS伴心衰患者，5～10μg/min起泵，每5～10min增加5～10μg/min（最大剂量200μg/min），连续用药48～72小时后可能耐药

✓硝普钠：迅速降低后负荷（高血压急症、急性主动脉瓣反流、急性室间隔破裂等），但不适用于ACS患者（可引起冠脉窃血），5～10μg/min起泵（最大剂量400μg/min），强效降压，保持MAP>65mmHg，疗程不宜>72h，逐渐减量，避免反跳

✓重组BNP：负荷1.5μg/kg，维持0.0075μg/（kg·min）

■ 正性肌力药物：适用于低血压/低灌注患者

✓多巴胺：>5μg/kg/min有正性肌力和血管收缩作用

✓多巴酚丁胺：短期应用增加心输出量，2～20μg/（kg·min）

✓正在应用β受体阻滞剂的患者不推荐应用多巴酚丁胺和多巴胺

✓左西孟旦：钙增敏剂，可用于正在应用β受体阻滞剂的患者，还有扩张血管的作用，首剂12μg/kg静脉注射（>10min），继以0.1μg/（kg·min）静脉泵入，SBP<100mmHg时，不需负荷剂量，用药时心电监护

■ 血管收缩药物：多用于使用了正性肌力药物，但仍出现心源性休克的患者

■ 非药物治疗

✓IABP：适用于严重心肌缺血并发心源性休克

✓无创呼吸机辅助通气：推荐用于不能纠正的肺水肿合并呼吸衰竭，RR>20次/分，且能配合呼吸机的患者，不建议用于SBP<85mmHg的患者

✓肾脏替代治疗：高容量负荷伴利尿剂抵抗、肾功能不全进行性加重者

✓机械循环辅助装置：如ECMO、心室辅助装置等

慢性HF-rEF的治疗

1. 利尿剂

■ 使用方法：小剂量开始，体重每天减轻0.5～1.0kg，病情控制后小剂量维持

■ 首选袢利尿剂，起始剂量呋塞米20～40mg qd，布美他尼0.5～1mg qd或托拉塞米10mg qd，新型利尿剂托伐普坦起始剂

量7.5～15mg qd
- 静脉呋塞米改为口服时，剂量应加倍（口服呋塞米生物利用度约50%）
- 应密切监测血压、容量、电解质和肾功能

2. ACEI/ARB
- 禁忌证：曾发生致命性不良反应如喉头水肿，严重肾衰和妊娠妇女，慎用于双侧肾动脉狭窄、Cr＞263μmol/L、K＞5.5mmol/L，伴症状性低血压以及左室流出道梗阻的患者
- 使用方法：小剂量开始，每1～2周倍增1次，至目标剂量
- 应密切监测血压、血钾和肾功能，Cr升高＞30%，应减量，再升高需停用

3. ARNI：沙库巴曲/缬沙坦片
- 沙库巴曲可代谢成脑啡肽酶抑制剂LBQ657，脑啡肽酶可以分解BNP（但不包括NT-proBNP）、缓激肽等血管活性肽，因此使用ARNI治疗时，BNP水平会相应升高，但NT-proBNP仍与心衰严重程度相关
- 适应证：对于NYHA Ⅱ或Ⅲ级，能够耐受ACEI或ARB的慢性有症状的HF-REF患者，推荐以ARNI替代ACEI/ARB；ARNI不应与ACEI同时使用，在从ACEI转换为ARNI时，距离ACEI最后一次用药时间至少间隔36h
- 禁忌证：包括ACEI/ARB禁忌证，同时不能用于有血管性水肿病史的患者
- 使用方法：起始剂量为100mg bid（沙库巴曲49mg/缬沙坦51mg），2～4周倍增1次，目标剂量200mg bid，未使用ACEI/ARB者，起始剂量50mg bid

4. β受体阻滞剂
- 禁忌证：二度及以上AVB、活动性哮喘
- 使用方法：小剂量开始，每2～3周倍增1次，至目标剂量（如琥珀酸美托洛尔190mg qd、比索洛尔10mg qd）

5. 醛固酮受体拮抗剂（螺内酯）
- 使用方法：螺内酯20mg qd，不推荐大剂量
- 应密切监测血钾和肾功能，K＞5.5mmol/L应减量或停用

6. 地高辛：尤适于快房颤者
- 使用方法：0.125～0.25mg qd，老年或肾功能不全者减量

7. 伊伐布雷定（窦房结起搏电流选择性抑制剂）
- 使用方法：2.5mg bid起始，目标心率60bpm

8. 非药物治疗（见心脏疾病：植入性心脏电子装置）

9. 慢性HF-rEF患者的治疗流程

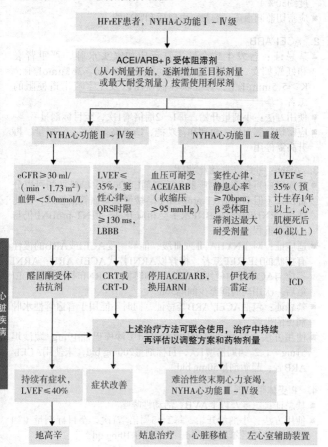

慢性HFpEF和HFmrEF的治疗

1. **病理生理**：左室舒张期主动松弛能力受损和心肌顺应性降低（即僵硬度增加）→左室舒张期充盈受损→CO减少→左室舒张末压升高

2. **诊断**：H_2FPEF 评分有助于HFpEF的诊断

	临床变量	分值
H2	Heavy：BMI$>$30kg/m^2	2
	Hypertesive：使用2种或以上降压药物	1
F	Atrial Fibrillation：阵发性或持续性房颤	3
P	Pulmaonry Hypertension：ECHO估测肺动脉收缩压$>$35mmHg	1
E	Elder：年龄$>$60岁	1
F	Filling Pressure：ECHO测定E/e'$>$9	1

注：0～1分可以排除HFpEF的诊断，6～9分高度提示HFpEF的诊断

3. 治疗

- 临床研究未能证实ACEI/ARB、β受体阻滞剂能改善HFpEF患者的预后
- 利尿剂：消除液体潴留和水肿，不宜过度利尿（前负荷过度降低→低血压）
- 积极控制血压：目标BP$<$130/80mmHg，优选ACEI/ARB、β受体阻滞剂
- 控制其他基础病：控制房颤心室率（β受体阻滞剂、NDHP-CCB），糖尿病血糖，左室肥厚（ACEI/ARB、β受体阻滞剂），心肌缺血血运重建
- 螺内酯：用于LVEF$\geq$45%，BNP升高或1年内因心衰住院的HFpEF患者
- 地高辛增加心肌僵硬度，不推荐用于HFpEF

中华心血管病杂志，2018，（10）：760-789.
Circulation, 2016 Sep 27, 134（13）: e282-293.
Circulation, 2017 Aug 8, 136（6）: e137-e161.
Circulation, 2018 Aug 28, 138（9）: 861-870.

■ 快速性心律失常

窄QRS波（＜0.12s），节律齐

1. 窦性心动过速（ST）
- 特点：常有诱因，如疼痛、焦虑、缺氧、低血容量、全身性感染、心功能不全、发热、贫血、药物、心包炎、甲亢、肺栓塞、酒精戒断等
- ECG：窦性P波，HR_{max}＝220－年龄，HR＞HR_{max}则窦速可能性小
- 治疗：针对诱因治疗

2. 房速（AT）
- 特点：自主神经功能亢进或心房异位起搏点起搏
- ECG：非窦性P'波（关注各导联P波特点），可有3：1或2：1下传，但房率＜250bpm，HR 100～160bpm
- 治疗：β受体阻滞剂、NDHP-CCB、胺碘酮，长期治疗可考虑射频消融

3. 非阵发性房室交界性心动过速（NPJT）
- 特点：常存在基础疾病，如洋地黄中毒、心肌缺血、心肌病、心肌炎
- ECG：HR 70～130bpm，逆传P'波可与QRS波重叠、位于QRS波之前或QRS波之后
- 治疗：β受体阻滞剂、NDHP-CCB可缓解心悸症状，主要针对病因治疗

4. 房扑等比例下传
- 特点：心房内的折返激动是主要发生机制
- ECG：频率为250～350bpm的房扑波，V_1、下壁导联明显，2：1下传时HR150bpm（可在2个R波之间仔细寻找房扑波）
- 治疗：β受体阻滞剂、NDHP-CCB可控制室率，射频消融典型房扑成功率95%

5. 房室结折返性心动过速（AVNRT）
- 特点：房室结内有不同不应期的双径路，PSVT的主要类型
- ECG：可见逆传P'波，RP'间期＜P'R间期，RP'间期＜90ms，HR＞150bpm
- 治疗：房室结阻滞（颈动脉窦按摩、腺苷、β受体阻滞剂、NDHP-CCB、普罗帕酮）

6. 房室折返性心动过速（AVRT）
- 特点：房室旁路（预激综合征）引起大折返回路

- ECG：可见逆传P'波，RP'间期<P'R间期，RP'间期>90ms，HR>150bpm
- 治疗：大致同AVNRT

窄QRS波（<0.12s），节律不齐

1. **房颤**：心律绝对不齐最常见原因（见**心脏疾病：房颤**）

2. **房扑不等比例下传**
- 特点：有时很难与房颤鉴别
- ECG：V_1、下壁导联寻找房扑波，可用腺苷或颈动脉窦按摩暂时延长房室传导时间，这样可显出房扑波
- 治疗：原则大致同房颤（抗凝、控制心室率、复律）

3. **多源性房速（MAT）**
- 特点：多灶性房性起搏，多见于肺部疾病
- ECG：同一导联不同形态的P波≥3个，不同的PR间期≥3种
- 治疗：对因治疗，维拉帕米

宽QRS波（>0.12s）心动过速

宽QRS波心动过速：最常见室性，占70%～80%，其次是室上速伴差传，其他少见的还包括室上性心律失常（AT、AFL或AF）经房室旁路前传以及经房室旁路前传的房室折返性心动过速

1. **室速、室上速伴差传还是预激合并房颤？**
- 宽QRS波心动过速首先考虑室速，特别是存在陈旧性心梗、慢性心衰等基础心脏病的患者，对于节律不完全规整且HR>200bpm，则首先考虑预激合并房颤（关注既往预激病史），室上速伴差传常常呈现典型的RBBB或LBBB图形
- Brugada标准：鉴别室速与室上速伴差传，诊断VT Se 99%，Sp 97%
  ✓ 所有胸导联均无RS（包括Rs、rS）图形？若是，诊断室速
  ✓ 任一胸导联RS时限（R波起点到S波最低点）>100ms？若是，诊断室速
  ✓ 存在房室分离（心室率>心房率）？若是，诊断室速
  ✓ V_1（或V_2）与V_6表现为室速图形？若是，诊断室速
  ✓ 上述标准均不符合，则诊断室上速伴室内差传（较少见）
  说明：①判断是否存在胸导联QRS波同向性，同向性提示室速，RS型为双向QRS波；②室速的QRS波整体（包括起始的R波部分）宽大、畸形，而差传是电信号通过异常的His-Purkinje系统缓慢激动心室，主要表现为QRS波末端（即S）的

163

宽大；③房室分离、心室夺获、室性融合波，均强烈支持室速；④室速图形包括以下图示两型

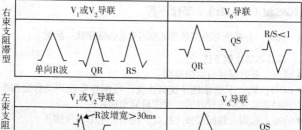

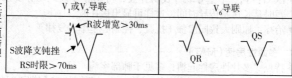

2. 处理原则

- 无法明确诊断时先按室速处理，室速包含以下几种情况
- 非持续性室速（NSVT）：是指连续3个及3个以上的室性心律，频率大于100bpm，在30s内自行终止
  - ✓ 心脏结构正常者，在出现症状、无休止发作时可以考虑β受体阻滞剂、NDHP-CCB、Ic类抗心律失常药物或者导管消融
  - ✓ 结构性心脏病患，治疗基础心脏病最为重要，LVEF<35%以及所有HCM者均应考虑ICD
- 持续性单形性室速（SMVT）：指当单形性室速持续时间>30s或由于血流动力学障碍需早期进行干预治疗的情况，多见于结构性心脏病患者，也有特发性室速（IVT）
  - ✓ 急性期治疗：血流动力学不稳定者电复律，血流动力学稳定且无结构性心脏病患者，考虑静推胺碘酮（最有效、注意低血压），少见类型，如左室特发性室速可静推维拉帕米5~10mg
  - ✓ 心脏结构正常者（IVT），长期治疗考虑胺碘酮、普罗帕酮、美西律等药物治疗或导管消融
  - ✓ 有结构性心脏病者，单用抗心律失常药物并不能提高生存率，积极治疗原发病，考虑植入ICD
- 持续性多形性室速/室颤：包括TdP，均应立即考虑电复律
  - ✓ 纠正可逆性因素，如电解质紊乱、致心律失常药物、心肌缺血和慢性心衰失代偿
  - ✓ 所有持续性多形性室速/室颤电风暴患者均应考虑应用β受体阻滞剂、胺碘酮和/或利多卡因，而急性缺血导致者，首

要治疗方法是冠脉血运重建

✓ICD是不可逆原因所致的持续性多形性室速/室颤患者的主要治疗措施，当触发室速/室颤的室早形态仅有一种或少数几种，则可考虑导管消融治疗

✓LQTS发生TdP时，电转复后续贯使用硫酸镁（负荷剂量1~2g），同时可使用异丙肾上腺素或临时起搏提升心率至90~120bpm，尝试缩短QT间期

■ 明确室上速伴差传按室上速处理，可予房室结阻滞剂

■ 预激合并房颤禁用房室结阻滞剂，可选择普罗帕酮、伊布利特或电转复

中华心血管病杂志, 2005, (1): 2-15.
中华心律失常学杂志, 2016, (4): 279-326.
Eur Heart J, 2015 Nov 1, 36 (41): 2793-2867.
Circulation, 2016 Apr 5, 133 (14): e471-505.
Circulation, 2017 Oct 30, pii, CIR.0000000000000549.

■ 缓慢性心律失常

1. 临床表现（关注5S）

- **Stable**（稳定）：血流动力学是否稳定？
- **Symptoms**（症状）：是否有症状（如头晕、乏力、虚弱、意识丧失等），症状是否与缓慢性心律失常相关？
- **Short-term**（短期）：病因是否可逆或仅是短期存在？
- **Source**（来源）：心电监护是否显示了缓慢性心律？传导系统异常的部位？
- **Schedule**（起搏器计划）：是否需要永久起搏器？

2. 检验及相关检查

- **检验**：需完善电解质、甲功检查，部分患者需要完善地高辛浓度、心肌酶、自身抗体、免疫固定电泳等针对性检查
- **ECG**：12导联ECG＋心房活动显示清晰的长导联（II、III、aVF、V_1），关注PP间期（窦房结异常）、PR间期（房室结传导异常）、有无缺血提示
  - ✓ 窦性心动过缓：ECG规律出现窦性P波下传的QRS波，HR <60bpm
  - ✓ 病态窦房结综合征：包括窦性停搏（ECG无P波，可合并交界性或室性逸搏）、窦房传导阻滞（ECG有时难以与窦停鉴别，长RR间期是正常RR间期的整数倍支持该诊断）、快-慢综合征（常见于房颤者）、窦房结变时功能异常（代谢需求增加，而HR不随之增加）
  - ✓ 房室传导阻滞：ECG特点见**心脏疾病：心电图速读**
- **Holter**：部分患者缓慢性心律失常为阵发性

3. 治疗

- **药物治疗**：血流动力学不稳定，阿托品0.5～2mg静推，考虑临时起搏
- 同时停用所有可疑药物（β受体阻滞剂、CCB、地高辛等），纠正电解质异常
- **永久起搏器**：见**心脏疾病：植入性心脏电子装置**

N Engl J Med, 2000 Mar 9, 342（10）：703-709.

■ 房颤（AF）

1. 房颤分类

分类	定义
阵发性房颤	发作后7天内自行或干预终止的房颤
持续性房颤	持续时间超过7天的房颤
长程持续性房颤	持续时间超过1年的房颤
永久性房颤*	医师和患者共同决定放弃恢复或维持窦性心律

注：*反映了患者和医师对于房颤的一种治疗态度，而不是房颤自身的病理生理特征，如重新考虑节律控制，按照长程持续性房颤处理

2. 临床评估

■ 危险因素及相关疾病
- ✓ 可逆因素：发热、严重感染、电解质紊乱、低氧、肺部疾病、心胸外科手术、吸烟、运动、饮酒、甲亢（老年人临床表现可不明显）
- ✓ 全身疾病：肥胖、高血压、糖尿病
- ✓ 心脏疾病：冠心病、心衰、瓣膜病、心肌病、心包疾病、先心病
- ✓ 其他：老年、OSAHS、家族史、基因变异等

■ 处理原则
- ✓ 治疗目标：抗凝、控制心室率、复律
- ✓ 优先控制心室率，脑卒中中高危患者立即抗凝，纠正诱因后再予复律
- ✓ 治疗前须考虑：AF持续时间、有无诱因、心功能、左房内径、有无心房血栓及治疗禁忌
- ✓ 若症状明显或血流动力学不稳定，考虑直接电转复

3. 抗栓治疗

■ 瓣膜性房颤以及机械瓣植入的房颤应接受华法林抗凝治疗，前者INR目标值2.0～3.0，后者抗凝强度取决于机械瓣膜的类型和植入部位

■ 非瓣膜病性房颤血栓栓塞风险评估及长期抗凝方案：CHA_2DS_2-VASc评分

	危险因素	分值
C	充血性（Congestive）心衰/左室功能异常	1
H	高血压（Hypertension）	1
A2	年龄（Age）≥75岁	2
D	糖尿病（Diabetes Mellitus）	1

	危险因素	分值
S2	卒中（Stroke）/TIA/血栓栓塞病史	2
V	血管病（Vascular）：既往心梗/外周血管病/主动脉斑块	1
A	年龄（Age）65～74岁	1
Sc	性别（Sex Category）：女性	1

积分越高，血栓栓塞风险越高；根据积分选择治疗方案

积分	抗凝方案
≥2分男性/≥3分女性	口服抗凝药物，如无NOAC禁忌，首选NOAC，也可选用华法林（INR 2.0～3.0）
1分男性/2分女性	依从性好者，推荐抗凝治疗
0分男性/1分女性	不推荐应用抗凝或抗血小板药物预防卒中

- NOAC：如直接凝血酶抑制剂达比加群酯、Ⅹa因子抑制剂利伐沙班
  - √用药前评价肾功能，高龄≥75岁、肾功能不全者需减量

肌酐清除率ml/min	达比加群酯	利伐沙班
≥50	110mg/150mg bid	20mg qd
30～49	110mg bid	15mg qd
15～29	不推荐	15mg qd（慎用）
<15，透析或不透析	不推荐	不推荐

注：√NOAC与其他抗凝药物的转换：①华法林→NOAC：停用华法林，INR＜2.0，立即启用NOAC；②NOAC→华法林：两者合用直至INR达标；③肝素→NOAC：普通肝素停药后即可服用NOAC，低分子肝素在下次注射时服用；④NOAC→肝素：在下次服药时给予注射用抗凝药物；⑤NOAC之间的转换：在下一次服药时，即可开始使用新的NOAC
- 其他抗栓治疗：经皮左心耳封堵、外科封闭/切除左心耳

4. 控制心室率
- 紧急控制心室率
  - √指征：血流动力学不稳定、心绞痛、急性肺水肿、晕厥
  - √目标：心率80～100bpm（注：应用下列药物时建议常规心电监护，尤其是静脉用药时，血压监测调整为每2min测定一次，或者反复手测；静脉药物推注期间要求住院医师在床旁观察生命体征）
  - √β受体阻滞剂：禁忌证包括失代偿心衰、预激、哮喘
    ①美托洛尔：2.5～5mg，5～10min静推，q15～20min×3次。

②艾司洛尔：半衰期9min，适合病情不稳定者，首剂0.5mg/kg，2～5min静推，序贯50～250μg/（kg·min）静脉泵入

✓NDHP-CCB：禁忌证包括室速、二度或三度AVB、严重低血压、失代偿心衰、预激综合征、已用β受体阻滞剂
  » 维拉帕米：2.5～10mg，3～5min静推，30min后无效，可追加10mg，序贯0.005mg/kg静脉泵入
  » 地尔硫䓬：0.25mg/kg，>5min静推，序贯5～15mg/h静脉泵入

✓洋地黄：禁忌证为预激综合征，但起效时间>1h，6h疗效达峰
从未用过洋地黄患者，西地兰首剂0.4～0.8mg静推，>15min，2h后可重复0.2～0.4mg，总量不超过1.2mg；维持剂量地高辛0.125～0.25mg po qd；肾衰及低钾时用药须谨慎

✓胺碘酮：可用于危重非预激综合征房颤患者，效果劣于NDHP-CCB，控制室率起效较慢；150mg静推，>10min，然后静脉泵入1mg/min×6h→0.5mg/min，必要时可重复150mg静推，24h总量≤2.2g

■ 长期控制心室率
  ✓目标：宽松室率控制（静息心率<110bpm）为初始目标
  ✓推荐β受体阻滞剂或NDHP-CCB（后者不用于LVEF<40%者）：美托洛尔25～100mg q12h，维拉帕米180～480mg qd，或地尔硫䓬120mg～360mg qd口服，上述药物无效或禁忌，可考虑胺碘酮0.1～0.2g qd，或地高辛0.125～0.25mg qd
  ✓心室率快、症状明显、药物效果不佳、无法节律控制：房室结消融＋PM

5. 节律控制
■ 复律抗凝（俗称"前三后四"）：复律过程存在血栓栓塞风险，抗凝不可少
  ✓复律前：房颤或房扑持续≥48h或时间不详的患者，无论CHA₂DS₂-VASc评分或选用何种方法复律，复律前须抗凝3周或行TEE排除心房血栓（但复律时仍需已抗凝并达标）
  ✓复律后：即使在48h内复律，无论CHA₂DS₂-VASc评分，复律后均应继续华法林抗凝4周（原因：心房规律机械收缩恢复晚于电复律）
■ 电复律：血流动力学恶化、房颤合并预激伴快室率，成功率80%
■ 药物复律：成功率50%～70%，发作持续时间<7d较有效
  ✓无器质性心脏病患者：①普罗帕酮：1.5～2.0mg/kg（常用剂量为70mg）静推，>10min，不良反应：低血压、室性心律失常；②伊布利特：1mg静推，>10min，必要时可重复1mg，不良反应：QT延长、TdP、低血压

√ 伴严重器质性心脏病：胺碘酮用法同上述**"控制心室率"**中的用法。不良反应：低血压，TdP罕见，INR升高，胃肠不适

√ 伴预激综合征：无安全有效药物，血流动力学稳定可静脉普罗帕酮、伊布利特，不稳定者首先同步直流电复律，不推荐使用静脉胺碘酮，因其有潜在加速快心室率反应诱发致死性心律失常风险

■ 射频消融

√ 对于症状明显、药物治疗无效的阵发性房颤，为一线治疗；对于病史较短、药物治疗无效、无明显器质性心脏病的症状性持续性房颤，为合理选择

√ 术后2个月内抗凝，脑卒中高危风险患者（CHA$_2$DS$_2$≥2分）持续抗凝

■ 维持窦律：不改善预后，常用药物为胺碘酮、普罗帕酮

6. 急诊房颤的处理及治疗

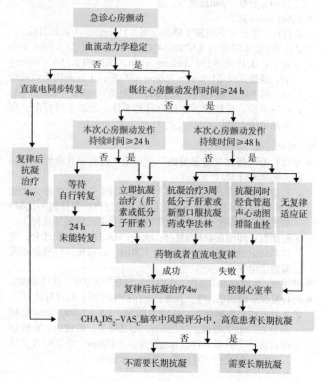

- 急诊房颤发作：首发房颤、阵发性房颤发作期或长期持续性房颤加重期，由于室率过快和不规则，临床上出现症状突然明显加重
- 急诊房颤的处理流程：由于无症状房颤的存在，难以确定房颤持续的准确时间，详见上页图

中华心律失常学杂志, 2018，（4）：279-346.
Eur Heart J, 2016 Oct 7, 37（38）：2893-2962.

■ 植入性心脏电子装置

1. 起搏器的符号及起搏模式

■ 起搏器的符号：多数通过4个字母表示

起搏心腔	感知心腔	对感知的反应	频率适应功能
O—无	O—无	O—无	R：当代谢增高的
A—心房	A—心房	T—触发	时候具有频率适
V—心室	V—心室	I—抑制	应功能（现代起
D—心房和心室	D—心房和心室	D—触发和抑制	搏器几乎都有）

■ 常见起搏模式：心房电极通常放置在右心耳，心室电极常放置在右室心尖部或室间隔，右心室起搏ECG波形呈左束支阻滞图形

　✓AAIR（心房感知，心房起搏，抑制输出）：感知到P波则抑制心房输出，需要时起搏心房；适合病窦综合征，房室传导正常的患者

　✓VVIR（心室感知，心室起搏，抑制输出）：感知到QRS波则抑制心室输出，需要时起搏心室；适合房颤合并症状性心动过缓

　✓DDDR（双腔感知，双腔起搏，触发或抑制输出）：可以感知并起搏心房和心室，窦缓可起搏心房，必要时也可起搏心室，AVB时可设置房室传导时间，根据心房激动起搏心室；适合AVB而窦房结功能正常或双结病变的患者，是目前应用最广泛的起搏器

■ 新型起搏模式：希氏束起搏（HBP），即将主动固定起搏导线固定于希氏束（起自房室结，终止于室间隔膜部的纤维束），达到"生理性起搏"的效果，ECG波形为正常的QRS波或可见假性δ波

■ 植入起搏器后，体表ECG表现多样，需注意与心内专科医师密切沟通

2. 永久起搏器I类适应证

■ 窦房结功能障碍：①症状性心动过缓；②有症状的窦房结变时不良；③由于应用必需的药物/剂量造成的窦缓

■ 成人获得性完全性房室阻滞：①三度和高度房室阻滞（连续3个以上P波被阻滞的严重二度阻滞）伴a.症状性心动过缓或室性心律失常；b.必须使用某种药物/剂量造成症状性心动过缓；c.心室停搏≥3s或清醒时逸搏心率≤40bpm；d.射频消融房室交界区；e.心脏外科术后不可逆的；f.伴有神经肌源性疾

病；g.房颤者，清醒状态下≥1次的≥5s的长间歇。②二度房室阻滞产生的症状性心动过缓。③无心肌缺血情况下运动时的二度或三度房室传导阻滞

- 慢性双分支和三分支阻滞：①伴间断完全性房室传导阻滞；②伴二度Ⅱ型房室阻滞；③交替性束支阻滞
- 与急性心肌梗死相关的房室阻滞：①持续存在的His-Purkinje系统内的二度房室阻滞伴交替性束支阻滞，或His Purkinje系统内或其远端的三度房室阻滞；②房室结以下的一过性高二度或三度房室阻滞，伴束支阻滞者；③持续和有症状的二度或三度房室阻滞
- 反复发作的由颈动脉窦刺激或压迫导致的心室停搏>3s所致的晕厥

3. **心脏再同步治疗（CRT）**
- 工作原理：在传统右心房、右心室双心腔起搏基础上增加左心室起搏（通过冠状静脉窦将左心室电极植入心脏侧静脉或侧后静脉），以恢复房室、室间和室内运动的同步性
- Ⅰ类适应证为心衰患者在药物优化治疗至少3个月后仍存在以下情况：①窦性心律，QRS≥150ms，LBBB，LVEF≤35%的症状性心衰患者（Ⅰ，A）；②窦性心律，QRS时限130～149ms，LVEF≤35%的症状性心衰患者（Ⅰ，B）；③需要高比例（>40%）心室起搏的HFrEF患者（Ⅰ，A）

4. **植入型心律转复除颤器（ICD）**
- 工作原理：ICD可行分层治疗，即抗心动过速起搏（ATP，短阵快速起搏频率>室速频率，从而终止室速）、低能量心律转复和高能量电除颤，右室电极完成上述功能，部分ICD具有右房电极，完成双腔起搏
- Ⅰ类适应证：①非可逆性原因导致的室颤或不稳定的持续室速，引起的心搏骤停存活者；②合并自发持续室速的器质性心脏病者；③不明原因的晕厥患者，电生理检查诱发出血流动力学不稳定持续室速或室颤；④心梗40d以上，LVEF≤0.35，心功能Ⅱ或Ⅲ级患者；⑤心功能Ⅱ或Ⅲ级，LVEF≤0.35的非缺血性心肌病患者；⑥心梗40d以上，LVEF≤0.30，且心功能Ⅰ级患者；⑦心梗后非持续室速，LVEF≤0.40，电生理检查诱发出室颤或持续室速

5. **临时心脏起搏**
- **适应证：**①治疗类：窦房结或房室传导障碍导致的阿-斯综合征，心脏介入治疗或手术引起的一过性三度AVB，药物治疗无效的由心动过缓诱发的TdP或持续性室速（超速抑制起

173

搏），永久性起搏器植入前的过渡；②预防类：预期将出现明显心动过缓的高危患者，如心脏传导功能不全者拟行大手术，AMI患者（特别是下壁/右室心梗）拟行冠脉介入治疗

- 以下情况要怀疑临时起搏器导线穿破室间隔：胸痛、心包炎（心包摩擦音）、ECG由LBBB变为RBBB

6. 起搏器并发症

- 植入早期：气胸、心肌穿孔（胸痛、低血压、心包炎、心包积液、心脏压塞），警惕心腔内电极脱位
- 其他：静脉血栓形成、上腔静脉综合征、导丝断裂、肺栓塞、感染、感知/捕获或输出障碍（心动过缓、起搏异常）、起搏心率不当、起搏器介导的心动过速（PMT）

中华心律失常学杂志, 2010,（4）: 245-259.
中华心律失常学杂志, 2014,（4）: 242-253.
Circulation, 2013 Jan 22, 127（3）: e283-352.
J Am Coll Cardiol, 2018 Aug 21, 72（8）: 927-947.

■ 冠心病无创评估

1. **运动耐量试验（ETT）**：诊断CAD总体 Se 65%，Sp 80%
- **适应证**：鉴别可疑CAD，评估CAD患者心脏负荷能力及CAD治疗效果
- **绝对禁忌**：48h内的急性心梗、高危的不稳定心绞痛、急性肺栓塞、严重主动脉瓣狭窄、未控制的心衰/心律失常、急性主动脉夹层、急性心肌炎/心包炎、活动性心内膜炎
- **相对禁忌**：左主干狭窄、中度瓣膜狭窄、重度高血压（SBP≥200 mmHg/DBP≥110 mmHg）、肥厚型梗阻性心肌病、高度AVB、严重电解质异常
- **结束试验的绝对时机**
  - ✓ SBP下降＞10mmHg，伴任何其他缺血证据
  - ✓ 中-重度心绞痛，2～3级心绞痛（分级见后）
  - ✓ 神经系统症状加重（如共济失调、眩晕、近晕厥）
  - ✓ 灌注不足的征象（发绀或苍白）
  - ✓ 监测ECG或SBP有技术难度
  - ✓ 患者要求停止
  - ✓ 持续室速
  - ✓ 无诊断性Q波的导联（除V_1或aVR）ST段抬高＞1.0mm
- **结束试验的相对时机**
  - ✓ SBP下降≥10 mmHg，不伴其他缺血证据
  - ✓ ST或QRS变化：明显ST压低（水平或下斜压低＞2mm）或电轴改变
  - ✓ 除持续性室速外的其他心律失常，如室早三联律、SVT、心动过缓等
  - ✓ 疲劳、气短、喘息、腿抽筋、跛行
  - ✓ 出现束支传导阻滞或室内传导阻滞
  - ✓ 胸痛加重
  - ✓ 高血压（SBP＞250mmHg和/或DBP＞115mmHg）
- **运动负荷试验心绞痛分级（1～4级）**
  - ✓ 1级：出现心绞痛，轻度，与患者既往疼痛程度类似
  - ✓ 2级：与既往疼痛类似，中度且明显，仍可忍受
  - ✓ 3级：严重疼痛，患者希望停止运动
  - ✓ 4级：无法忍受的胸痛，所经历的程度最重的疼痛
- **试验结果**
  - ✓ ST段下斜或水平压低提示CAD，ST段抬高意义较大
  - ✓ 高危试验结果（建议冠脉造影）：ST段下移≥2mm；第1级运动水平或5个导联有ST段下移1mm；ST段恢复时间≥5min；ST段抬高；室性心动过速；血压下降；运动负荷

<4METS；运动中出现心绞痛

　　✓运动耐量试验ST段压低不能定位缺血部位，但ST段抬高对
　　　评价缺血部位及累及的冠脉则相对具有特异性

2. 心肌核素灌注显像

■ **适应证**：ETT不能判断的ECG（如心室起搏、LBBB、静息
下ST段压低>1mm、使用地高辛、左室肥厚、预激综合征
等）、患者不能运动、需要定位缺血部位

■ **试验结果**

　　✓心肌灌注缺损或室壁运动异常为阳性：可逆缺损＝缺血，
　　　固定缺损＝梗死，均衡性缺血（如三支病变）可出现假阴
　　　性结果

　　✓高危试验结果（建议冠脉造影）：多部位缺血，可逆性心
　　　室扩大（可能提示严重三支病变），肺摄取增多

■ **分类**：运动/药物负荷心肌核素灌注显像和PET心肌显像

　　✓负荷和静息状态下核素灌注显像差别，可反映冠脉狭窄造
　　　成的缺血情况，Se 85%，Sp 80%

　　✓PET评估心肌存活，指导血运重建，Se 90%，Sp 85%

3. 冠脉CTA：诊断CAD Se>80%，Sp>90%

■ 对远端病变和回旋支病变可能显示欠清，严重冠脉钙化以及
既往植入金属支架对结果判断亦有影响

■ 对于门诊疑诊CAD者，冠脉CTA相对运动耐量试验及核素检
查，增加辐射剂量及心导管检查率，但总体预后相同

■ 冠状动脉钙化积分提供了危险分层的额外信息

Circulation. 2007, 115（11）：1464-1480.
J Am Coll Cardiol. 2009, 53（18）：1642-1650.
N Engl J Med. 2015, 372（14）：1291-1300.

■ 急性冠脉综合征（ACS）

类别	STEMI	UA	NSTEMI
病史	静息时仍有胸痛，多>30min	静息痛，新发痛，疼痛较以往加重，多<30min	
ECG	ST段抬高	ST段压低和/或T波倒置	
心肌酶	↑↑	－	↑

急性ST段抬高型心梗（STEMI）

1. 诊断标准

- 症状：注意不典型疼痛部位及无痛性心肌梗死（特别是女性、老年、糖尿病及高血压患者）
- ECG：首次医疗接触（FMC）后10min内记录，建议完善18导联ECG，首次不能确诊，10~30min后复查，尽早开始心电监护
  - ✓2个或2个以上相邻导联ST段抬高≥1mm，超急性期可表现为异常高大且两支不对称的T波，其中下壁ST段抬高，还应关注右室ST-T，前壁ST段压低，应关注后壁ST-T
  - ✓新发或可能新发的LBBB
- 血清心肌损伤标志物
  - ✓cTn：最为敏感和特异，2~4h开始升高，10~24h达峰，持续升高7~14d
  - ✓CK-MB：干扰因素较多（骨骼肌、肠道、子宫、前列腺）
- 心脏超声：新发节段性室壁运动障碍
- 鉴别诊断：见心脏疾病：急性冠脉综合征（肌钙蛋白升高和ST段抬高）

2. 危险分层

- 早期、快速和完全地开通梗死相关动脉是改善STEMI患者预后的关键，未行再灌注治疗的患者具有更高的并发症发生率以及病死率，风险分层对于STEMI的治疗决策影响有限

3. 处理

- 监护病房：下病危、心电监护、吸氧、绝对卧床、通便
- 介入治疗：争取首诊至导丝通过梗死相关动脉（IRA）时间≤90min
  - ✓直接PCI：发病12小时内（Ⅰ，A）；发病>12h，但有临床和（或）心电图进行性缺血证据（Ⅱa，B）；伴持续性心肌缺血症状、血流动力学不稳定或致命性心律失常（Ⅰ，B）
- 溶栓：发病12h内，预期FMC至导丝通过IRA时间>2h，无溶

栓禁忌

- ✓ 绝对禁忌证：①既往任何时间发生过颅内出血或未知原因卒中；②近6个月发生过缺血性卒中；③中枢神经系统损伤、肿瘤或动静脉畸形；④近1个月内有严重创伤/手术/头部损伤、胃肠道出血；⑤已知原因的出血性疾病（不包括月经来潮）；⑥明确、高度怀疑或不能排除主动脉夹层；24 h内接受非可压迫性穿刺术（如肝脏活检、腰椎穿刺）

- ✓ 药物使用方法：阿替普酶15mg 静推，随后30min内泵入0.75mg/kg（≤50mg），随后60min内泵入0.5mg/kg（≤35mg），需联合抗凝治疗（肝素、依诺肝素、磺达肝癸钠）至少48h，最多8d或至血运重建完成

- ✓ 血管再通间接判定指标：①60～90min内，a.抬高的ST段回落≥50%；b.胸痛症状缓解或消失；c.出现再灌注性心律失常，如加速性室性自主心律等；②cTn峰值提前至发病后12 h内，CKMB峰值提前至14 h内

- ✓ 溶栓成功的患者应在溶栓后2～24 h内常规行冠状动脉造影并行IRA血运重建治疗；溶栓失败，或在任何时候出现血流动力学、心电不稳定或缺血症状加重，推荐立即行补救性PCI

- ✓ 最严重的并发症是颅内出血（0.9%～1.0%）

- 急诊CABG：当STEMI患者出现持续或反复缺血、心源性休克、严重心力衰竭，而冠状动脉解剖特点不适合行PCI或出现心肌梗死机械并发症需外科手术修复时可选

- 阿司匹林：所有患者立即嚼服300mg阿司匹林，序贯100mg qd长期维持

- P2Y$_{12}$受体抑制剂：
  - ✓ 替格瑞洛：首选，强效快速，不受基因多态性的影响，负荷量180mg，序贯90mg bid，至少12个月，高缺血风险者可延长至3年，剂量60mg bid
  - ✓ 氯吡格雷：替格瑞洛无法获得或有禁忌证（如颅内出血病史）时选用，负荷量600mg（年龄>75岁，负荷量300mg），序贯75mg qd，至少12个月

- 血小板糖蛋白Ⅱb/Ⅲa受体拮抗剂（GPI）：如替罗非班，可应用于造影提示血栓负荷重、慢血流/无复流以及合并其他血栓并发症的情况

- 普通肝素：PCI前在导管室静注70～100U/kg，维持ACT 250～300s；或使用比伐芦定，负荷量静推0.75mg/kg，继而1.75mg/（kg·h）静脉泵入，维持ACT 300～350s，至PCI后3～4h

- 依诺肝素、磺达肝癸钠：发病12h内未行再灌注治疗或发病>12h的患者须尽快给予抗凝治疗，直至完成血运重建或出院

- **β受体阻滞剂**：缩小梗死面积、减少缺血发作、减少恶性心律失常
  - ✓ 无禁忌者24h内开始用药，小剂量开始，2~3d后换用相应剂量长效剂型
  - ✓ 相对禁忌：心衰、心源性休克高危患者（年龄＞70岁、收缩压＜120 mmHg、窦性心率＞110bpm），P-R＞0.24s、二度或三度AVB、活动性哮喘、严重心动过缓
- **硝酸甘油**：缓解胸痛、控制高血压、减轻肺水肿
  - ✓ 初始剂量为5~10μg/min，每5~10min增加5~10μg/min，直至症状控制、收缩压降低10mmHg或30mmHg（高血压患者），同时注意避免低血压
- **尼可地尔**：兼有ATP依赖的钾通道开放作用及硝酸酯样作用，可用于硝酸酯类药物不耐受的患者，5~10mg po tid
- **NDHP-CCB**：为缓解心肌缺血、控制房颤或心房扑动的快速心室率，如果β受体阻滞剂无效或禁忌使用，可考虑地尔硫䓬
- **ACEI/ARB**：影响心肌重构，减少慢性心衰的发生
  - ✓ 如无禁忌宜早期即使用，在血压能耐受的情况下逐渐增加剂量
  - ✓ 禁忌：SBP＜90mmHg、严重肾功能不全（Cr＞265μmol/L）、双侧肾动脉狭窄、高钾血症等
- **他汀类药物**：尽早开始，无须考虑胆固醇水平
- **吗啡**：5~10mg 皮下或静脉注射，缓解胸痛、呼吸困难

4. 右室心肌梗死
- **病因**：右冠状近段闭塞，大多数与下壁心肌梗死同时发生
- **诊断**
  - ✓ 临床：颈静脉怒张，低血压，很少伴发心源性休克，需要注意与肺栓塞和心脏压塞鉴别
  - ✓ ECG：右室导联（尤其V_{4R}）ST段抬高≥0.1mV
- **病理生理学**
  - ✓ 前负荷依赖和低血压：右室心肌较薄，做功依赖前负荷
  - ✓ 缓慢心律失常：①窦房结大多由右冠状动脉供血，房室结也由右冠提供部分血供，因此右室心梗常有窦缓/AVB；②左室下壁/后壁心梗对迷走神经张力影响很大，也常导致缓慢型心律失常
- **治疗**
  - ✓ 尽早实施再灌注治疗
  - ✓ 避免应用降低前负荷的药物：利尿剂、硝酸甘油、硝普钠
  - ✓ 若补液500~1000ml后血压仍不回升，应静脉泵入血管活性药（如多巴胺）

✓床旁准备阿托品，必要时临时起搏

✓其他治疗同左室心梗

5. 冠状动脉非阻塞性心肌梗死（MINOCA）

■ **定义**：1%～14%的急性心肌梗死患者IRA无阻塞性病变（狭窄<50%），定义为冠状动脉非阻塞性心肌梗死（MINOCA），是STEMI治疗中的特殊类型

■ **病因**：斑块侵蚀（最常见）、斑块破裂、血栓栓塞、冠脉夹层等，急性期血管内影像学检查有助于病因学诊断

中华心血管病杂志, 2019, 47（10）：766-783.
Eur Heart J, 2018, 39（2）：119-177.
Circulation, 2000, 102（17）：2031-2037.
Circulation, 2013, 127（4）：e362-425.

非ST段抬高型急性冠状动脉综合征（NSTE-ACS）

NSTE-ACS包括NSTEMI和UA，随着cTn检测敏感度提高，UA越来越少见

1. 临床危险分层

■ **缺血风险评估的评分工具**

✓GRACE风险评分：参数包括年龄、收缩压、心率、血清肌酐、就诊时的Killip分级、入院时心脏停搏、心脏生物标志物升高和ST段变化，评估住院和1年的病死率等，可参考APP Qx Calculate计算，对于NSTE-ACS的治疗决策具有指导意义

✓TIMI风险评分：使用简单，但识别精度较差

危险因素	分值	评分	14d心脏事件发生率
·年龄≥65	1	0～1分	5%
·CAD危险因素≥3项	1	2分	8%
·既往CAD病史	1	3分	13%
·ST段偏移≥0.5mm	1	4分	20%
·24h心绞痛发作≥2次	1	5分	26%
·最近7d服用过阿司匹林	1	6～7分	41%
·肌钙蛋白升高	1		

■ 出血风险评估的评分工具CRUSADE评分：量化接受冠状动脉造影患者的出血风险，具体参数可参考APP Qx Calculate

2. 治疗

■ NSTE-ACS患者有创治疗策略风险标准

- ✓ 极高危：血流动力学不稳定或心源性休克；药物治疗无效的反复发作或持续性胸痛；致命性心律失常或心搏骤停；心肌梗死合并机械并发症；急性心力衰竭；反复的ST动态改变，尤其是伴随间歇性ST抬高
- ✓ 高危：心肌梗死相关的肌钙蛋白升高或下降；ST-T动态改变（有或无症状）；GRACE评分>140
- ✓ 中危：糖尿病；肾功能不全（eGFR<60 ml/min·1.73m²）；LVEF<40%或慢性心力衰竭；早期心肌梗死后心绞痛；PCI史；CABG史；109<GRACE评分<140
- ✓ 低危：无任何上述提及的特征
- ■ 侵入性治疗策略
  - ✓ 紧急侵入治疗（<2h）：具有至少1条极高危标准的患者
  - ✓ 早期侵入治疗（<24h，但可能不宜在2h内行介入治疗）：具有至少1条高危标准的患者
  - ✓ 侵入治疗（<72h）：具有至少1条中危标准（或无创检查提示症状或缺血反复发作）的患者
  - ✓ 优先无创检查：无任何1条危险标准且无症状反复发作

中华心血管病杂志, 2017, (5): 359-376.
Circulation, 2014, 130 (25): e344-426.
Circulation, 2016, 134 (10): e123-55.

肌钙蛋白升高和ST段抬高

1. 肌钙蛋白升高：cTn高于正常参考值上限第99个百分位数时，只能诊断为心肌损伤，当同时伴有心肌缺血的临床证据（缺血症状、ECG改变）时才能诊断为心肌梗死

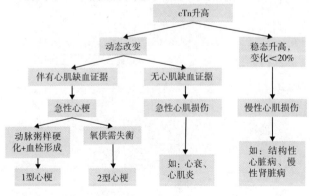

1型心梗： 动脉粥样硬化斑块破裂

2型心梗:

- 心肌灌注减低: 冠脉痉挛、微血管功能障碍、冠脉栓塞、冠脉夹层、持续缓慢性心律失常、低血压/休克、呼衰、严重贫血
- 心肌氧需增加: 持续快速性心律失常、严重高血压

心肌损伤的其他原因:

- 心脏疾病: 心衰, 心肌炎, 心肌病, Takotsubo综合征, 冠脉血运重建治疗, 导管消融, 电除颤, 心脏挫伤
- 系统性疾病: 脓毒症, 感染性疾病, 慢性肾脏病, 中风、蛛网膜下腔出血, 肺栓塞、肺高压, 浸润性疾病, 如淀粉样变、结节病, 化疗药物, 危重症患者, 剧烈运动

2. ST 段抬高

- 急性心肌梗死: 冠心病, 冠脉栓塞
- 急性心包炎: 广泛ST段弓背向下抬高
- 室壁瘤: 急性心梗后ST段持续抬高
- 遗传性疾病: 例如Brugada综合征
- 心律失常: RBBB、LBBB、室内差异性传导、起搏心律
- 其他: 冠脉痉挛、左室肥厚、创伤、良性早复极

Eur Heart J. 2019, 40 (3) : 237-269.

■ 冠状动脉造影和经皮冠状动脉介入治疗

1. 适应证
- ■ 冠脉造影：诊断冠心病和评价冠状动脉狭窄严重程度，适用于症状严重的稳定型心绞痛、心绞痛伴左室收缩功能异常、无创检查见高危结果的患者，以及心源性猝死存活者、多形室速、持续性室速等患者
- ■ 血运重建治疗：症状严重/血管严重狭窄的稳定型心绞痛、STEMI、NSTE-ACS等，PCI也可作为溶栓失败后的补救治疗
- ■ 部分患者推荐急诊CAG/PCI（若条件许可）：时间窗内的STMEI及极高危的NSTE-ACS患者

2. 经皮冠状动脉介入治疗
- ■ 术前准备
  - ✓ 完善常规检查（血常规、血型、肝肾功、电解质、凝血、感染指标），肾功能异常者可水化（应用AGEF评分系统评估CIAKI的风险，推荐等渗盐水）
  - ✓ 核实抗血小板药物是否足量。阿司匹林：负荷剂量300mg或100mg qd连续应用1周以上，需早期行PCI的ACS患者，优选替格瑞洛180mg负荷；氯吡格雷：术前6h以上，负荷氯吡格雷300~600mg，术前2~6h，负荷600mg，长期服用75mg qd者，PCI术前可重新予300~600mg负荷
  - ✓ 通路准备：穿刺部位备皮，桡动脉行Allen试验（评估桡动脉与尺动脉之间的侧支循环情况），股动脉、足背动脉搏动情况
- ■ 术中操作：最常见为经桡动脉径路的冠状动脉球囊扩张成形术+支架植入术
  - ✓ 介入治疗入径：桡动脉径路首选，血管相关并发症少，患者痛苦少
  - ✓ 术中辅助诊断及治疗：①血管内超声（IVUS）：通常用于造影结果不明确或不可靠的情况下，如开口病变、血管重叠及分叉病变等，可用于优化支架的植入效果，特别是对于左主干病变、支架内再狭窄病变等；②光学相干断层成像（OCT）：较IVUS具有更好的空间分辨率10μm，但穿透力较差，对发现靠近冠状动脉腔内病变及支架边缘损伤的细微解剖学变化更有价值；③血流储备分数（FFR）：特异地反映心外膜下冠状动脉狭窄的功能学严重程度，对开口、分支、多支和弥漫性病变有指导意义；④血栓抽吸装置：适用于血栓负荷较重、支架内血栓者；⑤冠状动脉斑块旋磨术：主要用于血管内膜严重钙化病变以及球

囊无法通过或无法充分扩张病变；⑥主动脉内球囊反搏
（IABP）：适用于STEMI合并心源性休克且药物治疗后血
流动力学仍不稳定者，以及ACS合并机械并发症且血流动
力学不稳定者

- 新一代药物涂层支架（DES）相对于金属裸支架（BMS）：
  降低了新生内膜过度增生、再狭窄率及晚期和极晚期支架内
  血栓形成的发生率，对于任何PCI，均建议使用DES
- 药物涂层球囊（DCB）：通过扩张时球囊表面的药物（如紫
  杉醇）与血管壁短暂接触，将抗再狭窄的药物释放于病变局
  部，主要用于治疗支架内再狭窄

3. CAG和/或PCI术后监护和治疗

- 了解CAG、PCI情况，确定解除穿刺部位压迫的时间和抗凝、
  抗血小板方案（特别是术后仍需使用比伐芦定、替罗非班、
  依诺肝素等的患者），复查ECG（即刻1次，有症状随时复
  查）、心肌酶
- 告知患者术后注意事项及可能出现的情况：如股动脉入路可
  能出现腰部不适和排尿困难，桡动脉入路可能出现手部轻度
  肿胀情况等
- 冠脉相关并发症
  ✓ 急性冠状动脉闭塞：大多数发生在术中或离开导管室之
    前，也可发生在术后24 h，1/3的患者需要再次血管重建
  ✓ 冠脉穿孔/夹层/破裂：需介入或外科处理，心脏压塞者需
    立即心包穿刺，指引导丝造成的冠状动脉穿孔易发生延迟
    心脏压塞（常见于处理CTO病变的患者），术后需超声心
    动图随访
  ✓ 支架血栓形成：术前术后需抗栓治疗充分，一旦发生，立
    即CAG＋PCI
- 血管通路相关并发症：危险因素女性，≥70岁，BSA<1.6m²，
  急诊介入、外周血管疾病史、围术期应用GPI等，建议由导管
  室医师处理
  ✓ 股动脉径路：①穿刺点及腹膜后血肿：记录血肿边缘，观
    察血肿变化，加压止血，短时间内出现低血压，警惕腹膜
    后出血；②假性动脉瘤及动静脉瘘：前者为收缩期杂音，
    后者为血管持续杂音，超声诊断，局部加压包扎，必要时
    外科治疗；③动脉夹层或闭塞：远端动脉搏动减弱，注意
    远端肌力、感觉及皮温，需外科处理
  ✓ 桡动脉径路：①桡动脉术后闭塞：术前Allen试验，术中充
    分抗凝，术后及时减压；②前臂血肿：加压包扎；③筋膜
    间隙综合征：前臂血肿快速进展所致，尽快外科手术

184

✓谵妄、躁动、惊厥等须考虑造影剂脑病，必要时头颅CT除外颅内出血

中华心血管病杂志, 2016, (5): 382-400.
Eur Heart J, 2018, 39 (35): 3281-3300.
Eur Heart J, 2019, 40 (2): 87-165.

■ 心脏超声速读（基于PUMCH操作经验，仅供参考）

PUMCH常用成年人超声心动正常参考值			
升主动脉	20～37mm	室间隔厚度	7～11mm
主动脉根部	20～37mm	左室后壁厚度	7～11mm
主肺动脉内径	15～26mm	右室厚度	3～5mm
下腔静脉内径	<20mm	二尖瓣口面积	4～6cm²
左房前后径	19～39mm	右室内径	<30mm
左室舒张末径	35～55mm	左室收缩末内径	25～40mm
左室内径缩短分数	25%～45%	左室射血分数	50%～75%
三尖瓣反流速度	<2.7m/s		
心尖四腔心收缩期	左房上下径29～52mm 左房左右径25～44mm	右房上下径34～49mm 右房左右径25～42mm	
心尖四腔心舒张期	左室上下径63～84mm 左室左右径33～52mm	右室上下径50～78mm 右室左右径25～40mm	

主动脉瓣狭窄程度标准（正常2.6～3.5cm²）

	轻度狭窄	中度狭窄	重度狭窄
主动脉瓣口面积（cm²）	>1.0	0.75～1.0	≤0.75
平均跨瓣压差（mmHg）	<25	25～50	≥50
最大跨瓣压差（mmHg）	<50	50～80	≥80
峰值流速（m/s）	<3.5	3.5～4.4	≥4.5

二尖瓣狭窄程度标准（正常4～6cm²）

	轻度狭窄	中度狭窄	重度狭窄
二尖瓣瓣口面积（cm²）	>1.5	1.0～1.5	<1.0
平均跨瓣压差（mmHg）	<5	5～10	>10
压力减半时间（ms）	90～150	150～220	>220

PUMCH超声心动报告简易判读TIPS

■ 瓣膜退行性变与老年性瓣膜退行性变的诊断区别：年龄≥60岁

■ 左室射血分数

  ✓Teich法：取样线经过前间隔基部及左室后壁基部腱索水平，测得左室舒张末和收缩末内径，公式计算LVEF，仅适

用于无节段性室壁运动异常的患者

✓ 单/双平面法：在固定切面，描画左室内膜，推算面积，可用于有节段性室壁运动异常的患者，反映整体心肌的收缩情况

■ 左室松弛功能减低：E（左室舒张早期血流速）/A（心房收缩血流速）≤0.8

■ 对于有左室收缩功能严重减低患者，往往同时合并左室限制性舒张功能障碍，提示收缩与舒张功能均明显下降

■ 肥厚型梗阻性心肌病，注意看左室流出道（LVOT）血流速度和压力阶差，其判读类似于上述主动脉瓣狭窄程度标准

■ 肺动脉压力估测：$4 \times V^2 +$ 右房压，V = 三尖瓣反流速度，右房压 ≈ CVP

■ 心包积液：超声心动以PE表示，其位置以与室壁相互关系表示，如LVPW（左室后壁），RVAW（右室前壁）。心包积液量的描述与估测如下

✓ 微量：无回声区 < 5mm，液体量 30～50ml

✓ 少量：无回声区 5～10mm，50～200ml

✓ 中量：无回声区 10～20mm，液体量 200～500ml

✓ 大量：无回声区 > 20mm，液体量 > 500ml

■ 冠状静脉窦扩张：提示患者可能存在左上腔静脉等解剖结构变异

■ 房间隔膨出（瘤）：如果不存在房间隔缺损则一般无特殊临床意义

■ 无特殊意义：左室内假腱索；右室内调节束；右房内见下腔静脉瓣回声；华法林嵴（左心耳与左上肺静脉之间的肌性嵴样凸起）

瓣膜病

	病因	症状	心音	心电图	并发症	治疗
二尖瓣狭窄	风心病、IE、黏液瘤、赘生物、CTD、IE	房颤、呼吸困难、咯血、心动过速	P_2亢进、开瓣音、心尖部舒张中晚期隆样杂音	房颤、左房增大	房颤、血栓、肺水肿、IE、肺部感染	利尿，治疗房颤。手术指征：有症状+瓣口面积<1.5cm²；有症状+瓣口面积>1.5cm²但右心压力↑；无症状+瓣口面积<1.5cm²但右心压力↑
二尖瓣关闭不全	风心病、IE、乳头肌断裂、二尖瓣脱垂	急性：左心衰；慢性：长期无症状，直至出现左心衰	S_1减弱、心尖部全收缩期高调吹风样杂音，向腋下传导	房颤、左房增大、左室肥厚	同二尖瓣狭窄	利尿，治疗房颤。手术指征：有症状+重度二尖瓣反流，无症状+重度二尖瓣反流+LVEF30%~60%或LV收缩末内径>40mm。其中，外科手术高危、解剖合适且有症状的重度二尖瓣反流的患者，可考虑经导管修复，如MitraClip
主动脉瓣狭窄	主动脉瓣钙化、风心病、先天性	心绞痛、晕厥、胸痛、呼吸困难	S_2反常分裂、胸骨右缘粗糙的收缩期杂音，向颈部传导	左房增大、左室肥厚、LBBB	心肌缺血、IE、肺水肿、猝死	避免应用血管扩张剂和负性肌力药。手术指征：有症状；无症状+瓣口面积<0.6cm²或压力阶差>60mmHg。其中，外科手术禁忌/高危、预期寿命超过1年、退行性钙化性重度主动脉瓣狭窄者，可考虑TAVR
主动脉瓣关闭不全	风心病、Marfan、主动脉夹层、IE、白塞综合征	急性：左心衰；慢性：长期无症状，直至出现左心衰	心尖部柔和的胸骨左缘高调舒张期杂音、Austin Flint杂音	左房增大、左室肥厚	肺水肿、IE	利尿+血管扩张剂+强心。手术指征：有症状+重度主动脉瓣反流，无症状+EF<50%或LV收缩末内径>55mm

中国介入心脏病学杂志，2018, 26 (12)：661-668.
J Am Coll Cardiol, 2017, 70 (2)：252-289.

心肌病

除外高血压心脏病、冠心病、先心病、心脏瓣膜病、先心病和肺源性心脏病以外的心肌病变

疾病特点	病因	临床表现	心电图	超声心动图	临床需关注	治疗
扩张型心肌病 心室扩张、收缩功能下降	家族性、特发性、感染性、中毒性、浸润性、CTD等	全心衰表现、血栓栓塞、心律失常	PRWP、病理性Q波、BBB、低电压、房颤	左室扩张、LVEF↓、局部或普遍左室室壁运动减弱	■ 家族史、甲功、感染指标、SPEP、ANA等 ■ 冠脉CTA、CMR ■ 必要时考虑心内膜活检	■ 主要是心衰的治疗 ■ 部分疾病,如心肌淀粉样变,可针对病因治疗
肥厚型心肌病 与血流动力学负荷不相称的左室肥厚(常≥15mm)伴或不伴右室肥厚	家族性、特发性	常无症状,起病,可表现为呼吸困难、心绞痛、心律失常(房颤、室速至室颤)	左室肥厚、Ⅱ、Ⅲ、aVF、V₁~V₆可见深而不宽的异常Q波	室间隔厚度>15mm,且室间隔厚度/后壁厚度>1.3具有提示意义、关注左室流出道狭窄、SAM征	■ 必要时可考虑CMR、心脏导管检查(主要测定左室、左室流出道压力)	■ 避免正性肌力药,慎用利尿剂 ■ 药物治疗推荐β受体阻滞剂、CCB ■ 药物无效,梗阻严重(左室流出道压力阶差>50mmHg):手术治疗 ■ SCD预防:ICD
限制型心肌病 心肌顺应性下降,心室充盈受限	浸润性CTD、贮积病、中毒、恶性肿瘤	右心衰为主、血栓栓塞	低电压、病理性Q波(梗死)、心律失常	心脏舒张功能障碍(E/A↑)、双房增大,可伴附壁血栓	■ 必要时考虑心内膜活检	■ 适度利尿、控制HR,维持窦律 ■ 抗凝:房颤、CO↓

消化疾病

清代笑話

消化内镜

消化内镜注意事项

消化内镜检查适应证：①内镜检查结果可能改变处理策略；②怀疑良性病变且经验性治疗无效；③内镜下治疗

消化内镜检查禁忌证：①内镜检查风险超过可能获益的最大获益；②患者无法配合；③怀疑或存在脏器穿孔

适应证（具体）	胃镜	结肠镜	小肠镜	胶囊内镜	EUS	ERCP
	诊断 ■ 吞咽困难、吞咽疼痛，初始于咽部的反流症状、不明原因的持续呕吐 ■ 上腹部症状＋报警症状* ■ 上消化道出血 ■ 癌前病变的监测 ■ 影像学发现上消化道病变 *报警症状：>50岁新发、食欲缺乏、体重下降、经验性治疗无效	**诊断** ■ 不明原因的IDA/消化道出血 ■ 不明原因的腹泻 ■ 结肠肿瘤的筛查 ■ IBD患者病情评估 ■ 影像学发现结肠病变	**诊断** ■ 胃肠镜不能明确来源的消化道出血或IDA ■ 影像学发现小肠病变 ■ 小肠病变活检 ■ 累及小肠的息肉综合征患者的监测 ■ Roux-en-Y术后患者行ERCP	**诊断** ■ 胃肠镜不能明确来源的消化道出血或IDA ■ 怀疑小肠肿瘤 ■ 吸收不良综合征 ■ 累及小肠的息肉综合征患者的监测 ■ CD患者小肠评估 胶囊内镜无法送达该检查或行内镜下治疗	**诊断** 环扫： ■ 协助消化道、胰腺、胆管肿瘤的分期 ■ 胰腺病变的评估 ■ 胆系病变的评估 ■ 消化道或邻近病变的评估和示记 纵轴：EUS＋NA 小探头：评估早癌、直径较小的黏膜下肿瘤	**诊断** ■ 梗阻性黄疸或生化及影像学提示存在胰胆管疾病 ■ 怀疑胰腺肿瘤但影像学及EUS均未明确 ■ 病因未明确的胰腺炎 ■ Oddi括约肌功能评估

消化疾病

续表

胃镜	结肠镜	小肠镜	胶囊内镜	EUS	ERCP
治疗： ■ 食管-胃底静脉曲张的评估与治疗 ■ 上消化道出血 ■ 息肉等病变 ■ 放置营养/引流管（PEG、鼻饲管） ■ 狭窄病变的扩张及支架置入 ■ 术中评估	治疗： ■ 下消化道出血 ■ 结直肠异物 ■ 息肉等病变 ■ 狭窄病变的扩张 ■ 肠道减压（急性结肠假性梗阻、乙状结肠扭转） ■ 肿瘤位置标记 ■ 术中评估	治疗： ■ 小肠病变内镜下治疗 ■ 小肠异物 ■ 狭窄病变的扩张 ■ 放置空肠营养管		治疗（纵轴） ■ 假性囊肿引流、胆管引流	治疗： ■ EST；胆总管结石、乳头肌狭窄；胆道盲端综合征 ■ ENBD ■ 胰腺假性囊肿引流 ■ 胆瘘、胰瘘、胰管狭窄、胰管结石
禁忌证—（除一般内镜检查禁忌证外） ■ 心肌梗死急性期（需心内科会诊。根据患者的紧迫性等具体情况决定）	■ 暴发型结肠炎 ■ 急性憩室炎 ■ 妊娠	■ 严重肠粘连 ■ 妊娠 ■ 全身麻醉禁忌	■ 起搏器植入后 ■ 消化道梗阻、瘘管、瘘管、大憩室；吞咽困难 ■ 妊娠	■ 经口同胃镜 ■ 经肛同结肠镜	■ 急性胰腺炎
术前准备 ■ 治疗性操作术前按需停用抗血小板（阿司匹林7d、氯吡格雷5d、替格瑞洛3~5d）、抗凝（华法林5d、NOAC 1~2d）药，必要时桥接治疗（专科会诊综合决定） ■ 术前化验、知情同意	■ 术前按需停用抗血小板、抗凝药物，必要时桥接治疗 ■ 术前化验、知情同意	■ 术前按需停用抗血小板、抗凝药物，必要时桥接治疗 ■ 术前化验、知情同意	■ 除外禁忌（CTE、KUB）	■ 术前按需停用抗血小板、抗凝药物，必要时桥接治疗 ■ 术前化验、知情同意	■ 术前按需停用抗凝药物，必要时桥接治疗 ■ 术前化验、知情同意

	胃镜	结肠镜	小肠镜	胶囊内镜	EUS	ERCP
	■ 术前禁食4~8h，禁水>2h，如有胃排空障碍、需适当延长禁食禁水时间，必要时术前2h内及术中预防性Abx（PEG/PEJ置管）	■ 术前少渣饮食（首选），肠道准备（聚乙二醇，上午检查当日晨起+当天晨下午肠镜当晚次晨起肠道准备）；至无粪渣，术前禁食4~8h，禁水>2h	■ 检查时间长，建议全麻；经肛小肠镜肠道准备同结肠镜，术前禁食8h，必要时术中及术中预防性Abx（PEJ置管）	■ 术前禁食8~12h，术前可行肠道准备（同结肠镜）	■ 术前禁食8h，经肛EUS：肠道准备同结肠镜，术前2h内及术中预防性Abx（胰腺囊性病变EUS+FNA）	■ 术前禁食水12h
术后注意事项（治疗性操作同术者具体注意事项）	■ 如无特殊，术后禁食水2h ■ EVL：术后禁食24h ■ EIS、组织胶：术后禁食8h+Abx	■ 如无特殊，术后可恢复饮水，少渣饮食3~5d，避免剧烈活动、重体力劳动、长途旅行	■ 如无特殊，术后麻醉清醒后恢复饮食	■ 吞服胶囊2h后可饮水，4h后可进食，12h后可摘除传感器，观察胶囊是否排出	■ 经口EUS如无特殊、术后禁食水2h ■ 经肛EUS如无特殊、术后可恢复饮水	■ 术后当日禁食水、监测血淀粉酶、脂肪酶
并发症	■ 出血、穿孔 ■ EVL：出血、发热、局部胸骨后疼痛 ■ EIS：发热、出血、感染、穿孔、异位栓塞	■ 穿孔（腹膜后穿孔可无明显体征）、腹部CT可见腹腔游离气体、出血 ■ ESD、EMR相关并发症详见"息肉和息肉病"	■ 穿孔、出血 ■ 误吸 ■ 胰腺炎（经口肠镜）	■ 胶囊嵌顿（好发于回盲瓣、狭窄病变近端；续嵌顿→内镜/手术）	■ 穿孔、出血、感染 ■ 胰腺炎、针道播散（EUS+FNA）	■ 急性注射性胰腺炎 ■ 穿孔、出血

病类长述

急诊内镜指征

- 急诊胃镜：活动性上消化道出血；上消化道异物
- 急诊结肠镜：活动性下消化道出血；保守治疗无效的急性结肠梗阻（诊断、减压）
- 急诊ERCP：AOSC

食管异物

1. 常见异物及嵌顿部位

- 常见异物包括食团（成人最常见）、鱼刺、鸡骨、义齿、硬币（儿童最常见）
- 80%异物可顺利通过消化道，无须干预
- 当异物发生嵌顿时，常位于食管生理或病理狭窄部位
  - ✓ 生理狭窄：食管上括约肌，主动脉弓水平，膈肌裂孔
  - ✓ 病理狭窄：食管肿瘤、狭窄、憩室，贲门失弛缓症，膈疝等

2. 症状

- 吞咽困难最常见，无法吞咽唾液提示完全性梗阻
- 如出现颈部红肿热痛、胸骨后疼痛伴高热、腹膜炎体征，需警惕穿孔

3. 诊断

- X线：不易发现食团、鸡骨、鱼刺、塑料制品等
- CT：**首选**，可评估有无穿孔，异物定位，评估异物与动脉关系
- 内镜：持续存在食管梗阻症状但影像学阴性，可行内镜明确

4. 处理

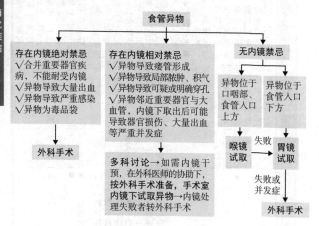

- 食管异物的内镜处理时机
  - ✓ 急诊内镜：尖锐异物；腐蚀性异物；磁性异物；食管内异物滞留≥24h；食管梗阻（如出现唾液吞咽困难）
  - ✓ 未达到急诊内镜指征的食管异物→24h内内镜处理
- 术前准备
  - ✓ 禁食至少6～8h，禁水至少2h；急诊内镜可酌情放宽
  - ✓ 估计异物处理时间长、操作相对复杂者→镇静或麻醉下处理；儿童、不配合内镜操作者→气管插管全身麻醉下操作
- 内镜治疗并发症：黏膜损伤出血（禁食、抑酸、补液）；感染（禁食、补液，＋Abx，局部脓肿充分引流，必要时手术）；穿孔（保持引流通畅，禁食、补液，无效者手术）；误吸（气道保护，必要时气管插管）

ASGE Guideline for Management of ingested foreign bodies and food impactions, 2011.
中国上消化道异物内镜处理专家共识意见（2015年，上海）.
ASGE Appropriate use of GI endoscopy, 2011.

消化疾病

■ 肝功能解读

1. 概述

■ "肝功能" ≠ 肝脏功能!

ALT、AST、ALP、GGT→肝脏损伤指标；Alb、PT→肝脏合成功能指标；Bil→肝脏损伤指标&肝脏胆汁排泄功能指标

肝酶升高程度 ≠ 肝损伤程度；合成功能与胆红素水平更反映肝损伤程度

■ 肝功异常分类

肝细胞性损伤：转氨酶↑为主；淤胆性损伤：胆管酶↑为主；混合型；孤立性Bil升高：Bil↑，ALT、AST、ALP、PT、Alb均正常

2. 转氨酶（ALT、AST）升高的诊断

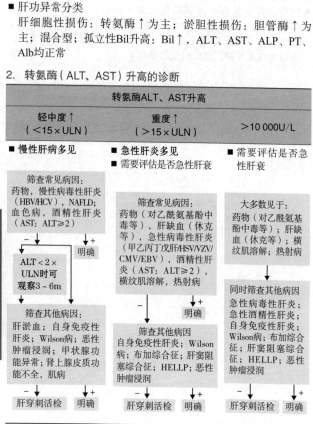

转氨酶ALT、AST升高		
轻中度↑ （<15×ULN）	重度↑ （>15×ULN）	>10 000U/L
■ 慢性肝病多见	■ 急性肝炎多见 ■ 需要评估是否急性肝衰	■ 需要评估是否急性肝衰

轻中度↑列：

筛查常见病因：药物，慢性病毒性肝炎（HBV/HCV），NAFLD；血色病，酒精性肝炎（AST：ALT≥2）

－ → ALT < 2× ULN时可观察3~6m
＋ → 明确

筛查其他病因：肝淤血；自身免疫性肝炎；Wilson病；恶性肿瘤浸润；甲状腺功能异常；肾上腺皮质功能不全，肌病

－ → 肝穿刺活检
＋ → 明确

重度↑列：

筛查常见病因：药物（对乙酰氨基酚中毒等），肝缺血（休克等），急性病毒性肝炎（甲乙丙丁戊肝/HSV/VZV/CMV/EBV），酒精性肝炎（AST：ALT≥2），横纹肌溶解，热射病

－ → 筛查其他病因：自身免疫性肝炎；Wilson病；布加综合征；肝窦阻塞综合征；HELLP；恶性肿瘤浸润
＋ → 明确

－ → 肝穿刺活检
＋ → 明确

>10 000U/L列：

大多数见于：药物（对乙酰氨基酚中毒等）；肝缺血（休克等）；横纹肌溶解；热射病

同时筛查其他病因急性病毒性肝炎；急性酒精性肝炎；自身免疫性肝炎；Wilson病；布加综合征；肝窦阻塞综合征；HELLP；恶性肿瘤浸润

－ → 肝穿刺活检
＋ → 明确

消化疾病

198

3. 胆管酶（ALP、GGT）升高与孤立性胆红素（Bil）升高的诊断

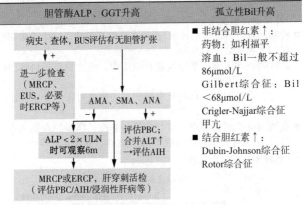

胆管酶ALP、GGT升高	孤立性Bil升高

胆管酶ALP、GGT升高的流程：

病史、查体，BUS评估有无胆管扩张

+ → 进一步检查（MRCP、EUS，必要时ERCP等）

− → AMA、SMA、ANA

AMA、SMA、ANA −→ ALP < 2×ULN 时可观察6m

AMA、SMA、ANA +→ 评估PBC；合并ALT↑ →评估AIH

→ MRCP或ERCP，肝穿刺活检（评估PBC/AIH/浸润性肝病等）

孤立性Bil升高：

■ 非结合胆红素↑：
药物：如利福平
溶血：Bil一般不超过86μmol/L
Gilbert综合征：Bil <68μmol/L
Crigler-Najjar综合征
甲亢

■ 结合胆红素↑：
Dubin-Johnson综合征
Rotor综合征

ALP↑常见原因

■ 肝胆来源：肝外胆管梗阻（胆石症、肿瘤、PSC、胆道蛔虫病等）；肝内胆管梗阻（药物、PBC、PSC、妊娠胆汁淤积、TPN、浸润性病变等）
■ 非肝胆来源：妊娠孕晚期、高转化性骨病、DM、甲状腺炎、肝外肿瘤（肺、胃、肾、妇科、淋巴瘤等）

ACG Practice Guideline: Evaluation of Abnormal Liver Chemistries, 2016.

消化疾病

■ 吞咽困难

1. 定义及问诊要点
- 吞咽困难是指被吞咽的水/食物在从口至胃的通过中受阻而引起的主观感觉
   - ✓口咽吞咽困难：难以发起吞咽动作，或食物经过口咽部时发生咽下困难
   - ✓食管吞咽困难：食物从食管到胃的推进过程中受阻而出现的梗阻感
- 吞咽困难的问诊要点：症状的感知部位，病程，吞咽困难针对固体/液体，进行性加重/间歇性发作，伴随症状等

2. 吞咽困难的诊断流程

吞咽困难
↓ 详细的病史+查体（80%~85%可明确）

口咽吞咽困难
√症状常被定位于颈部，伴吞咽启动困难，吞咽时鼻反流、咳嗽，可伴神经系统异常症状和体征
√进一步可定位于中枢（脑血管病、帕金森病）、周围神经、神经-肌接头（重症肌无力）、肌肉、局部结构病变（头颈肿物、憩室）等
√误吸风险↑，需及时诊断!!!

金标准：X线透视下吞咽试验。
头颈部CT/MRI、鼻内镜等进一步明确病因

√病因治疗
√预防和治疗误吸!!!
半固体食物（食物塑形剂）
康复训练+柠檬酸
PEG/胃造口术
√神经科、营养科、康复科会诊

食管吞咽困难
√症状常被定位于锁骨上窝以下
√**机械性梗阻**：病程短，进行性加重，仅固体吞咽困难/从固体逐渐发展到液体
√**动力性障碍**：病程长，间歇性发作，固体和液体同样吞咽困难
√**诊断关键是除外肿瘤**

胃镜±活检±钡餐
食管结构异常/食管肿瘤
食管蹼/环；食管狭窄/憩室/腐蚀性食管炎/感染性食管炎/嗜酸性食管炎
外压性病变
贲门失弛缓
钡餐可见"鸟嘴征"；建议行高分辨食管测压；均需胃镜+活检除外肿瘤、淀粉样变、锥虫病等；治疗：内镜（POEM术、食管气囊扩张）、手术、药物（肉毒杆菌毒素、CCB、硝酸盐类）

↓ 无异常

食管测压
食管动力障碍
原发障碍
"胡桃夹食管"：食管痉挛，~40%非心源性胸痛，需与心源性鉴别（非劳力，与进食相关，持续时间长，常伴吞咽困难、反流症状）
继发障碍（系统性硬化症、DM等）

↓ 无异常

功能性疾病

- 明确口咽或食管吞咽困难（口咽吞咽困难的患者误吸风险↑）
- 明确吞咽困难为器质性（机械性、动力性）或功能性
- 以下报警症状需高度警惕恶性病变：>50岁，体重↓，呕吐，GIB，腹部包块，贫血

WGO Guidelines for dysphagia, 2014.
*CAG Guidelines for the Assessment of
Uninvestigated Esophageal Dysphagia*, 2018.

■ 腹泻

1. 定义
- **腹泻**：排便次数↑，且粪质较平时稀薄、含水量↑
- **急性腹泻**：病程<14d
- **持续性腹泻**：病程14~28d
- **慢性腹泻**：病程>28d
- **假性腹泻**：仅大便次数↑（肛门直肠或盆腔疾病）

2. 急性腹泻（引起急性腹泻的常见病菌及特点见**附录**）
- 感染＞＞非感染，大多数社区获得性腹泻呈自限性（病程~5d）
- 伴发热/黏液血便→侵袭性病原→留取粪便培养，病情重者＋Abx
- 医院获得/免疫抑制人群→检查*c.diff*、CMV等机会致病菌
- 治疗原则：**预防和纠正水电解质紊乱**，控制症状，必要时＋Abx
  - ✓ 洛哌丁胺：高热/血便/明显腹痛/*c.diff*感染者避免使用
  - ✓ Abx在E.coli O157：H7感染的儿童中↑HUS，避免使用
- 霍乱是甲类传染病，如怀疑（**水样便＋黏液→"米泔水样便"，呕吐，脱水**）→2h内上报（电话＋报卡）；细菌/阿米巴痢疾、伤寒、副伤寒是乙类传染病，24h内上报传染病卡
- 急性腹泻处理原则见下页图

3. 持续性腹泻
- 留取便病原学＋血清学检查，根据病原调整治疗方案
- 筛查食物过敏、乳糖不耐受、药物、IBD、IBS等非感染性因素

4. 慢性腹泻
(1) **慢性腹泻诊断：脓血便→炎症性；苏丹Ⅲ（＋）→吸收不良性；水样泻→分泌性/渗出性；苏丹Ⅲ（＋）＋水样便→动力性**
- **炎症性**：感染（慢性菌痢、结核、慢性阿米巴、*c.diff*、伤寒、副伤寒），非感染（IBD、放射性结肠炎、缺血性结肠炎、结肠癌）
  - ✓ **发热、腹痛，黏液脓血便**；粪便WBC、钙卫蛋白（＋）；炎症指标↑

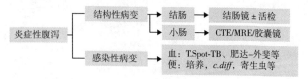

202

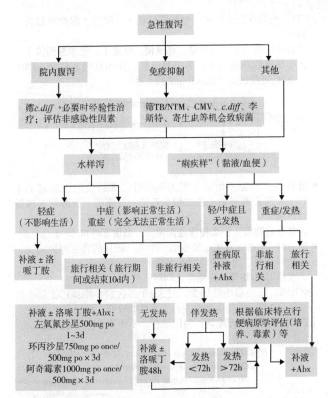

■ **分泌性**：显微镜下结肠炎，胆盐吸收不良，肿瘤（淋巴瘤、绒毛状腺瘤等），激素（VIP、胃泌素、胆囊收缩素、5-羟色胺、胰高血糖素、P物质、甲状腺素、降钙素）

✓ 水样泻，禁食后腹泻无减轻；便量>1L/d；粪便渗透间隙↓

✓ 粪便渗透间隙＝Osm$_便$（正常值290）－［2×（Na$_便$＋K$_便$）］

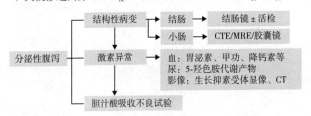

■ **吸收不良性**：小肠（乳糜泻，Whipple病，小肠细菌过生长，

CD，小肠淋巴管扩张，短肠综合征），胰腺（慢性胰腺炎，胰腺癌）

✓ **禁食后腹泻↓；脂肪便，恶臭便，体重↓；便渗透间隙↑**

✓ 小肠吸收功能试验：苏丹Ⅲ染色、D-木糖吸收试验、维生素B_{12}吸收试验（Schilling试验）等

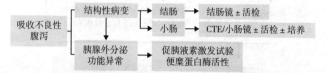

■ **渗透性**：乳糖不耐受（可为获得性，如肠炎、胃肠道手术后），服食乳果糖、乙二醇聚乙烯、甘露醇、硫酸镁等渗透性泻药

✓ **禁食后腹泻↓；粪便渗透间隙↑；粪便苏丹Ⅲ（-）**

■ **动力性**：IBS，其他（硬皮病、甲亢、糖尿病自主神经病变、淀粉样变性、迷走神经切断术后）

✓ **水样泻/脂肪便，粪便渗透间隙正常**

✓ **IBS**：除外器质性病变，过去3个月腹痛平均≥1天/周+以下≥2条：排便次数改变；大便性状改变；便后腹痛缓解

（2）慢性腹泻治疗原则：对因治疗，不能盲目应用止泻药

WGO Guideline：Acute Diarrhea in Adults and Children，2013.

ACG Guideline：Acute Diarrheal Infections in Adults，2016.

AGA technical review on the evaluation and management of chronic diarrhea，1999.

■ 难辨梭菌感染

1. c.diff 及感染的危险因素
- c.diff: G^+杆菌，厌氧，非侵袭性，产生毒素致病，粪-口传播
- 危险因素: >65岁，住院，近期用抗生素，PPI，IBD，胃肠手术

2. 临床表现与诊断
- 无症状带菌（健康人5%～15%，长期住院～50%）→**不常规检测或治疗**
- 急性结肠炎：水样泻±发热（～15%）±下腹痛；血WBC↑；结肠镜可表现为黏膜散在红肿质脆→假膜性结肠炎
- 暴发性结肠炎：梗阻→结肠扩张→中毒性巨结肠→休克、穿孔
- 诊断检验：

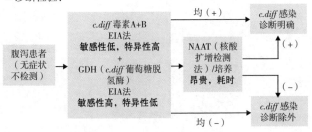

以梗阻、巨结肠起病怀疑c.diff者→直肠拭子→培养

3. 治疗
- 对于高度怀疑c.diff感染的腹泻患者，可开始经验性治疗
- 尽可能停用所有抗生素，尽量避免使用PPI、抑制蠕动药物
- 不推荐对应用Abx患者给予甲硝唑或万古霉素预防c.diff
- 治疗结束后不需复查c.diff毒素，其阳性可持续数周

类型	临床表现	治疗方案
初发-轻中度	WBC<$15×10^9$/L SCr<133μmol/L	甲硝唑500mg tid po×10d或 万古霉素125mg qid po×10d或 非达霉素200mg bid po×10d
重度	WBC≥$15×10^9$/L或 SCr≥133μmol/L	万古霉素125mg qid po×10d或 非达霉素200mg bid po×10d
暴发型	出现低血压或休克/肠梗阻/巨结肠	评估手术指征 万古霉素500mg qid po/灌肠+ 甲硝唑500mg tid iv

类型	治疗方案
初次复发	万古霉素125mg qid po×10d（初发用甲硝唑po者）；万古霉素减量方案：125mg qid×10～14d→bid×7d→qd×7d→2～3d/次×2～8w；非达霉素200mg bid po×10d
再次复发	万古霉素减量方案；万古霉素125mg qid po×10d→利福昔明400mg tid po×20d；非达霉素200mg bid po×10d；如＞2次复发→考虑粪菌移植

IDSA Guidelines for c.diff Infection in Adults and Children, 2017.
中国成人艰难梭菌感染诊断和治疗专家共识，2017；
ACG Guidelines for c.diff, 2012.

■ 腹腔积液

1. 诊断
- ■ 症状：腹胀、腹围↑、体重↑，呼吸困难
- ■ 移动性浊音＋：＞1000ml；水坑试验＋：＞120ml；超声可发现＞100ml的腹水

2. 病因诊断及治疗
- ■ 病史、查体＋腹水化验（**推荐所有新发腹水患者进行腹腔穿刺＋腹水化验**）
- ■ 腹水常规：WBC以PMN为主且PMN/mm^3＞250时经验性加用Abx；血性腹水需校正（WBC/mm^3：每750 RBC/mm^3-1；PMN/mm^3：每250 RBC/mm^3-1）
- ■ 腹水生化：总蛋白TP；**血清-腹水白蛋白梯度SAAG＝血清**

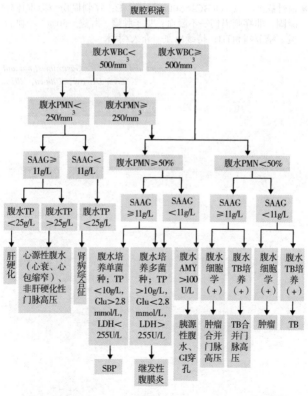

[ALB]－腹水［ALB］，≥11g/L为门脉高压性腹水（特异性97%）

- 其他腹水化验：Glu（＜血Glu→感染、肿瘤等）、LDH（腹水/血≈0.4，＞1→肿瘤、感染等）、AMY（腹水/血≈0.4，＞1→胰腺炎/GI穿孔）、Bil（＞血Bil→胆瘘）；TG（＞11.3mmol/L→乳糜腹水）；病原学、细胞学检查；诊断困难、持续存在→腹腔镜＋活检（POEMS综合征是顽固性腹水的重要病因）

- 治疗：门脉高压→见**消化疾病：肝硬化及其并发症**；治疗原发病因

3. 特殊形态的腹水

- 乳糜腹水：淋巴管梗阻、破裂；TB、肿瘤、淋巴管发育异常、肝硬化、丝虫病、创伤和局部炎症；CT→淋巴显像、淋巴管造影；原发病治疗、MCT饮食

- 血性腹水：腹水RBC＞50000×10⁶/L；穿刺损伤→标本体外凝固，非穿刺损伤→不凝血；见于肿瘤（肝癌～50%）、血管炎、结节病和TB；持续出血→介入/手术

Sleisenger and Fordtran's Gastrointestinal and Liver Disease, 10th ed, 2016.

■ 消化性溃疡

消化性溃疡（PUD）	
胃溃疡（GU）	**十二指肠溃疡（DU）**

病因	**最常见的因素：Hp感染、NSAIDs/ASA** 其他：吸烟（↓治愈率↑并发症）、遗传、GCS、应激、胃泌素瘤、放化疗等	
特点	Hp相关GU常位于胃窦；NSAIDs相关GU可分布各处，常多发、浅表；GU要和恶性溃疡相鉴别	>95%位于球部，恶性极罕见
症状体征	腹痛不典型，餐后痛（餐后0.5～1h），恶心、体重下降更常见；上腹压痛	上腹烧灼痛，饥饿痛（餐后1.5～3h），夜间痛（0～3AM），进食或服用抗酸药后缓解；上腹压痛
并发症	■ GIB：～15%，死亡率5%～10% ■ 穿孔及穿透：6%～7%，腹痛进展为持续性且抗酸药无效，或突发剧烈全腹痛；板状腹（＋）；后壁DU可向腹膜后穿孔，GU可穿透累及肝左叶 ■ 胃出口梗阻：1%～2%，恶心、呕吐，餐后腹痛加重，体重↓；振水音（＋） **NSAIDs/ASA患者、老年人可无明显症状，直接GIB或穿孔！！！**	
诊断	胃镜为首选检查；GU治疗前、治疗后如不**完全愈合**均需行组织活检**除外恶性病变**；DU治疗后如症状缓解且无并发症可暂不复查胃镜；**所有PUD患者均应行Hp筛查**	
手术指征	■ 药物难治性PUD→除外恶性疾病，必要时手术 ■ 内科保守及内镜治疗无效的PUD并发症 ✓ 出血：内镜止血失败→手术止血 ✓ 穿孔：立即监护、禁食水、补液、抑酸、Abx <70岁、空腹起病、穿孔<24h、仅有局限性腹膜炎→可尝试保守治疗；保守治疗24h内未改善→手术 ✓ 胃出口梗阻：持续的机械性梗阻→内镜下球囊扩张→失败→手术	

消化性溃疡（PUD）	
胃溃疡（GU）	十二指肠溃疡（DU）

治疗

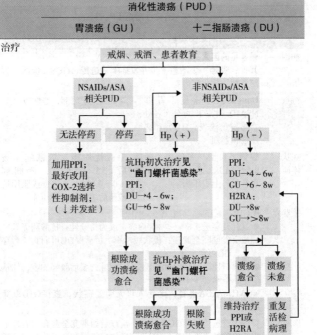

注：PPI：质子泵抑制剂；H2RA：H2受体抑制剂

*GU治疗12w或DU治疗8w；不愈合→难治性溃疡→需警惕胃泌素瘤、胃癌等可能，如可除外→考虑手术治疗

Evidence-based clinical practice guidelines for PUD, JSGE, 2015.

消化性溃疡诊断与治疗规范（2016年，西安）.

哈里森胃肠及肝病学，第2版.

■ 幽门螺杆菌感染

1. 幽门螺杆菌（Helicobacter pylori, Hp）
- G⁻杆菌，存在胃黏膜表面，有尿素酶可水解尿素→缓冲胃黏膜pH，不入血
- 多于儿童期感染（我国感染率约50%），人是唯一宿主，口-口传播
- ～70%感染者仅有组织学慢性活动性胃炎而无症状，～10%表现为消化不良
  - ✓↑消化性溃疡（>80%DU、>60%GU与Hp相关）、胃癌、胃MALT淋巴瘤
  - ✓可能与ITP、恶性贫血、不明原因的IDA相关；可能↓GERD

2. 诊断性检查

		敏感性	特异性	主要影响因素	其他
非侵入性	血清Hp抗体	～85%	～80%	根除后抗体仍可持续存在	检测IgG，不用于治疗后评估
	尿素酶呼气试验UBT	90%～95%	>95%	药物：PPI、铋剂、Abx→建议停PPI 1～2w，停铋剂/Abx 4w再查；活动性溃疡出血、胃黏膜严重萎缩、胃MALT淋巴瘤、胃癌	首选；胃部分切除术后↓准确性；治疗后评估
	粪便Hp抗原HpSA	90%～95%	>95%		无辐射；治疗后评估
侵入性	快速尿素酶试验RUT	～90%	>95%		快速（1h）；不用于治疗后评估

其他：组织病理，组织培养＋药敏（培养困难、时间长，用于耐药患者）

3. 治疗
- Hp感染筛查与抗Hp治疗的指征
  - ✓强烈推荐：消化性溃疡（无论是否活动），胃MALT淋巴瘤（Lugano I～II期）
  - ✓推荐：慢性胃炎＋消化不良症状/黏膜萎缩糜烂；早期胃癌内镜下切除/胃次全切术后；胃癌家族史；长期PPI；计划长期NSAIDs/低剂量ASA；ITP；不明原因的IDA；目前倾向于积极治疗所有Hp感染者，除非有抗衡因素
- 治疗方案：
  - ✓决定预后：患者服药的依从性＋Hp对药物的敏感性
  - ✓我国克拉霉素、甲硝唑、左氧氟沙星耐药率均>15%→不推

荐克拉霉素3联（PPI＋克拉霉素＋阿莫西林/甲硝唑）或不含铋剂的4联方案，必要时测药敏

✓ 推荐含铋剂的4联作为经验性治疗：PPI＋铋剂＋2种抗生素×10～14d

PPI：每天2次，餐前30min口服；每次艾司奥美拉唑20mg/雷贝拉唑10mg（**受CYP2C19影响小**）/奥美拉唑20mg/兰索拉唑30mg/潘托拉唑40mg

铋剂：每天2次，餐前30min口服；每次枸橼酸铋钾220mg

Abx：餐后口服，7种组合如下：

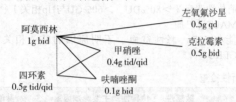

阿莫西林
1g bid

左氧氟沙星
0.5g qd

克拉霉素
0.5g bid

甲硝唑
0.4g tid/qid

四环素
0.5g tid/qid

呋喃唑酮
0.1g bid

✓ 除含左氧氟沙星方案外，余6种方案均可作为初次治疗方案；如初次治疗无效，可从未用方案中选择1种作为补救治疗；青霉素过敏→四环素替代

✓ 所有治疗患者均应在治疗完成停药4周后评估疗效：UBT或HpSA法（－）提示Hp已根除；胃MALT淋巴瘤、GU治疗后需复查胃镜

ACG Guideline：Treatment of H.p Infection，2017.
第五次全国幽门螺杆菌感染处理共识报告，2016.

■ 息肉和息肉病

1. 胃息肉
- ■ 病理类型包括胃底腺息肉、增生性息肉、腺瘤、错构瘤等
- ■ 处理原则
  - ✓ 切除指征：胃底腺息肉≥1cm，增生性息肉≥0.5cm，腺瘤性息肉，合并出血或梗阻症状
  - ✓ 多发息肉活检/切除最大者，并活检其他病变
  - ✓ 增生性息肉与腺瘤常合并慢性萎缩性胃炎，检查Hp并活检周围黏膜

	胃底腺息肉FGP	增生性息肉HYPP	腺瘤
特点	好发于胃底胃体，多为1～5mm	好发于胃窦，多<2cm	各部位均可，胃窦更多见
相关因素	长期PPI，部分FGP在停用PPI后会缩小	Hp，部分HYPP抗Hp后可缩小；恶性贫血；溃疡、手术相关胃炎	常合并慢性萎缩性胃炎、胃黏膜肠化生等癌前状态
肿瘤相关	不增加胃癌风险；<1%伴异型增生	一般不癌变，但合并其他部位胃癌的风险↑；2%～19%合并异型增生	存在癌变风险>2cm、病理为绒毛腺瘤癌变风险更高（28%～40%）
处理原则	<1cm活检>1cm切除	>0.5cm切除；多发HYPP建议活检周围黏膜；如Hp（+），抗Hp治疗	均建议切除，并活检周围黏膜如Hp（+），抗Hp治疗切除后1年复查胃镜
其他	多发FGP且<40岁→行肠镜除外FAP	萎缩性胃炎切除息肉并不↓癌变风险	

2. 结肠息肉
- ■ 结直肠息肉→结直肠癌：～70%通过**腺瘤途径**（腺瘤→低级别上皮内瘤变→高级别上皮内瘤变→癌）；～30%通过**锯齿状病变途径**（传统锯齿状腺瘤TSA或无蒂锯齿状腺瘤/息肉SSA/P→癌）；内镜检出锯齿状息肉难度↑
- ■ 临床表现：多无症状，可出现消化道出血（粪便OB阳性、黑便、便血）、大便习惯改变（便秘、腹泻）或消化道梗阻
- ■ 检查：结肠镜是首选筛查手段；结肠CT对<1cm或扁平的病变敏感性差，用于不耐受肠镜者，如结肠CT发现≥6mm息肉，建议行结肠镜
- ■ 对于结肠镜发现的息肉，应争取切除息肉并搜寻同期病变；

如息肉大量，获取病理并明确是否为息肉病

- 结肠息肉首选内镜下切除：圈套器息肉切除术（SS）、内镜下黏膜切除术（EMR）及内镜黏膜下剥离术（ESD）

  ✓ 术后出血：多发生在术后48h内；EMR：>2cm、右半结肠病变、术中出血↑术后出血风险；ESD：直肠病变↑术后出血风险；术后出血多为自限性，大出血需急诊结肠镜下止血，止血失败者需急诊手术止血

  ✓ 穿孔：立即禁食水、监护、补液、抗生素，早期发现、立即内镜下夹闭且无弥漫性腹膜炎者保守治疗有望成功；穿孔>4h、未行内镜下夹闭或初始保守治疗无效者需手术治疗

  ✓ 电凝后综合征：结肠病变高频电切除后出现的发热、局限性腹痛、腹膜炎而无穿孔征象，非直乙病变、较大病变更易出现，禁食、补液、抗生素等保守治疗效果较好

| | 腺瘤 | 锯齿状息肉SP：组织病理呈锯齿样改变 | | |
		增生性息肉HP	SSA/P	TSA
特点	最常见，肿瘤性病变	直乙多见，不↑癌变风险	右半结肠多见，无蒂，肿瘤性病变	直乙多见，肿瘤性病变
切除指征	均应切除	≥10mm或位于右半结肠（与SSA/P较难鉴别）	均应切除	均应切除
肠镜随访间隔	1~2个<10mm管状腺瘤→1~3年 3~10个管状腺瘤→1~2年 >10个腺瘤→1年 ≥10mm管状腺瘤/绒毛状腺瘤/伴高级别上皮内瘤变→1~2年	<10mm且位于直乙→1~2年 无息肉→3~5年	<10mm且无上皮内瘤变→2~3年 ≥10mm或伴上皮内瘤变→1~2年	1~2年
		锯齿状息肉病综合征：乙状近端结肠≥5个SP且≥2个直径>10 mm；或锯齿状息肉病综合征家族史+乙状近端结肠有SP；或>20个SP且分布于整个结肠→切除>1cm息肉，1年复查肠镜		

3. 息肉病

	突变基因	遗传	GI表现	肠外表现	健康管理
FAP	*APC*	AD	>100个结直肠腺瘤，可伴FGP、十二指肠腺瘤AFAP与FAP类似，息肉略少（10～99个）	骨（骨瘤，牙齿畸形），软组织（皮样囊肿，纤维瘤，硬纤维瘤），视网膜病变，其他肿瘤（甲状腺、肾上腺）	10～12岁起每1～2年肠镜→发现腺瘤后每年肠镜至计划行结肠切除；AFAP、MAP可稍晚开始监测（18～20岁）；
AFAP					
Gardner综合征					25～30岁开始筛查肠外肿瘤；家族成员建议行基因检测及肿瘤筛查
Turcot综合征					
…			肠外表现突出→Gardner综合征合并CNS肿瘤→Turcot综合征		
MAP	*MUTYH*	AR	类似AFAP，可合并HP与SSA/P	类似FAP，卵巢癌、膀胱癌、小肠肿瘤↑	
PJS	*STK11*	AD	多发错构瘤息肉，小肠多见GI肿瘤↑	皮肤黏膜色素斑；非GI肿瘤↑	18岁起每2～3年肠镜；小肠镜/CT筛查小肠
CCS	非遗传性，病因未明；脱发、皮肤色素沉着、甲营养不良、GI多发错构瘤性息肉和炎性息肉；激素治疗可能有效				

注：FAP，家族性腺瘤性息肉病；AFAP，衰减家族性腺瘤性息肉病；MAP，MUTYH基因相关息肉病；PJS，Peutz-Jeghers综合征；AD，常染色体显性遗传；AR，常染色体隐性遗传；CCS，Cronkhite-Canada综合征

中国早期结直肠癌筛查及内镜诊治指南（2014年，北京）.
BSG Guidelines for gastric polyps, 2010.
JSGE Guidelines for management of colorectal polyps, 2015.
GI ENDOSCOPY Vol 82, No.1: 2015.

炎症性肠病

1. 基本定义

- 炎症性肠病（IBD）：一种病因尚不十分清楚的慢性非特异性肠道炎症性疾病，主要包括溃疡性结肠炎（UC）和克罗恩病（CD）
- IBD类型待定（IBDU，~15%）：诊断IBD，但一时难以区分UC与CD；未定型结肠炎（IC，~5%）：结肠切除术后病理仍然无法区分UC或CD

2. UC与CD的特点

疾病	溃疡性结肠炎	克罗恩病
流行病学	发病高峰20~49岁，老年，不吸烟或戒烟↑发病，阑尾切除↓发病	发病高峰18~35岁，吸烟、口服避孕药↑发病
病变范围	常累及直肠（95%）并向近端延伸；局限于结肠；连续性病变；少数全结肠型可累及末段回肠2~3cm（倒灌性回肠炎）	消化道任何部位（口~肛）均可受累；跳跃性病变；末段回肠受累常见，而直肠一般不受累
肠镜所见	病变连续弥漫；黏膜呈颗粒状、充血水肿质脆→弥漫糜烂、浅溃疡；慢性：假息肉、黏膜桥、肠腔狭窄、缩短	病变节段性非连续；活动：阿弗他样溃疡→纵行溃疡；慢性：肠腔狭窄、瘘管形成
活检病理	黏膜和黏膜下浅层慢性炎；隐窝结构紊乱、隐窝炎及隐窝脓肿；基底细胞、淋巴细胞浆细胞增殖	全层透壁炎→裂隙状溃疡；阿弗他样→裂隙状溃疡；非干酪样肉芽肿（特征性表现，黏膜活检仅1/2于术标本可见）；

常见临床表现与化验检查	病程>4~6w；持续或反复发作的黏液脓血便，伴腹部绞痛、里急后重；全身症状：发热、乏力、Wt↓。狭窄→梗阻；穿透→瘘，症状取决于受累部位；回结肠炎：慢性或反复发作的右下腹痛、腹泻，腹部包块；空回肠炎：吸收不良、脂肪泻；上消：恶心呕吐、上腹痛；全身症状：发热、乏力、Wt↓。pANCA(+)→60%~70%UC与5%~10%CD，ASCA(+)→60%~70%CD与10%~15%UC；活动期炎症指标↑类乳铁蛋白、粪钙卫蛋白↑
肠外表现	皮肤黏膜：结节红斑（EN）；坏疽性脓皮病（PG）；银屑病；眼炎：葡萄膜炎、巩膜炎；阿弗他口炎；肝胆：PSC、胆石症；关节：骶髂关节炎、AS；其他：泌尿系结石、血栓栓塞性疾病
并发症	中毒性巨结肠：急性结肠扩张（KUB下横结肠或右半结肠直径≥6cm），常由电解质紊乱、止泻药诱发；腹腔脓肿、瘘管形成，肠-胃/肠、肠-膀胱、肠-阴道、肛周脓肿；肛周病变（30%）：皮赘、肛管狭窄、肛瘘、肛周脓肿；穿孔：中毒性巨结肠、穿孔、狭窄；较UC少见；结肠癌↑。消化道大出血（1%重症）：如24~48h内高6~8URBC→手术，如肠镜不能通过→手术，良性或恶性；狭窄（5%）患手术；狭窄（5%）↑肠癌↑↑
诊断	IBD诊断需先除外其他疾病！（感染性→每一次复发都需要鉴别！细菌、c.diff、TB/NTM、CMV、阿米巴等；非感染性→白塞综合征、淋巴瘤、肠结核、结肠缺血、结肠癌等）。IBD诊断暂无金标准（重度活动者肠镜宜缓，可不行肠道准备、镜检直肠、乙状结肠），影像学评估（小肠评估：CTE、MRE、肠道BUS；直肠MRI）及病理；肛周评估：直肠MRI及病理；IBD完整诊断需包括：临床类型、病情程度分期

续表

疾病	溃疡性结肠炎	克罗恩病

溃疡性结肠炎

■ 临床类型（蒙特利尔分型）：初发型，慢性复发型
■ 病变范围E：E1直肠，E2左半结肠（脾区以远），E3广泛结肠

克罗恩病

■ 确诊时年龄A：A1≤16岁，A2 17～40岁，A3>40岁
■ 病变累及部位L：L1累及回肠末段，L2结肠，L3回结肠，L4上消化道；L4可与L1至L3同时存在
■ 疾病行为B：B1非狭窄非穿透型，B2狭窄型，B3穿透型；B3可与B1，B2或B3同时存在
■ P为肛周病变，可与B1，B2或B3同时存在
■ 简化CDAI评分：

	0分	1分	2分	3分	4分
一般情况	良好	稍差	差	不良	极差
腹痛	无	轻	中	重	—
腹泻	稀便每日1次记1分				
腹块	无	可疑	确定	伴触痛	—
伴随疾病	每项记1分：关节痛、虹膜炎、EN、PG、口腔阿弗他溃疡、裂沟或新瘘管和脓肿				

总分≤4缓解期，5～8中度活动，≥9重度活动

病变分期：
■ 缓解期：临床症状消失，内镜见黏膜大致正常或无活动炎
■ 活动期：根据严重程度分为轻度活动和中度活动

严重程度 Truelove and Witts分级

	轻度活动	中度活动	重度活动
排便次数（次/天）	<4	4～6	≥6
便血	少量	中量	大量
体温（℃）	正常	平均<37.8	平均>37.8
脉搏（次/分）	正常	<90	>90
Hb（g/L）	正常	>75%正常值	≤75%正常值
ESR（mm/h）	<20	20～30	>30

治疗

■ 治疗目标：诱导并维持临床缓解及黏膜愈合；防治并发症；减少糖皮质激素使用；改善患者生存质量
■ 5-ASA：5-氨基水杨酸（诱导期：美沙拉嗪2～4g/d，维持期：美沙拉嗪1～4g/d），多种剂型（口结肠、小肠、栓剂、灌肠）
■ 激素：诱导期起始剂量相当于泼尼松0.75～1mg/（kg·d）；激素无效：相当于泼尼松0.75mg/（kg·d）治疗4w疾病仍处于活动期；激素依赖：激素治疗3个月后泼尼松仍不能减量至10mg/d或在停用激素3个月内复发
■ 免疫抑制剂：硫唑嘌呤AZA（注意血象）；环孢素CsA（浓度150～350ng/ml）；甲氨蝶呤MTX 25mg/w SC/IM；他克莫司FK-506
■ 生物制剂：抗TNFα（英夫利昔单抗；人鼠嵌合抗TNFα抗体，诱导期5mg/kg静脉w0、2、6→维持期隔8周1次；阿达木单抗；人源抗TNFα抗体）；抗整合素（那他珠单抗，维多珠单抗）等
■ 营养治疗：肠内营养对CD有重要治疗价值，特别是CD围手术期和维持缓解

治疗

患者教育、戒烟、避免应用NSAIDs类药物

诱导-轻中度活动	■ 全身激素→+AZA/MTX/英夫利昔单抗±AZA/维多珠单抗±AZA/那他单抗 ■ 柳氮磺吡啶SASP（仅对结肠型可能有效）
诱导-缓解-重度活动	■ 评估并发症（腹腔脓肿、梗阻），感染，支持治疗（广泛小肠受累需要TPN或要素膳） ■ 静脉激素→英夫利昔单抗/阿达木单抗/维多珠单抗

	近端UC（直肠或直乙受累）	广泛UC
诱导缓解-轻中度活动	■ 强调局部用药：栓剂（直肠）、灌肠（直乙） ■ 局部+口服5-ASA ■ 局部土口服优于单药 局部土口服激素 →全身激素 →局部激素/英夫利昔单抗	■ 激素依赖→+AZA ■ 激素抵抗/依赖→英夫利昔单抗 口服土局部5-ASA →全身激素 →AZA →英夫利昔单抗 →选择性白细胞吸附

续表

溃疡性结肠炎

疾病	溃疡性结肠炎
诱导缓解-重度活动	■ 支持治疗;除外感染;避免止泻剂、NSAIDs,阿片类等诱发肠道扩张;内镜检查需谨慎;预防抗凝 ■ 静脉激素—3~5d,如无好转—手术或静脉CsA/英夫利昔单抗(转换治疗)—如仍无好转—手术
维持缓解	■ 激素(局部或口服)不用于维持缓解 ■ 局部±口服5-ASA | 口服5-ASA ■ —+AZA或改用英夫利昔单抗(诱导缓解有效者)
手术	■ 消化道大出血、穿孔 ■ 重度UC±中毒性巨结肠,初始治疗无效 ■ 症状难以控制或无法耐受药物治疗 ■ 怀疑恶性肿瘤
肿瘤监测	起病8~10年的所有UC患者均应行1次肠镜,根据分型每1~2年复查肠镜;合并PSC每年复查肠镜 CD筛查基本同UC

克罗恩病

疾病	克罗恩病
维持缓解	■ AZA/MTX→英夫利昔单抗±AZA/阿达木单抗±AZA/维多珠单抗/那他珠单抗(JC病毒阴性)
广泛小肠或L4	预后差,尽早+AZA/MTX,优先选择英夫利昔单抗;上消受累者可+PPI改善症状
瘘或非肛周瘘管	■ 脓肿→CT引导下穿刺引流/手术 ■ 肛瘘:甲硝唑、环丙沙星+英夫利昔单抗/FK-506/AZA ■ 非肛周瘘管:英夫利昔单抗/FK-506/AZA
手术	■ 纤维性梗阻、瘘管、脓肿 ■ 消化道大出血、穿孔、中毒性巨结肠 ■ 怀疑恶性病变
预防术后复发	甲硝唑1~2g/d(小肠切除术后) 英夫利昔单抗+AZA(术后4周内开始)

■ 缺血性肠病

	急性肠系膜缺血AMI（约35%）数分钟至数小时				慢性肠系膜缺血 CMI（约5%）病程>3月	结肠缺血（缺血性结肠炎）CI（约60%）
	动脉闭塞型		非闭塞型	静脉血栓型		
	SAME ~45%	SMAT ~25%	NOMI ~20%	MVT ~10%		
受累特点	好发于SMA出口远端3～10cm处及主要分叉远端	好发于SMA近心端2cm处	弥漫内脏血管收缩动脉痉挛	常见于SMV、门脉，少见于IMV、脾静脉	侧支循环丰富，一般≥2根血管严重狭窄才出现症状	左半结肠多见，而右半结肠死亡率更高
危险因素	Af、瓣膜病、左心增大土附壁血栓	动脉粥样硬化	休克、心衰、IAP↑、药物（洋地黄、利尿剂、升压药）	高凝、门脉高压、IBD、胰腺炎、外伤	动脉粥样硬化	动脉粥样硬化、Af、IBS、腹部手术、泻药、毒品、机械性梗阻
症状体征	早期：突发剧烈腹痛，症状>体征，休克 弥漫腹膜炎，GI自排空（恶心、呕吐、腹泻）；晚期： ■ SMAT常有CMI病史；MVT中等腹痛，可在1～2w内逐渐出现；NOMI多见于ICU，腹胀更明显，感染性休克常见 ■ AMI 4个亚型难以通过症状体征鉴别，需要结合危险因素！				餐后腹痛（餐后30min起，持续1～2h）+体重下降（恐惧进食，无Wt↓诊断CMI需谨慎）	突发痉挛性腹痛，排便急迫感，24h内便血；腹部压痛；IRCI可无便血，与AMI鉴别困难
诊断	■ 目前无可靠的实验室指标用于AMI早期诊断（D-Dimer正常可基本除外） ■ 除NOMI外，CTA为首选检查，即使SCr↑，仍推荐尽快行CTA，AMI早期诊断↓病死率；NOMI首选DSA（动脉痉挛） ■ AMI诊断=危险因素+临床表现+影像学				■ CTA诊断首选； ■ CMI诊断=多血管，狭窄+症状；血管诊断需谨慎	■ 肠镜+活检：早期（<48h）；不需肠道准备，穿孔坏死是禁忌

221

续 表

	急性肠系膜缺血 AMI（约35%）数分钟至数小时				慢性肠系膜缺血 CMI（约5%）病程>3月	结肠缺血（缺血性结肠炎）CI（约60%）
	动脉闭塞型		非闭塞型	静脉血栓型		
	SAME ~45%	SMAT ~25%	NOMI ~20%	MVT ~10%		
治疗	■ 监护，吸氧，胃肠减压，液体复苏，慎用升压药（必要时选择对肠系膜血流影响较小的药物） ■ 再血管化 　SAME：手术或血管内取栓 　SAMT：支架/搭桥 ■ 切除坏死肠管 ■ 药物治疗 　SAME：A者长期抗凝 　SAMT：抗板+二级预防		■ 静脉抗生素（三代头孢+甲硝唑）、禁用洋地黄 ■ 祛除诱因 ■ SMA内注射血管扩张剂 ■ 处理血管基础病变（重度狭窄） ■ 切除坏死肠管 ■ 重在预防！	■ 首选抗凝 ■ 如治疗无效或尚存在抗凝禁忌（取栓、介入（TIPS）或手术	■ 再血管化 　支架/搭桥 ■ 药物治疗 　抗板+二级预防	■ 80%保守治疗1~2w可缓解 ■ 如不缓解/腹膜刺激征等提示肠坏死征象/IRC或全结肠受累/与AMI难以鉴别→手术 ■ 狭窄等慢性并发症→手术

注：SAME：肠系膜上动脉栓塞；SMAT：肠系膜上动脉血栓形成；NOMI：非闭塞型肠系膜缺血；MVT：肠系膜静脉血栓；SMA：肠系膜上动脉；SMV：肠系膜上静脉；IMV：肠系膜下静脉；IAP：腹内压；IRCI：孤立右半结肠缺血

ESVS Guideline for Management of the Diseases of Mesenteric Arteries and Veins, 2017.
ACG Guideline for Colon Ischemia, 2015. ESTES guidelines: acute mesenteric ischaemia 2016.

■ 急性胰腺炎（AP）

1. 病因

常见	不常见
■ 胆石症* ■ 酒精* 　>50g/d、>5y ■ 高脂血症* 　TG>11.3mmol/L ■ ERCP术后	■ 解剖或遗传因素*：胰腺肿瘤、乳头肌功能不良、乳头旁憩室、胰腺分裂症、α1-抗胰蛋白酶缺乏 ■ 药物*：AZA、5-ASA、抗反转录病毒药、磺胺、四环素、丙戊酸、化疗药如门冬酰胺酶 ■ 感染：柯萨奇病毒、腮腺炎病毒、CMV、EBV、HIV、HAV、蛔虫 ■ 免疫：自身免疫性胰腺炎、干燥综合征、PBC、SLE ■ 高钙血症* ■ 外伤

注：*反复发作AP需考虑的病因（其中胆道微石症、胆泥淤积最常见）
>40岁患者AP如无明显原因，需警惕壶腹部肿瘤，尤其是伴主胰管扩张者

2. 诊断

■ **诊断AP**：需满足以下3项中的2项

　✓ **典型症状**：急性发作的持续性上腹痛/压痛，常向后背部放射

　✓ **血胰酶**：血清淀粉酶（AMY）或脂肪酶（LIP）大于3倍正常上限值

　　AMY发病2~12h↑，持续3~7d。**假－**：慢性胰腺炎急性发作、脂源性AP、极重/极轻AP。**假＋**：其他急腹症、肾衰、DKA、巨淀粉酶血症、唾液腺疾病、头外伤

　　LIP↑持续7~14d，特异性较AMY高

　　血胰酶↑程度与病情严重度无关！

　✓ **影像学**：影像学证实符合AP表现

　　US：初始检查，用于评估胆系与胰头结构，对胆总管下段结石不敏感。CT：症状/胰酶不确定时，用于诊断AP。CT增强：如初始治疗效果不佳，建议起病72h后进行，用于AP分级和局部并发症评估（**过早做↑胰腺坏死；局部并发症尚不明显易漏诊**）。MRI：无造影剂，用于AP诊断及分级，评估胆石及胆系、胰腺解剖结构。EUS：对隐匿胆系疾病（微结石）的评估，敏感性和特异性最强

　　鉴别诊断：其他急腹症（肠梗阻、消化道穿孔、阑尾炎、缺血性肠病、急性胆囊炎、泌尿系结石、宫外孕等）、心血管疾病（下壁心梗、主动脉夹层、肺栓塞）、DKA（AMY可升高，LIP多正常）等

■ **AP严重程度分级及并发症诊断**

　轻度AP（MAP）：无器官功能衰竭，无局部或全身并发症

　中重度AP（MSAP）：有短暂器官功能衰竭（<48h）和/或

局部或全身并发症

重度AP（SAP）：持续性脏器功能衰竭（>48h）

✓关于器官功能衰竭：

改良的Marshall评分（任一系统≥2分）评价器官功能衰竭（见附录）。早期AP严重程度可能尚在演变中，入院后24h、48h、7d应重新评估。**目前的多种评分系统（Ranson评分、BISAP评分、CTSI等；见附录）对早期预测SAP价值有限，HCT或BUN升高对SAP有提示意义，而密切的生命体征监测（持续存在SIRS）与bedside评估仍是预测SAP最重要的手段**

✓评估局部并发症：需增强CT或MRI

急性胰周液体积聚 APFC	AP发生<4w，见于间质水肿性胰腺炎 积液密度均匀，局限在正常的胰周筋膜内，没延伸到胰腺内，没有明显包膜
胰腺假性囊肿 Pseudocyst	AP发生>4w，见于间质水肿性/坏死性胰腺炎 液体密度均匀，界限清楚，有完全包裹的囊壁
急性坏死性积聚 ANC	常出现于AP发生<4w，见于坏死性胰腺炎 密度不均/非流体密度影，位于胰腺内/外，无明显囊壁包裹，**初为无菌，可继发为感染性坏死**
包裹性坏死 WON	AP发生>4w，见于坏死性胰腺炎 密度不均/非液体密度影，位于胰腺内/外，由界限清楚的囊壁完全包裹，**初为无菌，可继发感染性坏死**

其他并发症：胃流出道道梗阻，肠坏死，脾静脉及门脉血栓，胰管破裂，腹腔间隔室综合征

如腹痛/SIRS持续或再发、体温再次升高、器官功能恶化，需警惕局部并发症（特别是感染性坏死）

✓关于全身并发症：指由AP导致的既往共存疾病（如COPD/CAD）的恶化

3. 治疗

初始治疗

1）根据严重程度转诊，SAP患者需入ICU治疗
2）监测生命体征、神志、腹部体征、尿量等，禁食水，镇痛
3）**早期液体复苏：目前唯一有循证医学证据改善AP预后的治疗！**
■ 入院后最初12~24h进行复苏获益最明确
■ 首选乳酸林格液，初始3mg/（kg·h）（250~500ml/h），禁用于高钙血症，与头孢曲松有药物相互作用
■ Targeted resuscitation：每6~8h监测HCT、BUN，调整补液速度，**目标为HCT及BUN下降**
■ 心肾肺功能不全者视病情调整，必要时行血流动力学监测

病因相关治疗	
胆源性	其他
■ 持续胆道梗阻合并胆管炎→急诊ERCP（24h内） ■ 无胆道梗阻/胆管炎证据→MRCP/EUS评估 ■ MAP＋胆囊结石→尽早行胆囊切除术 ■ 坏死性胰腺炎＋胆囊结石→争取在住院期间行胆囊切除术	脂源性：胰岛素、小剂量肝素、血液净化 高钙：降钙、治疗病因 自身免疫性：激素……

并发症相关治疗

■ 胰腺/胰周感染性坏死

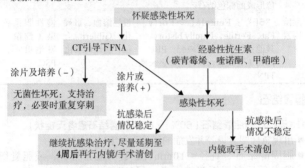

■ APFC、ANC、WON、Pseudocyst：无感染、无压迫→随诊观察
■ APFC、ANC：感染或压迫→US/CT/内镜引导下穿刺引流，仍不缓解→手术
■ WON：感染→US/CT/内镜引导下穿刺引流或手术
■ Pseudodyst：压迫→内镜/手术内引流，尽量避免外引流

其他治疗问题

■ 营养：MAP患者腹痛缓解、无恶心/呕吐，即可恢复经口低脂饮食
　　　　SAP患者尽早开始肠内营养，胃管与空肠营养管无明显差异，
　　　　必要时联合肠外营养
　　　　联合中药治疗（大黄内服、灌肠等）
■ 预防性抗生素：不推荐无感染证据时预防性使用抗生素
■ 胰腺外分泌抑制剂和胰酶抑制剂：奥曲肽0.1mg q8h，不降低病死率；胰酶抑制剂可减少并发症，不降低病死率

ACG Guideline: Management of Acute Pancreatitis, 2013.
AGA Guideline on Initial Management of Acute Pancreatitis, 2018.
Revision of the Atlanta classification and definitions, 2012.
中华胰腺病杂志, 2019, 19: 321.

■ 胆石症

胆石的分类与成因

	胆固醇结石	色素结石	
		黑色结石	棕色结石
成分	胆固醇>50%，钙盐、胆色素、蛋白、脂肪酸	胆汁酸钙为主，胆固醇<20%	
部位	胆囊：绝大多数胆石形成在胆囊（胆固醇结石、黑色结石）。其中胆固醇结石约占90%		
	胆总管（CBD）：绝大多数CBD结石来源于胆囊结石。少数是原位形成的棕色结石		
危险因素	"5F"：Female，>Forty，Fat, Fertile, Family history 其他：怀孕，饥饿减肥，PBC，药物（奥曲肽、贝特类），长期TPN	慢性溶血，肝硬化，Giblert综合征，囊性纤维化	慢性胆系感染（细菌、寄生虫），PSC

胆囊结石

1. 无症状的胆囊结石（60%～80%胆囊结石患者无症状）
- 出现急性胆囊炎等并发症的风险为每年1%～4%
- 胆固醇结石、直径<10mm且胆囊功能正常者，或胆囊切除术后反复胆固醇结石者，可UDCA溶石［10～15mg/（kg·d），～50%溶解率，但复发率较高］
- **一般不推荐无症状患者预防性胆囊切除**

2. 胆绞痛
- 胆石位于**胆囊管（ALP、Bil正常）或胆总管（ALP、Bil可↑）**时
- 持续性中上腹或右上腹钝痛，可向右肩、右肩胛区、肩胛间区放射，可伴恶心、呕吐，持续约30min～5h可缓解
- **如持续>5h或伴发热，高度提示出现急性胆囊炎等并发症**
- **胆绞痛患者如症状严重、发作频繁影响生活，可考虑胆囊切除术**

3. 急性胆囊炎
- 临床表现：低热，持续不缓解的胆绞痛，Murphy's征（＋），血白细胞升高，可伴有肝酶、胆红素轻度升高
- US为首选检查，可发现90%～95%的结石及胆囊炎症征象
- 内科治疗
  ✓ 禁食，补液，胃肠减压，镇痛（首选NSAIDs）

✓ 怀疑合并感染者，经验性加用Abx：常见病原包括E.coli、克雷伯菌属、链球菌属、梭菌属；首选三代头孢、β-内酰胺＋β-内酰胺酶抑制剂、喹诺酮，怀疑厌氧菌感染（胆囊坏疽、穿孔、气肿性胆囊炎）时加甲硝唑

- 手术治疗：
  ✓ 75%患者保守治疗可缓解，但1y内复发率25%，6y内复发率60%
  ✓ **推荐早期行胆囊切除术（发病<72h），如无条件早期手术，推荐发病6w后行胆囊切除术**
- 并发症：～25%，一旦出现，尽快手术
  ✓ Mirrizzi综合征：胆囊颈/胆囊管结石压迫CBD引起梗阻→**手术**
  ✓ 气肿性胆囊炎：胆囊壁缺血继发产气菌感染，多见于糖尿病患者；症状不特异，KUB/CT可见胆囊壁积气；死亡率高→Abx＋手术
  ✓ 胆囊周围积脓、胆囊坏疽及穿孔→Abx＋手术

胆总管结石

- CBD结石患者可无症状（少见），或出现胆绞痛，或出现并发症（急性胆管炎、急性胰腺炎等）
- ～15%胆囊切除术患者合并CBD结石，如存在高危因素（黄疸或AP病史、ALP或Bil↑、BUS/MRCP示CBD扩张）→术前ERCP

急性胆管炎

- 主要机制：胆管梗阻＋细菌感染
- 临床表现
  ✓ Charcot三联征：发热、胆绞痛、黄疸→急性胆管炎
  ✓ Reynolds五联征：Charcot三联征＋意识障碍＋低血压→**急性化脓性胆管炎（AOSC）**，提示胆管完全梗阻，死亡风险高
- 影像学：US为首选，可见胆管扩张，对CBD下段结石敏感性差。MRI对胆管结构显示好，EUS对CBD下段结石更敏感
- 治疗
  1）监测灌注与抗休克治疗
  2）经验性Abx至病原学回报后调整：
  ✓ 常见病原：多**混合感染**，E.coli、克雷伯菌属、肠球菌属±厌氧菌
  ✓ 经验性Abx：β-内酰胺＋β-内酰胺酶抑制剂**或**三代头孢＋甲硝唑；碳青霉烯**或**氟喹诺酮＋甲硝唑
  3）解除胆道梗阻：
  ✓ 急性非化脓性胆管炎多对Abx反应好，可择期（24～48h

内）行胆道引流
- ✓AOSC单纯Abx治疗效果差，常引起多发肝脓肿、感染性休克，应**立即**行胆道引流，否则死亡率近100%！
- ✓24h保守治疗无效的非化脓性胆管炎也应尽快行胆道引流
- ✓引流方式**首选ERCP：成功率～90%**
- ✓无法ERCP或ERCP失败可行EUS/PTCD引流或手术

4）待急性炎症控制后，择期行胆囊切除术

Harrison's Gastroenterology and Hepatology, 3rd ed.
EASL Guidelines on gallstone, 2016.
中国ERCP指南，2018.
中国慢性胆囊炎、胆囊结石内科诊疗共识意见，2014.

■ 肝硬化失代偿期及其并发症

1. 肝硬化
■ 肝硬化为病理诊断，是各种肝病的终末状态，最常见的病因
  为慢性病毒性肝炎（HBV、HCV）和酒精
  - ✓ **代偿期：未出现并发症**，预期生存～12年，进入失代偿期
    风险～5%/年
  - ✓ **失代偿期：出现腹水/食管-胃静脉曲张/肝性脑病等并发**
    症，预期生存～2年
■ 失代偿期治疗包括：原发病治疗（戒酒、抗HBV/HCV等）、
  并发症的预防与治疗、肝移植
■ 预后评估：Child-Pugh分级（详见**附录**，亦可评估手术风
  险）、MELD评分（亦用于肝移植优先度分层）

2. 门脉高压（肝静脉压力梯度HVPG＞5mmHg）
（1）食管-胃静脉曲张
■ 所有失代偿期患者均应行胃镜筛查，评估出血风险

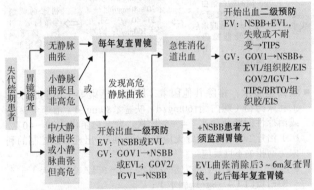

注：NSBB.非选择性β受体阻滞剂（↓门脉压力）；普萘洛尔10～40mg
bid起，加至能耐受的最大剂量；卡维地络6.25mg qd起，最大加至
12.5mg/d；目标静息HR50～60bpm，sBP＞90mmHg；大量腹水患者
酌情减量）；EVL.内镜下静脉曲张套扎术（分次套扎，直至曲张静脉完
全消除；门脉高压不解除，会复发）；EIS.内镜下硬化剂注射；TIPS.经
颈静脉肝内门体静脉分流术（↑肝性脑病）；BRTO.经球囊导管逆行性静
脉栓塞术（↑门脉压力，可能↑EV）；EV.食管静脉曲张；GV.胃静脉曲
张；GOV1.食管静脉曲张越过贲门延伸至胃小弯；GOV2.食管静脉曲张越
过贲门延伸至胃底；IGV1.孤立的胃底静脉曲张；IGV2.孤立的胃其他部
位静脉曲张，罕见；GV出血风险：IGV1＞GOV2＞GOV1

高危的静脉曲张：中/大静脉曲张或红色征（＋）或Child-Pugh C级

（2）腹水

- **诊断**：肝硬化患者首次发现腹水时，均应行诊断性穿刺明确腹水性质，明确有无肿瘤、感染等
  - ✓1级（少量腹水）：只有通过US才能发现的腹水，深度＜3cm；无症状，移浊（-）
  - ✓2级（中量腹水）：有腹胀、腹部隆起症状的腹水；US示腹水淹没肠管，但尚未跨过中腹，深度 3～10cm
  - ✓3级（大量腹水）：腹胀明显，移浊（＋），可有脐疝形成；US示腹水占据全腹腔，深度＞10cm

- **治疗**：

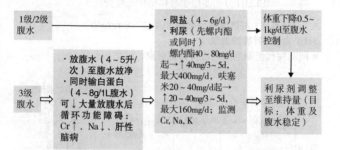

- **顽固型腹水**：排除其他因素（肿瘤、感染等）引起腹水，①利尿药物（螺内酯160mg/d、呋塞米80mg/d）治疗至少1w 或治疗性间断放腹水（4～5升/次）联合白蛋白（20～40克/次）治疗2w，腹水治疗无应答反应；或②出现难以控制的利尿药物相关不良反应
  - ✓限盐（4～6g/d），大量放腹水［4～6升/（次·天）］＋输白蛋白（4～8g/1L腹水）；
  - ✓利尿剂反应差可考虑托伐普坦、特利加压素、米多君；如无禁忌，可早期行TIPS
  - ✓低钠血症：限水（Na＜125mmol/L），托伐普坦，谨慎应用高渗盐水（Na＜110mmol/L或伴神志改变）；Na↑＜12mmol/L/24h
  - ✓出现顽固型腹水或低钠血症的患者预后差、死亡率高，如有条件，应尽快肝移植

- **自发性腹膜炎（SBP）**
  临床表现不特异、隐匿，易漏诊：发热、腹痛、脑病加重、顽固性腹水、对复苏反应差的低血压

诊断：腹水细胞学＋病原学（同时留取血培养和腹水涂片＋培养）

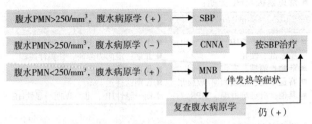

注：PMN，多形核中性粒细胞；CNNA，腹水培养阴性的中性粒细胞增多性腹水；MNB，中性粒细胞不增高单株细菌性腹水

治疗：常见病原菌为E.coli、肺炎克雷伯菌、肺炎链球菌、肠球菌；如腹水培养或涂片＞1种菌，需警惕继发性腹膜炎！！！

✓ 补充白蛋白：1.5g/kg诊断当日→1g/kg 3日，改善预后

✓ 经验性抗生素：三代头孢/喹诺酮/碳青霉烯

✓ 预防性抗生素

一级预防：Child-Pugh＞9分＋胆红素＞51μmol/L＋Cr↑or Na↓＋腹水TP＜15g/L → 诺氟沙星400mg qd或TMP-SMZ 1# qd

二级预防：诺氟沙星400mg qd（利福昔明可能有效）

（3）肝肾综合征（HRS）

■ **诊断**：肝硬化合并腹水，SCr＞133μmol/L；除外休克、肾毒性药物、肾后梗阻；无蛋白尿或血尿；停止利尿2d并扩容后肾功能无好转

■ **分型与治疗**：

	I型HRS（HRS-AKI）	II型HRS（HRS-NAKI）
定义	2w内Cr↑至≥2倍并＞221μmol/L或Ccr↓≥50%并＜20ml/min	肾功能缓慢恶化常伴顽固型腹水
治疗	■ 一旦出现HRS，预后差，尽快肝移植 ■ 特利加压素（1mg q4～6h）＋大剂量白蛋白（20～40g/d）3天SCr未降低25%→逐步增加至最大剂量2mg/4h ■ 奥曲肽（100～200U q8h）＋米多君（2.5～12.5mg q8h）可作为特利加压素的替代方案 ■ 肾脏替代治疗不改善预后	

3. 肝性脑病（HE）

■ **诊断**：HE诊断依靠临床，而非血氨水平（血氨正常诊断需谨

231

慎）；需除外其他代谢性及器质性因素引起的意识改变；常存在诱因

■ 常见诱因与HE分期：

常见诱因	分期
■ 产氨增加：GIB、感染、电解质紊乱、便秘 ■ 药物：酒精、安定类、阿片类 ■ 容量不足：过度利尿/放腹水 ■ 其他：肝细胞肝癌、TIPS	■ Ⅰ期：轻度意识模糊，睡眠倒错 ■ Ⅱ期：定向力障碍，扑翼样震颤 ■ Ⅲ期：嗜睡，但可唤醒 ■ Ⅳ期：昏迷 Ⅰ期→隐性HE，Ⅱ～Ⅳ期→显性HE

■ 治疗显性HE
　✓ 去除诱因最为重要！（如，苯二氮䓬类中毒→氟马西尼）
　✓ 乳果糖15～30ml po tid或白醋灌肠，目标3～5次软便/天
　✓ 利福昔明400mg tid口服，↓肠道细菌，↓尿素酶产生
　✓ 新霉素/甲硝唑可作为替代药物；可口服BCAA/静脉LOLA辅助
　✓ 必要时可予咪达唑仑镇静

■ 二级预防
　✓ 初次发作HE后，加用乳果糖；二次发作HE后，加用利福昔明
　✓ 不建议乳果糖/利福昔明用于预防TIPS术后的HE

EASL Guidelines for decompensated cirrhosis, 2018.
AASLD&EASL Guideline for Hepatic Encephalopathy, 2014.
AASLD Guideline for Ascites Due to Cirrhosis, 2012.
AASLD Guideline for PH Bleeding in Cirrhosis, 2016.
肝硬化门静脉高压食管胃静脉曲张出血的防治指南，中华医学会，2015.
肝硬化腹水及相关并发症的诊疗指南，中华医学会，2017.

■ 肠内和肠外营养

1. 定义
- **肠内营养（EN）**：经消化道提供营养素及能量支持，包括经口营养补充（ONS）与经消化道管饲
- **肠外营养（PN）**：经外周或中心静脉提供营养素及能量支持；所有营养素完全经PN获得为全肠外营养TPN；单纯糖电解质输液不算PN

2. 指征
- 住院患者NRS 2002评分（见**附录**）≥3分，提示存在营养风险，具备EN/PN指征
- ICU患者EN/PN需在生命体征稳定的情况下进行，APACHE Ⅱ评分＞10分存在重度营养风险，或NRS 2002评分≥3分，具备EN/PN指征

3. 通路选择：只要胃肠道允许，尽可能选择肠内营养（If the gut works, use it！）

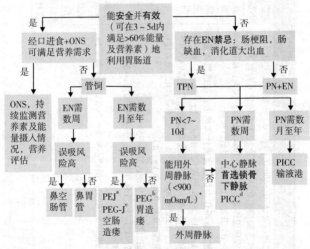

注：PEJ[a].经皮内镜下空肠造口术；PEG[b].经皮内镜下胃造口术；PEG-J[c].经皮内镜下胃空肠造口术；PICC[d].经外周静脉置入中心静脉导管；*PN渗透压估算详见**附录**

4. 配制

TPN

（1）**定液量**：生理需要量30～40ml/（kg·d）+额外丢失量

（2）**定能量**：首选间接测热法；其次按理想体重（营养不良者按实际体重，其他按理想体重）：25～30kcal/（kg·d）；ICU患者20～25kcal/（kg·d）开始，1周内过渡至目标量

（3）**氨基酸**：蛋白质不作为供能物质计算热卡；按理想体重估算：1.0～1.2g/（kg·d），ICU患者1.2～1.5g/（kg·d）；一般患者选18AA，肝性脑病患者15AA，肾功能不全非透析患者可选9AA并酌情减少氨基酸摄入[0.55～0.8g/（kg·d）]，术后及ICU患者建议添加丙氨酰谷氨酰胺[0.3～0.4g/（kg·d）]

（4）**脂肪乳**：1g提供9kcal；供能占30％～50％；术后及重症患者MCT/LCT优于LCT，并推荐加用ω-3脂肪酸1～2ml/（kg·d）

（5）**葡萄糖**：1g提供3.4Kcal；供能占50％～70％；至少需要2g/（kg·d）；

EN

定能量，液量同TPN。各种EN制剂能量密度不同（1～1.5kcal/ml）
EN制剂的选择

氮源		名称	能量 kcal/ml	蛋白克/500ml	渗透压 mOsm/L	特点
整蛋白	纤维素-	安素	1.0	17.8	443	6勺=250ml
		瑞素	1.0	19	250	
	纤维素*	瑞高	1.5	37.5	300	高能量高蛋白
	纤维素+	瑞代	0.9	17	320	糖尿病
		瑞能	1.3	29	390	+ω-3
		能全力	1.0或1.5	20	250	
水解蛋白		百普力	1.0	20	400	消化功能不全
氨基酸		维沃	1.0	11.5g/300ml	610	消化功能障碍

术后患者推荐+ω-3配方
*含纤维素的制剂易堵管，每4小时用20～30ml温水冲洗导管

续　表

（6）电解质：成人基本需要量（如有瘘等大量丢失情况，需额外补充）

Na⁺：100～120mmol/d，0.9%NaCl 500ml＝77mmol NaCl

K⁺：60～80mmol/d，15% KCl 10ml＝20mmol K

Ca²⁺：5～10mmol/d，10%葡萄糖酸钙10ml＝2.32mmol Ca

Mg²⁺：7.5～12.5mmol/d，10% MgSO₄ 10ml＝8.3mmol Mg

P：10mmol/d，2.16g甘油磷酸钠（格利福斯10ml）＝10mmol P

（7）其他：水溶性维生素（水乐维他10ml、VitB₁、VitB₆、VitC低于日维荐量，如长期应用可单独添加），脂溶性维生素，微量元素。

5. 并发症

PN	EN

管路相关　导管感染、血栓

导管堵塞（预防为主：给药及输注前后脉冲式冲管，EN不混用；应对措施：温水、苏打、可乐、导丝＋胰酶、拔管），移位及断裂、拔管困难（剪断近端，远端排出/内镜取出）。

代谢相关　再喂养综合征（refeeding syndrome）：严重慢性营养不良性患者提供再喂养后出现水（水钠潴留）、电解质（低磷、低钾、低镁）、糖（低血糖）、维生素（VitB₁不足）等营养素的失衡。→缓慢开始，密切监测，及时补充。

235

续 表

	PN	EN
	高血糖（监测血糖，胰岛素，ICU患者目标血糖上限10mmol/L），高脂血症（TG>4～5mmol/L时尽量避免使用脂肪乳），容量过负荷（监测体重、血钠），代谢性酸中毒，肝损，非结石性胆囊炎	水电解质紊乱、高血糖等
消化道相关	胃肠道粘膜萎缩，屏障功能下降（只要无禁忌，同时加用EN）	腹泻：速度过快（改用泵，25～50ml/h起，逐渐加量，空肠营养必须用泵）；渗透压高（等渗平始，逐渐加浓，可用水稀释），温度过低（加热棒），菌群紊乱（益生菌，小心c.diff！），乳糖不耐受，脂肪泻，膳食纤维缺乏（便秘：液量不足，膳食纤维不足，动力不足（注意药物因素，必要时加用动力药，泻药），空肠营养；误吸（床头抬高30°，口腔清洁，促动力，空肠营养）

注：BCAA：支链氨基酸；AAA：芳香族氨基酸；LCT：长链脂肪乳；MCT：中链脂肪乳

ESPEN guidelines on nutritional support for polymorbid internal medicine patients, 2018.

ESPEN guideline: Clinical nutrition in surgery, 2017.

ASPEN Guidelines for the Provision and Assessment of Nutrition Support Therapy in the Adult Critically Ill Patient, 2016.

ESPEN Guidelines on Parenteral Nutrition: Intensive care, 2009.

ESPEN Guidelines on Parenteral Nutrition: Surgery, 2009.

临床诊疗指南：肠外肠内营养学分册.

Harrison's Gastroenterology and Hepatology, 3rd ed.

水电解质平衡

水田稻作

■ 快速判读ABG

1. 确定原发酸碱紊乱（pH、$PaCO_2$、HCO_3^-）

	pH	$PaCO_2$	HCO_3^-
呼酸	<7.40	>40	
呼碱	>7.40	<40	
代酸	<7.40		<24
代碱	>7.40		>24

pH和$PaCO_2$：变化方向相同→代谢性，变化方向相反→呼吸性

2. 确定有无混合酸碱紊乱（代偿公式）
- pH不会因代偿而正常
- 呼吸代偿：数分钟；肾脏代偿：数小时或数天
- 呼碱（高通气）、呼酸（低通气）不会同时存在
- VBG（静脉血气）pH及HCO_3^-相对准确但$PaCO_2$仅可用于高碳酸血症筛查而不能准确衡量其程度（≥45mmHg）

紊乱类型	代偿公式	其他代偿公式
代酸	$PaCO_2\downarrow=1.2\times\Delta[HCO_3^-]$	$PaCO_2=1.5\times[HCO_3^-]+8\pm2$
代碱	$PaCO_2\uparrow=0.7\times\Delta[HCO_3^-]$	
急性呼酸	$[HCO_3^-]\uparrow=0.1\times\Delta PaCO_2$	$pH\downarrow=0.008\times\Delta PaCO_2$
慢性呼酸	$[HCO_3^-]\uparrow=0.4\times\Delta PaCO_2$	$pH\downarrow=0.003\times\Delta PaCO_2$
急性呼碱	$[HCO_3^-]\downarrow=0.2\times\Delta PaCO_2$	$pH\uparrow=0.008\times\Delta PaCO_2$
慢性呼碱	$[HCO_3^-]\downarrow=0.4\times\Delta PaCO_2$	

3. 计算阴离子间隙（AG，Anion Gap）：AG↑提示代谢性酸中毒
- $AG=[Na]$（测定值）$-[Cl]-[HCO_3^-]$（正常范围 8~16mmol/L）
- 校正$AG=AG$测定值$+0.25\times[45-Alb(g/L)]$
- AG↑：有机酸增多（酮症、乳酸、ESRD、药物/毒物）等

4. 如AG↑，计算Gap-Gap判断有无合并代谢性碱中毒及非AG升高代谢性酸中毒
- $Gap\text{-}Gap=[AG-12]/[24-HCO_3^-$（测定值）$]$
- Gap-Gap 1~2：单纯AG↑型代酸
- Gap-Gap>2：存在代碱；Gap-Gap<1：存在非AG升高代酸

5. 结合临床判断病因

6. 严重酸碱紊乱对人体的影响

	严重酸中毒 （pH<7.2）	严重碱中毒 （pH>7.6）
循环系统	心肌收缩力↓，小动脉扩张；MAP、CO↓；对儿茶酚胺反应性↓；心律失常风险↑	小动脉收缩；冠状动脉血流↓；心律失常风险↑
呼吸系统	过度通气；呼吸肌疲劳	通气不足
代谢	K↑	K/Ca/Mg/P↓
神经系统	意识障碍	意识障碍；抽搐

The ICU Book, 4th ed, P587-599.
NEJM 2014, 371: 1434.
Am J Emerg Med 2012, 30: 896.

水电解质平衡

240

■ 代谢性酸中毒

1. 诊断：ABG→判断原发酸碱紊乱类型→计算代偿公式→计算 AG→计算 Gap-Gap

2. 高 AG 代酸病因

酮症酸中毒	糖尿病；酒精；饥饿
乳酸酸中毒	A型：L型乳酸，有组织缺氧（休克、脓毒血症、呼吸衰竭、严重贫血、CO中毒、缺血性肠病、氰化物中毒）
	B型：L型乳酸，无组织缺氧（恶性肿瘤、严重肝损、酒精、二甲双胍、水杨酸、NRTIs、遗传代谢）
	D型：D型乳酸（常规测定方法不可测）→诊断：高AG代酸+病史；无组织缺氧（肠道细菌过度生长）；表现及治疗：吸收不良+意识障碍；抗生素+合理膳食
肾功能不全	ESRD
药物/毒物	甲醇、水杨酸、对乙酰氨基酚、异烟肼、三聚乙酰醛、乙二醇

3. 非 AG 升高代酸病因：HCO_3 丢失过多或分泌 H^+ 减少（高 Cl）
- 肾小管酸中毒（Ⅰ/Ⅳ型）或早期肾衰竭（产铵障碍）
- 腹泻、胰瘘、肠瘘、输尿管瘘
- 肾上腺皮质功能不全（Addison综合征；糖皮质激素停药不当等）
- 输入过多含Cl液体
- 低碳酸血症后

4. 代酸治疗
- 处理原发病及诱因
- 严重代酸治疗（pH<7.2）
  酮症酸中毒：见**内分泌**：**糖尿病酮症酸中毒**
  乳酸酸中毒：治疗原发病；慎用碳酸氢钠（可能加重细胞内缺氧）；避免缩血管药物
  乙二醇、甲醇中毒：甲吡唑，$VitB_6$（乙二醇），叶酸（甲醇）；肾脏替代治疗
  ESRD：肾脏替代治疗

The ICU Book, 4th ed, P594~597.
NEJM, 2014, 371: 1434.
Nat Rev Nephol, 2012, 8: 589.

水电解质平衡

■ 代谢性碱中毒

1. 代碱病因
- ■ 盐水反应型：诱发因素＋维持因素
  诱发因素：H^+丢失（经GI或肾）；浓缩性碱中毒（利尿）；
  高碳酸血症后
  维持因素：容量消耗；高醛固酮血症；低钾血症等
- ■ 盐水抵抗型：见图

2. 代碱诊断

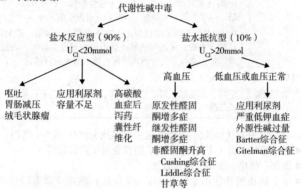

3. 临床表现
- ■ 手足麻木甚至抽搐
- ■ 转移性低钾、低氯
- ■ 组织氧供恶化：pH＞7.6时，脑缺氧、癫痫样发作、昏迷等

4. 代碱治疗
- ■ 治疗基础病及诱因
- ■ 盐水反应型：补足氯离子缺乏及纠正低K、低Mg血症
  NS：Cl缺乏量估算公式（mmol）＝0.2×体重（kg）×［100-
  Cl（mmol）］
  KCl：同时补镁情况下纠正可能合并的低钾血症
  必须实施胃肠减压者：PPI（NaCl分泌↑也会引起低氯）
  不宜扩容者：乙酰唑胺（排Na↑、排HCO_3^-↑，利尿并纠正碱
  中毒）
- ■ 盐水抵抗型：治疗基础病；乙酰唑胺

The ICU Book, 4th ed, P619-630.

水电解质平衡

■ 呼吸性酸中毒

1. 病因：通气不足；通气驱动力减退＋通气阻力增加

病因	具体情况
呼吸中枢抑制	镇静药物；颅脑创伤；慢性高碳酸血症氧疗过高（低氧驱动下↓）
神经肌肉疾病	重症肌无力；吉兰-巴雷综合征；脊髓灰质炎；肌萎缩侧索硬化；肌萎缩；严重低磷血症
上气道疾病	急性气道梗阻；喉头痉挛；阻塞性呼吸睡眠暂停；气管插管位置有误
下气道疾病	哮喘、COPD
肺实质疾病	肺炎、肺水肿、限制性肺病（低氧→呼吸频率↑→最终呼吸肌疲劳→呼吸性酸中毒）
胸廓异常	气胸、胸廓塌陷、脊柱侧弯
治疗相关	酸血症输注碳酸氢钠后未能有效增加分钟通气量

2. 临床表现
- 急性：嗜睡、烦躁、昏迷、脑水肿、球结膜水肿
- 慢性：代偿良好可无症状

3. 治疗原则
- 原发病及诱因治疗
- 增加通气量：急性呼吸性酸中毒必要时可能需机械通气

■ 呼吸性碱中毒

1. 病因

病因	具体情况
低氧→过度通气	肺炎、肺水肿、肺栓塞、限制性肺病
原发性高通气	中枢神经系统疾病、疼痛、焦虑 药物：水杨酸类药物、孕酮 妊娠、脓毒症、肝衰竭
假性呼吸性碱中毒	严重低灌注（如CPR，严重低血压）→CO_2转运至肺部清除↓→$PaCO_2$↓但组织CO_2↑

2. 临床表现

- 头晕，意识障碍（呼碱对CSF的酸碱平衡影响更大，更易诱发意识障碍）
- 手足麻木甚至抽搐
- 低K、低Mg

3. 治疗原则

治疗原发病

NEJM, 2002, 347: 43.

水电解质平衡

■ 低钠血症

1. **定义**：血钠<135mmol/L。假性低钠血症（严重高血脂、高球蛋白），高血糖时
   校正公式：Na、Glu、TG、TC单位mmol/L，TP单位g/L
■ **高血糖**：校正Na＝实测Na＋0.288Glu-1.6
■ **高球蛋白血症**：血浆含水百分比＝99.1-0.1[TG×1.129＋TC×2.586]-0.07×TP
   校正Na＝实测Na×94/血浆含水百分比
■ **高脂血症**：校正Na＝实测Na＋[TG＋TC]/10
■ 血浆有效渗透压＝[Na＋K]×2＋Glu

2. **临床表现**
■ **肌肉系统**：周身乏力、恶心、食欲缺乏、呕吐、便秘
■ **神经系统**：头晕、头痛、意识混乱、嗜睡、昏迷、抽搐

3. **诊断**：取决于血容量状态及血钠绝对数值，前者更加重要

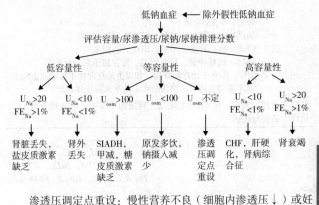

    渗透压调定点重设：慢性营养不良（细胞内渗透压↓）或妊娠（激素作用）→ADH生理性重设以维持血钠在较低浓度
    尿Na排泄分数＝（尿Na/血Na）/（尿Cr/血Cr）×100%
    低钠初筛：同步血尿渗透压、血钠、次尿尿钠、肾功能、血脂、血糖、TP，ACTH、血F（8am）、甲状腺功能、肿瘤标志物、头颅、肺部影像

4. **治疗**：出现精神神经症状都是急症
■ **治疗目标**：24h内升高5mmol/L；血Na达到130mmol/L
■ **原则**：血Na升高速度<0.5mmol/L/h，如有症状2～3h内升高1mmol/L/h直至症状缓解，首个24h内上升≤10mmol/L，此后≤8mmol/L

水电解质平衡

■ 血Na上升过快可导致中枢脱髓鞘病变（通常出现于2～6d后，不可逆！）

治疗

低容 输入NS
量性
 ✓ 缺多少：Na缺乏量（mmol/L）＝TBW（L）×（130-血Na）
   TBW（人体内水含量）＝理想体重×0.6（♂）或0.5（♀）
 ✓ 补多少：NS液体量（L）＝Na缺乏量/液体Na浓度
   Na浓度：0.9%NS 154mmol/L；10%NS 1700mmol/L；
   3%NS（0.9% NS 500ml＋150ml 10%NS）513 mmol/L；
   1.5% NS（0.9% NS 500ml＋35ml 10%NS）258 mmol/L
 ✓ 怎么补：液体输注速度＝总液量（ml）/纠正时间（h）
 ✓ 每天至少2～4次复查

等容 治疗原发病
量性 SIADH
 ✓ 诊断：Uosm＞100，血osm＜275，U_{Na}＞30mmol/L而
   血UA、Bun↓，近期未使用利尿剂，除外甲状腺、肾上
   腺、垂体、肾功能不全
 ✓ 病因
  肿瘤：SCLC常见
  肺部疾病：肺炎、哮喘、COPD、机械通气等
  CNS疾病：外伤、卒中、出血、脑积水
  药物：抗精神病、抗抑郁药、血管加压素、化疗药
 ✓ 治疗：限水＋治疗原发病；如以上治疗症状不缓解或血Na升
   高不理想者可考虑高张盐水＋呋塞米或托伐普坦

高容 治疗原发病，限水1～1.5L/d，利尿剂（呋塞米或托伐普坦），
量性 必要时透析

NEJM, 2015, 372: 1349.
NEJM, 2015, 372: 55.
The ICU Book, 4th ed, P664-670.

水电解质平衡

■ 高钠血症

1. **定义**：血Na＞145mmol/L
- 95%以上因脱水或水摄入不足所致，体内Na含量不高，甚至可能偏少
- 中枢对高钠刺激敏感，无中枢疾病可自主饮水者较少发生

2. **临床表现**
- 脱水：皮肤、口唇干燥，血压低，心率快，体温高
- 口渴、烦躁、意识障碍

3. **诊断**

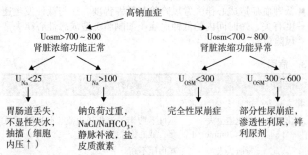

4. **治疗**
- 补多少：自由水缺乏量（L）＝［Na/140-1］体重×0.6（♂）或0.5（♀）
- 怎么补
  - ✓尽量恢复经口/胃管摄水
  - ✓静脉补液：血容量不足时体内总钠可能相对偏少，可适当给予一定量含钠溶液（如林格液）
  - ✓密切监测容量、肾功能、电解质（血Na！）、血糖
- 中枢性尿崩症：去氨加压素；肾性尿崩症：基础病治疗；限盐；噻嗪类利尿剂

Crit Care, 2013, 17: 206.
NEJM, 2015, 372: 55.
The ICU Book, 4th ed, P658-662.

■ 低钾血症

1. 定义：静脉血清K<3.5mmol/L；ABG中的K低于血清钾 0.1～0.3mmol/L

2. 临床表现
- 心律失常：ECG（ST段压低、T波低、U波、QT延长、QRS增宽），易发生洋地黄中毒！
- 神经肌肉：肌无力、腹胀、便秘、尿潴留；严重时瘫痪、呼吸肌衰竭
- 肾：代谢性碱中毒（Na-H交换增多），浓缩功能减退
- 横纹肌溶解（严重低钾血症容易发生，例如：K<2.5mmol/L）
- 低钾血症造成心律失常风险除与低钾程度，还与低钾发生速度有关，短时间内的低钾血症（如酗酒）造成恶性心律失常风险更高

3. 病因

病因		具体
摄入减少	进食减少；医源性	
排出过多	消化道丢失 U_K<20mmol/d	呕吐、腹泻、消化道引流、肠梗阻、肠瘘、绒毛状腺瘤
	肾脏丢失 U_K>30mmol/d	■ 血压不高 ✓ 酸中毒 RTA（Ⅱ型及部分Ⅰ型）；DKA ✓ 碱中毒 药物：利尿剂、糖皮质激素、两性霉素B；低镁血症；Bartter综合征（Henle袢功能异常）；Gitelman综合征（远曲小管功能异常） ■ 血压高 ✓ 醛固酮增多症（原发和继发） ✓ 皮质醇增多症 ✓ Liddle综合征
分布异常	药物：胰岛素；β受体激动剂；儿茶酚胺 碱中毒 低体温 低钾周期性麻痹 急性造血↑（巨幼贫接受VB_{12}治疗；AML危象等）	

4. 诊断
- 根据病史，结合以上病因判断低钾原因
- 评估低钾程度及临床表现：电解质、ABG；ECG；肌力

5. 治疗

- **目标**：预防和处理致命性并发症（心律失常、横纹肌溶解和呼吸肌麻痹）；纠正血钾至合理范围；明确病因

- 去除诱因；纠正血钾

- **补钾**：对GI及肾性失K应即刻补充；K分布异常低钾仅在出现严重并发症时补钾且需高度警惕反跳性高钾

  ✓ 缺多少：K缺失总量估测（不适用于DKA及K分布异常者）

血清K（mmol/L）	K缺乏量（mmol）	血清K（mmol/L）	K缺乏量（mmol）
3.0	175	2.0	470
2.5	350	1.5	700

  ✓ 补什么
   20%枸橼酸钾口服溶液：0.9mmol/ml
   15%氯化钾注射液：2mmol/ml
   氯化钾缓释片：13.4mmol/g（胃肠道耐受相对好）
  ✓ 怎么补
   通路：口服/外周静脉（疼痛、静脉炎）/中心静脉（可泵入）
   速度：外周静脉（<10mmol/h）/中心静脉（<20mmol/h）

- **特殊情况**
  ✓ 肾功能不全补钾需谨记"见尿补钾"
  ✓ 低镁血症：往往合并低钾血症，血镁纠正之前，单纯补钾多难以纠正
  ✓ DKA：纠酸不忘补钾，K<4.5mmol/L即可开始补充（具体见内分泌：糖尿病-酮症酸中毒相关章节）
  ✓ 钾分布异常所致低钾：尤其是甲亢相关低钾周期性麻痹患者，在补钾过程中容易出现反跳性高钾，并可能出现致死性高钾相关心律失常

Nat Rev Neph, 2011, 7：75.
The ICU Book, 4th ed, P675-678.

■ 高钾血症

1. 定义：血清K＞5.5mmol/L

2. 症状
- 可以以心搏骤停或室颤为首发临床表现；乏力、恶心、心悸、感觉异常
- ECG（重要！快速易得）：T波高尖、宽QRS、P波消失、正弦波、室颤、心搏骤停

3. 病因

病因	具体
排出减少 U_K＜30mmol/d	■ 肾衰竭 ■ 远端肾小管排K^+减少 ■ IV型RTA ■ 间质性肾病？ ■ 药物 ✓ 螺内酯等保钾利尿剂 ✓ ACEI/ARB ✓ 磺胺、肝素、NSAIDS ✓ CsA/FK506 ■ Addison病 ■ 醛固酮/皮质醇减少
分布异常	■ 酸中毒 ■ 细胞大量崩解 ✓ 溶瘤综合征 ✓ 横纹肌溶解 ✓ 烧伤、挤压伤 ■ 药物：洋地黄；β受体阻滞剂；琥珀酰胆碱 ■ 周期性麻痹
其他	■ 假性高钾 ✓ 标本溶血 ✓ WBC＞$50×10^9$/L ✓ PLT＞$1000×10^9$/L ■ 摄入过多 ■ 医源性 输库存血等：约3.1mmolK/1U RBC ■ 长时间使用静脉止血带等

4. 诊断及评估：急性高钾血症为临床急症，应迅速充分评估、监测及处理

立刻床旁查看病人并测量生命体征；复核血钾（血清/ABG）；ECG（重要！快速易得）；必要时监护

5. 治疗
- 复核血钾；停用致高钾药物；心电监护（必要时）
- 降钾治疗

机制	药物用法	起效及持续时间
稳定心肌细胞（特别是ECG改变者）	10%葡萄糖酸钙10ml 静推（>3min）5min后可重复1次	<3min；30～60min
	氯化钙10ml静推（>3min）含钙量3倍于Ca-Glu，用于循环不稳者	<3min；30～60min
向细胞内转运K⁺	50% GS 20ml＋10U 胰岛素静推 或10%GS 500ml＋10U 胰岛素静点	15～30min；30～60min
	5%碳酸氢钠125ml静点特别是酸血症时	15～30min；60min
	沙丁胺醇10～20mg＋NS 4ml雾化吸入	30～90min；2h
促K⁺排出	降钾树脂30～90g po	1～2h；6h
	呋塞米40～80mg静推	15～30min；2～3h
	血液透析（危及生命时）	

- 监测血钾：治疗后每1～2h复查血钾

6. 特殊情况
- 针对原发病治疗，特别需警惕溶瘤综合征等急症
- 减少钾摄入量的治疗措施十分重要，其他治疗措施会沿时间延长效果下降
- 钙剂可稳定心肌细胞，应考虑作为初始治疗，特别是ECG提示高钾相应改变时
- 地高辛中毒导致的高钾血症：硫酸镁1～2g 静推（必要时）；避免使用钙剂

The ICU Book, 4th ed, P679-684.
Crit Care Med, 2008, 36：3246.

■ 低钙血症

1. 定义：血清Ca<2.12mmol/L或离子钙（ABG）<1.16mmol/L
   血清Ca校正公式（mmol/L）＝测定Ca＋0.02×［40−Alb（g/L）］

2. 临床表现
- 低血压，CO↓，QT间期延长
- 昏睡、谵妄、癫痫发作
- 手足搐搦（严重时可喉痉挛），感觉异常（麻木感）
- Trousseau征、Chvostek征阳性
- 慢性并发症：白内障、基底节钙化等

3. 病因

病因	具体
假性低钙血症	计算校正钙浓度及游离钙浓度
PTH↑	■ VitD缺乏/抵抗：25VitD↓ 　✓ 营养不良、日照缺乏 　✓ 肠道脂类吸收异常 　✓ 药物（抗惊厥药物、利福平、酮康唑、5-FU） 　✓ 遗传性（1α羟化酶、VDR变异） ■ CKD-MBD：1,25双羟VitD合成↓、血P↑ ■ 急性胰腺炎 ■ 溶瘤综合征：血P↑ ■ 横纹肌溶解：血P↑ ■ 假性甲状旁腺功能减低（PTH抵抗） ■ 过度通气 ■ 成骨细胞性转移癌：乳腺、前列腺癌等
PTH↓或→	■ 甲状旁腺功能减低 　✓ 自身免疫性疾病；遗传性疾病 　✓ 浸润性疾病 　✓ 手术；放疗 　✓ Wilson病、含铁血黄素沉着症 　✓ 发育异常 ■ 甲状旁腺切除术后 ■ 低镁血症（PTH合成及反应均↓）
药物	降钙药物、膦甲酸、呋塞米、氨基糖苷类、茶碱、肝素、西咪替丁等

4. 治疗
- 去除诱因
- 评估病情

✓ 即刻有无症状；ECG（有无QT间期延长）
✓ 初步检查：同步PTH＋Ca＋Alb；25VitD，1,25双羟VitD；
   ALP，β-CTX；血P、血Mg；24h尿Ca、P
- 纠正血钙
   ✓ 静脉钙剂
     有症状、ECG QT延长或血钙＜1.9mmol/L时予静脉补
     钙；10%葡萄糖酸钙10～20ml静脉注射（＞3min）或加入
     250mlGS静点
     单次治疗维持2～3h
   ✓ 口服钙剂：碳酸钙0.5～1g tid po（每500mg碳酸钙含原素钙
     200mg）
   ✓ 维生素D：活性Vit为首选，2～3d起效，骨化三醇0.25µg
     bid～0.5µg tid po
- 降磷治疗：低磷饮食，磷结合剂，透析

5. **特殊情况**
- 纠正低镁血症
- 代谢性酸中毒纠正后血浆游离钙降低，及时补充
- 监测血钙，维持于正常值下限

NEJM 2013; 368; 644.
The ICU Book, 4th ed, 704.

■ 高钙血症

1. 定义

血清Ca>2.74mmol/L或离子钙（ABG）>1.31mmol/L

血清Ca校正公式（mmol/L）＝测定Ca＋0.02×［40−Alb（g/L）］

2. 临床表现

- 肾痛、骨折、肾结石、异位钙化、多尿（渗透性利尿→低血容量）
- 厌食、恶心、呕吐、便秘、胰腺炎（可能消化道症状为突出表现）
- 烦躁、谵妄、精神异常、嗜睡、昏迷
- ECG：QT间期缩短，低血压、低容量

3. 病因

病因	具体
PTH依赖性	原发甲旁亢：腺瘤（85%）；腺癌（<1%） 三发甲旁亢：CKD→2度甲旁亢→腺体增生、结节→3度甲旁亢 遗传性：家族性低尿钙高血钙症（FFH）；MEN I/Ⅱa
PTH非依赖性	MM、白血病、淋巴瘤：ALP多（−） 骨转移癌：乳腺癌、肺癌、前列腺癌 原发骨肿瘤
其他	VitD中毒、肉芽肿性疾病（结节病、TB、血管炎）、药物（噻嗪类、VitA、锂剂）、骨动员↑（长期制动＋Paget骨病、甲亢）

4. 治疗

- 评估病情：容量、生命体征、意识状态、ECG、血钙水平等
- 重度高钙（Ca>3.5mmol/L），症状较重（意识障碍、ECG改变、生命体征不稳等）启动高钙危象治疗；其他：病因治疗，补足容量，避免噻嗪类利尿剂
- 高钙危象治疗

用药	药物用法	起效时间
0.9%NS	4～6L/d；补足容量，目标Uo 100～200ml/h	即刻
呋塞米	40～80mg iv；容量纠正后方可使用	即刻
鲑鱼降钙素	密盖息100U q6～8h肌注［max 10U/（kg·d）］ 逸脱效应快（3～5d），血钙正常后停药	1～2d

用药	药物用法	起效时间
双磷酸盐	唑来膦酸 4mg＋0.9% NS 100ml静点［要求 eGFR＞35ml/（min×1.73m²），静点＞15min］ 起效较慢，提早应用，持续时间长（1～3w） 可导致流感样症状，对症处理	2～4d
糖皮质激素	氢化可的松200mg＋5% GS 250ml静点 或泼尼松20～40mg po qd 仅用于肉芽肿性疾病、VitD中毒	2～5d

NEJM 2013, 368: 644.

The ICU Book, 4th ed, P707-708.

■ 磷代谢异常

低磷血症

1. **定义**：血清磷＜0.8mmol/L

2. **临床表现**：多出现于P＜0.64mmol时
- 乏力、横纹肌溶解、心力衰竭（P＜0.32mmol时多见）
- 呼吸衰竭、造血功能异常
- 意识障碍

3. **病因**：分布异常（DKA治疗后；急性呼碱）；肠道吸收减少（限磷；含铝镁抗酸剂；腹泻；VitD缺乏或抵抗）；肾脏排泄增加［原发/继发性甲旁亢；VitD缺乏或抵抗；低磷血症性佝偻病/骨软化（肾小管磷回收试验）；Fanconi综合征；渗透性利尿］

4. **治疗**
- 非肾性失磷的治疗：纠正病因多可恢复，长期禁食可予格列福斯
  静脉补磷风险高，补磷期间q6h监测血磷
  同时补充盖三淳30～60ng/（kg·d），分2次口服，补充原素钙每日1～2g
  有症状或P＜0.5mmol/L：5% GS1000ml＋格列福斯 30ml iv drip＞6h
  格列福斯1#10ml含甘油磷酸钠2.16g＝10mmol元素P，20mmol元素Na
- 肾性失磷补磷效果差：纠正病因，若无法解除病因可长期口服中性磷溶液
  中性磷溶液（磷酸氢二钠73.1g＋磷酸二氢钾6.4g，加水至1000ml），每100ml含元素磷779mg，每天补充1～4g，至少分5次口服
  慎重补钙；定期监测肾脏超声及骨X相变化
  Fanconi综合征治疗见**肾脏疾病：肾小管间质疾病**（纠酸，补磷，补镁）

高磷血症

1. **定义**：血清磷＞1.4mmol/L
   假性高磷血症：高球蛋白血症，两性霉素B，t-PA，低分子肝素等

2. **临床表现**：多无症状；异位钙化；继发性甲旁亢；肾性骨营

养不良

3. 病因：磷负荷升高（内源性：溶瘤综合征，横纹肌溶解，乳酸酸中毒，DKA等；医源性）；磷排泄减少（肾小球滤过减少：CKD3期以上；肾小管重吸收增加：甲状旁腺功能减低，VitD中毒等）

4. 治疗
- 急性高磷血症：大量补液，合并严重低钙时尽量避免补钙，监测肾功能
- 限磷饮食
- 口服磷结合剂：碳酸钙1000mg tid po（餐中嚼服）；碳酸镧1000mg tid po（餐中嚼服）；司维拉姆800mg tid po（难治性高磷或高钙，随餐服用）
- 透析或调整透析方案
- 目标：非HD：正常范围；HD：1.13～1.78mmol

Hospitalist Handbook, 4th ed, P152-154.
N Engl J Med 2010, 362: 1312-24.

■ 镁代谢异常

低镁血症

1. 定义：血清Mg＜0.7mmol；血镁/总镁＜1%，不能反映全身镁缺乏的严重程度

2. 临床表现
   - 导致其他电解质异常：低K、低Ca
   - 心律失常：QRS增宽、T波高尖、PR间期延长、尖端扭转型室速
   - 意识障碍、抽搐、肌肉震颤、反射亢进

3. 病因
   - 利尿剂：袢利尿剂最常见（约50%）；噻嗪类（老年人）；保钾利尿剂罕见低钾
   - **急性心肌梗死（发生48h后80%具低镁血症）**
   - 药物：氨基糖苷类、地高辛（约20%）、肾上腺素、顺铂、环孢菌素
   - 酗酒；腹泻；DKA治疗后
   - Gitelman综合征

4. 治疗：肾功能正常者，静脉补充的Mg 50%经尿排出
   - 重度低镁（尖端扭转型室速、全身抽搐）：$MgSO_4$ 2g 静推 in 5min→$MgSO_4$ 5g＋0.9% NS 500ml 静点 in 6h→$MgSO_4$ 5g＋0.9% NS 500ml 静点 q12h×5d
   - 中度低镁（Mg＜0.5mmol/L伴其他电解质异常）：$MgSO_4$ 5g＋0.9%NS 500ml静点in 3h→ $MgSO_4$ 5g＋0.9% NS 500ml 静点 in 6h→$MgSO_4$ 5g＋0.9% NS 500ml 静点 q12h×5d
   - 轻度低镁且无症状：口服潘南金
   - 肾功能不全者，补镁应非常谨慎；剂量减半并严密监测

高镁血症

1. 定义：Mg＞1.0mmol

2. 临床表现：反射减低；AVB；心搏骤停

3. 病因：肾功能不全；医源性等

4. 治疗
   - 葡萄糖酸钙 1g 静推（＞10min）
   - 严重高镁血症：血液透析
   - 补液＋呋塞米：肾衰患者中效果可能差

Hospitalist Handbook, 4th ed, P147-148.
The ICU Book, 4th ed, P690-695.

肾脏疾病

■ 尿液分析及肾功能评价

1. 尿常规
- ■ SG（尿比重）：反映肾小管浓缩功能
- ■ pH：协助诊断肾小管酸中毒、泌尿系结石类型
- ■ WBC：反映炎症，见于泌尿系感染、间质性肾炎（嗜酸性粒细胞↑）、急性肾小球肾炎等
- ■ NIT（亚硝酸盐试验）：阳性→有产硝酸盐还原酶的细菌，多为革兰阴性菌
- ■ PRO：半定量测定带负电荷蛋白（如白蛋白等）
- ■ BLD（潜血）：阳性→红细胞、血红蛋白、肌红蛋白等，需尿沉渣镜检鉴别
- ■ Glu：阳性见于高血糖、妊娠、Fanconi综合征等
  血糖正常、尿糖阳性→肾性糖尿（见于Fanconi综合征等）
- ■ KET（酮体）：阳性→酮症，见于DKA、酒精性酮症、饥饿状态、妊娠剧吐等；左旋多巴代谢产物可致假阳性
- ■ BIL（胆红素）/UBG（尿胆原）

尿常规	正常	溶血性黄疸	肝细胞性黄疸	梗阻性黄疸
外观	淡黄色	浓茶色	浓茶色	浓茶色
BIL	-	-	+	+
UBG	-或1:20	+++	+	-

2. 尿沉渣（镜检）
- ■ 红细胞：≥3个/HPF→阳性，异形率＞80%→肾小球源性血尿；肾小球源性血尿±棘红细胞±红细胞管型→肾小球肾炎

	尿常规BLD	尿沉渣红细胞
某些食物/药物、卟啉症	-	
血红蛋白尿、肌红蛋白尿	+	
肾小球源性血尿	+	≥3个/HPF且异形>80%
非肾小球源性血尿	+	≥3个/HPF且异形<80%

- ■ 白细胞：≥5个/HPF为增多，意义（和白细胞管型）见"尿常规"部分
- ■ 管型
  - ✓ 透明管型/颗粒管型：无特异性，生理/病理状态均可有
  - ✓ 蜡样管型：反映存在肾小管扩张、萎缩
  - ✓ 红细胞管型：提示肾小球肾炎
  - ✓ 白细胞管型：见于AIN等肾小管间质疾病、泌尿系感染等

肾脏疾病

✓muddy brown管型：见于ATN（较特异）
- 结晶：类型多样，部分可反映特殊病生理状态（如乙二醇中毒、磺胺、阿昔洛韦等药物使用）

3. 尿蛋白评价
- **尿常规**：次尿，试纸法，分级：1+≥0.3g/L，2+≥1.0g/L，3+≥3.0g/L
  - ✓检测带负电荷蛋白（如**白蛋白**等），对微量白蛋白尿、带正电荷蛋白（如免疫球蛋白等）不敏感
  - ✓尿液浓缩、合并泌尿系感染时尿蛋白水平被高估
- **24h尿总蛋白定量（g/d）**：测定尿**总蛋白**，金标准
  - ✓如尿常规示尿蛋白量少但24h尿总蛋白较多→警惕溢出性蛋白尿，筛查浆细胞疾病
- **尿蛋白肌酐比值（UPCR，mg/g或mg/mmol）**：晨尿（次尿），可反映24h尿蛋白情况，留取方便
- **尿白蛋白肌酐比值（UACR，mg/g）**：晨尿（次尿），评估白蛋白尿程度
- **尿白蛋白排泄率（UAE，μg/min）**：如8hUAE，用于糖尿病肾病诊断及分期
- **尿蛋白电泳**：根据电泳条带位置对应分子量大小估计蛋白成分，并非直接测定，可区分尿蛋白肾小球或肾小管来源
- **尿免疫固定电泳**：寻找尿中M蛋白并区分具体类型

4. 肾小球滤过功能评价
- **血液指标**
  - ✓**血肌酐（SCr）**：受性别、年龄、肌容积、药物等影响大
    - » 对GFR早期下降不敏感（GFR↓>50%时才升高）
    - » 测定方法：酶法较苦味酸法特异性更强、正常值范围低，但药物羟苯磺酸钙干扰酶法测定（低于实际值）
  - ✓**血清胱抑素C（CysC）**：可更早期反应肾功能下降；可能受糖皮质激素使用、炎症状态等影响
- **GFR直接测量方法**：通过给予外源性物质（如菊粉、碘海醇、^{99m}Tc-DTPA、^{51}Cr-EDTA等），测定并计算血清或肾脏清除率；临床开展有一定难度
- **内生肌酐清除率**
  - ✓计算方法：Ccr（ml/min）＝尿Cr×24h尿量（ml）/（血清Cr×24×60），会高估GFR（因肾小管分泌Cr）
  - ✓妊娠、肾移植供者、肌容量过少（如截肢等）者推荐
- **公式法估算肾小球滤过率（eGFR）**

CG公式	性别、年龄、体重、血肌酐	偏差大，仅在无法使用软件计算时使用
MDRD公式	性别、年龄、种族、血肌酐（苦味酸法）、血尿素及血白蛋白	在GFR水平较高时偏差大；去掉后2项为简化公式
CKD-EPI公式	性别、年龄、种族、血肌酐（酶法）	在GFR＞60ml/min人群中优于MDRD公式

✓此外有CKD-EPI CysC公式、CKD-EPI CysC-肌酐联合公式（精度更高）

✓CG公式：Ccr（ml/min）＝［（140－年龄）×体重（kg）］/（血清Cr×72）（女性×0.85）

  注意：Ccr（ml/min）与eGFR（ml/min/1.73m^2）勿混用

✓eGFR公式标准表达范式：eGFR（公式名）＝数值 ml/min/1.73m^2［举例：eGFR（CKD-EPI）＝30ml/min/1.73m^2］

- 肾血流图：门法；测定的GFR值不准确，用于比较分肾功能

5. 肾小管功能评价

- **近段肾小管重吸收功能**：尿氨基酸＋，尿糖＋（同时血糖正常，必要时肾糖阈测定试验），血磷↓/24h尿磷↑（必要时磷廓清试验），血尿酸↓/24h尿尿酸↑，近段肾小管酸中毒（必要时碳酸氢钠负荷试验）

- **肾脏浓缩稀释功能**：尿比重，血/尿渗透压，禁水加压素试验

- **其他**：尿β2-MG↑、α1-MG↑（同时血浓度正常）→反映近段肾小管损伤

  肾小管性蛋白尿（尿蛋白电泳），尿NAG，尿转铁蛋白等

Am Fam Physician, 2005, 71: 1153-1162.
J Am Soc Nephrol. 2006, 17: 2937-2944.
Primer on Kidney Diseases, 6th ed, 2014（NKF）.

肾脏疾病

■ 利尿剂

1. 基本概念

增加钠排泄，减轻水肿、降低血压，适用于心衰、肾衰、肝硬化等

评价容量指标：体重，出入量，皮肤组织状态，憋气/肺啰音等

2. 利尿剂分类

经典利尿剂

分类	作用机制及靶点	药物举例		副作用
袢利尿剂	抑制肾脏髓袢升支粗段Na-K-2Cl转运子（NKCC2）	呋塞米，托拉塞米，布美他尼	血Ca↓ 耳毒性	血K/Na/Mg↓ 代谢性碱中毒
噻嗪类利尿剂	抑制肾脏远曲小管Na-Cl转运子（NCC）	氢氯噻嗪，吲达帕胺，美托拉宗	血Ca↑ 胰腺炎	血糖/尿酸↑ 过敏*
保钾利尿剂	抑制肾脏集合管盐皮质激素受体	螺内酯，依普利酮	螺内酯-男性乳房发育	血K↑ 代谢性酸中毒
	抑制肾脏集合管ENaC通道	阿米洛利，氨苯蝶啶		

注：*呋塞米、氢氯噻嗪与磺胺有交叉过敏

其他类型利尿剂

- **碳酸酐酶抑制剂**（如乙酰唑胺）：抑制近段肾小管碳酸酐酶活性，现基本不用于利尿
- **渗透性利尿剂**（如甘露醇）：增加肾小管内液渗透压，减少水和其他溶质重吸收，较少单纯用来利尿
- **新型利尿剂**
  - ✓ 血管加压素V2受体拮抗剂（如托伐普坦）：多用于容量正常或过多的低钠血症，如心衰、肝硬化、SIADH
  - ✓ 钠-葡萄糖共转运蛋白2（SGLT2）抑制剂（如达格列净、恩格列净）：抑制肾脏近段小管SGLT2，降血糖、利尿，适用于合并糖尿病患者，与袢利尿剂联用利尿效果↑

3. 用法经验

- **剂量换算**：口服呋塞米生物利用度40%～50%，托拉塞米和布美他尼80%～90%；因此利尿效果上：呋塞米40mg口服≈20mg静脉≈托拉塞米20mg口服≈布美他尼1mg口服
- **利尿剂联合使用**：袢利尿剂单用效果不佳时，可联用噻嗪类

或保钾利尿剂（抑制小管远端代偿性增加的钠重吸收），并低盐饮食

- **低白蛋白血症**：呋塞米需与蛋白结合运送至近段肾小管分泌再发挥作用，输注白蛋白后给予呋塞米利尿效果↑
- **肝硬化**：螺内酯＋呋塞米按剂量5∶2使用（如，螺内酯100mg＋呋塞米40mg）

N Engl J Med, 1998, 339（6）：387-395.
Primer on Kidney Diseases, 6th ed,（NKF）.
Circulation. 2016, 134（10）：752-772.

肾脏疾病

■ 急性肾损伤

1. 定义：48h内血肌酐升高≥0.3mg/dl（26.5μmol/L），或7d内血肌酐升高至≥基线值1.5倍，或持续≥6h尿量<0.5ml/（kg·h）
   ✓ 早期诊断标志物：血CysC、血或尿NGAL、尿KIM-1

2. 分级

RIFLE标准			尿量*	AKIN标准	
分级	SCr	eGFR下降		分期	SCr
Risk	≥基线值1.5倍	>25%	<0.5ml/（kg·h）超过6h	1	基线值1.5～1.9倍或△SCr≥0.3mg/dl
Injury	≥基线值2倍	>50%	<0.5ml/（kg·h）超过12h	2	基线值2.0～2.9倍
Failure	≥基线值3倍或≥4mg/dl或△SCr≥0.5mg/dl	>75%	<0.3ml/（kg·h）超过24h或无尿12h	3	≥基线值3倍或≥4mg/dl或开始肾脏替代治疗或<18岁者eGFR下降至<35ml/min/1.73m^2
Loss	肾功能完全损失（需肾脏替代治疗）>4周				
ESRD	肾功能完全损失（需肾脏替代治疗）>3月				

注：* 尿量标准为RIFLE和AKIN标准共同部分
0.3mg/dl≈26.5μmol/L，0.5mg/dl≈44.2μmol/L，4mg/dl≈353.6μmol/L

3. 病因（见值班：尿量减少）

4. 病因鉴别方法（应尽可能明确病因，特别是可逆性病因）
■ 近期服药史
■ 既往史：排尿困难/前列腺增生，泌尿系结石或肿瘤，肾脏疾病，CTD
■ 评估自主排尿能力
   ✓ 有无尿意、膀胱叩诊
   ✓ 超声测定残余尿或置入尿管（如留置尿管后无尿液引出，注意冲管以除外管路阻塞）
■ 评估容量：近期容量不足史（腹泻/入量不足等），渴感，皮肤黏膜干燥，体位性低血压，CVP
■ 血尿化验：尿常规＋沉渣，肾功能，电解质，尿Na（或

BUN）、尿Cr

✓大量蛋白尿或肾小球源性血尿→肾小球疾病（见**肾脏疾病：肾小球疾病**）

✓尿沉渣镜检：ATN（颗粒管型），AIN（白细胞管型、嗜酸性粒细胞）

✓血BUN（mg/dl）/Cr（mg/dl）>20→肾前性因素可能

✓未使用利尿剂者：$FE_{Na}<1\%$→肾前性因素可能；$FE_{Na}>2\%$→ATN可能；使用利尿剂者：$FE_{BUN}<35\%$→肾前性因素可能

*计算公式：尿钠排泄分数$FE_{Na}=$（尿Na/血Na）/（尿Cr/血Cr）$\times100\%$

尿尿素氮排泄分数$FE_{BUN}=$（尿BUN/血BUN）/（尿Cr/血Cr）$\times100\%$

- **影像检查**：肾脏超声/CT（评估肾脏大小+有无泌尿性梗阻），肾动静脉超声

✓急性肾后性梗阻或腹膜后纤维化可无肾积水

✓双肾小→CKD基础；双肾大小不一致→单侧肾动脉狭窄

- **肾活检病理**（光镜+免疫荧光+电镜）

5. 处理

- **一般治疗**

✓饮食：保证热量摄入，不限制蛋白质摄入［无须透析者0.8～1.0g/（kg·d）、肾脏替代治疗者1.0～1.5g/（kg·d）、高分解代谢+CRRT者可达1.7g/（kg·d）］

✓保证肾灌注（容量、血压），避免肾损用药，监测尿量和Cr

✓发生AKI后3个月随访评估：是否治愈、由此新发CKD或原有CKD加重

- **病因治疗**：肾前性AKI→补充容量，肾后性→解除梗阻（导尿管/D-J管/经皮肾盂造瘘），药物性→停用可疑药物，肾小球疾病→治疗原发病等

- **并发症治疗**：纠正容量负荷过多、高钾血症、代谢性酸中毒等

急诊透析指征（AEIOU）

Acid-base disturbance：严重酸中毒（pH<7.2且$NaHCO_3$难以纠正时）

Electrolyte disorder：电解质紊乱，多为严重高钾血症（药物难以纠正时）

Intoxications：摄入肾毒性物质，如水杨酸、锂、乙二醇等

Overload of volume：水负荷过多，尤急性肺水肿利尿效果不

佳时

Uremia：尿毒症相关症状，如脑病、心包炎

■ 特殊类型AKI

✓ AIN：停用可疑药物，部分早期使用糖皮质激素可能获益

✓ 心肾综合征：利尿（严重水肿时肠道水肿影响吸收，静脉利尿剂优于口服）、维持心输出量及血压（酌情使用强心药物）；CRRT可能无明显生存获益

✓ 肝肾综合征：补充Alb，避免低血容量；特利加压素可能改善GFR及预后

✓ 横纹肌溶解：大量补液、碱化尿液（保证尿pH＞6.5）、利尿，注意去除可疑药物、骨筋膜室综合征等病因

✓ 溶瘤综合征：预防为主，大量补液、利尿、碱化尿液，注意并发症（三高一低：血K↑、P↑、UA↑、Ca↓）

Lancet, 2012, 380（9843）：756-766.

Kidney inter, Suppl, 2012, 2：1-138.（KDIGO指南）

Am J Kidney Dis, 2013, 61（5）：649-672.（K/DOQI指南）

肾脏疾病

■ 慢性肾脏病

1. **定义**：超过3个月的eGFR下降［＜60ml/（min·1.73m²）］和/或肾脏损伤证据（尿液学指标、病理学、影像学）；中国CKD发生率～10%

2. **CKD分期及危险分层**
- 根据病因（C）、GFR水平（G）、白蛋白尿水平（A）、危险因素或合并症（年龄、性别、种族、吸烟、肥胖、高血压、高血糖、高血脂、合并心血管疾病、使用肾毒性药物等）进行危险分层
- **诊断范式**：慢性肾脏病（G4A2）

		白蛋白尿分期		
		A1 正常/轻度升高	A2 中度升高	A3 重度升高
	ACR mg/mmol	＜3	3～30	＞30
	尿白蛋白mg/d	＜30	30～300	＞300
GFR分期 ml/min/ 1.73m²	G1正常或升高 ≥90	低危*	中危	高危
	G2轻度下降 60～89	低危*	中危	高危
	G3a轻中度下降 45～59	中危	高危	极高危
	G3b中重度下降 30～44	高危	极高危	极高危
	G4重度下降 15～29	极高危	极高危	极高危
	G5肾衰竭 ＜15	极高危	极高危	极高危

注：*低危者如无其他肾损伤证据，不诊断CKD，如老年人生理性GFR降低

3. **急慢性肾功能不全鉴别**
- **病史**：基础疾病、近期血肌酐值（重点判断升高速度）
- 合并贫血（除外其他贫血病因）、合并高磷血症/继发性PTH升高、双肾缩小更倾向于CKD
  - ✓超声测量成年人正常肾脏长径为10～12cm
  - ✓糖尿病肾病、多囊肾、肾脏淀粉样变所致CKD肾脏不小
- 无创评估方法难以鉴别时可行肾活检
- 注意存在慢性肾脏病急性加重（A on C）情形

4. **CKD一体化治疗**
（1）一般治疗
- **随访评估**：肾内科定期随诊
  - ✓CKD 4期起→肾脏替代治疗准备：评估血管条件，保护备用血管（避免穿刺、有创血压监测及PICC）

✓eGFR＜20＋预计6～12个月内CKD仍会进展且无法逆转时→肾移植评估

- **预防和纠正可逆因素**：泌尿系梗阻、感染、肾血管疾病、肾毒性药物等

- **饮食限制**
  - ✓低盐饮食（每日＜2g Na或＜5g NaCl），低钾饮食（高钾血症或少尿时），低磷饮食（高磷血症者）
  - ✓低蛋白饮食：CKD 3期0.8～1.0g/（kg·d），4期0.6～0.8g/（kg·d），5期：未透析时0.4～0.6g/（kg·d）＋补充α-酮酸制剂（如开同），进入透析后1～1.2g/（kg·d）；优质蛋白为主

（2）并发症评估及治疗

- **高血压**：BP目标≤140/90（白蛋白尿＜30mg/d时）或≤130/80mmHg（白蛋白尿≥30mg/d时）；首选ACEI/ARB（尤适用于合并糖尿病、蛋白尿者），注意监测BP、SCr、血钾，如出现SCr↑＞30%或难以纠正的高钾血症需停用；可联用多种降压药

- **代谢性酸中毒**：肾产铵能力↓、可滴定酸（PO_4等）＋有机酸↑
  - ✓评估：动脉血气（pH，$[HCO_3^-]$），血TCO_2
  - ✓$[HCO_3^-]$＜22mmol/L可补充碳酸氢钠，剂量1～3g po tid

- **高钾血症**（见**水电解质平衡：高钾血症**）

- **肾性贫血**：EPO↓、缺铁、GI丢失（血小板功能障碍）、RBC寿命↓引起
  - ✓评估：血常规，网织红细胞，血清铁蛋白、转铁蛋白饱和度，维生素B_{12}，叶酸；其中Hb监测频率：

CKD分期	3期	4期	5期未透析	5期已透析
无贫血	≥1次/年		≥2次/年	≥1次/3个月
有贫血	≥1次/3个月			腹透：≥1次/3个月 血透：≥1次/每月

  - ✓治疗目标：Hb目标110～120g/L（过高则死亡率↑）；转铁蛋白饱和度＞20%，铁蛋白＞200ng/ml（血透时）或＞100ng/ml（腹透或非透析时）（有争议）
  - ✓补铁：口服或静脉（血透时可静脉用，不被清除）
  - ✓EPO：Hb≤100g/L时酌情使用，恶性肿瘤、脑梗史患者慎用；起始剂量每周80～120IU/kg，分2～3次，皮下或静脉（静脉给予半衰期↓，需加量30%～50%），目标Hb每月↑～10g/L

270

- **CKD-MBD**：PO4↑、Ca/1,25（OH）$_2$VitD↓、FGF-23↑→PTH↑→肾性骨病

  ✓ 评估：血清Ca、P、PTH、ALP，监测频率如下：

CKD分期	3期	4期	5期
血清Ca和P	每隔6~12个月	每隔3~6个月	每隔1~3个月
PTH	不确定	每隔6~12个月	每隔3~6个月
ALP	/	每隔12个月（PTH↑者可增加）	

  ✓ 治疗目标：降低高血磷→维持正常血钙→控制甲旁亢，PTH目标值有争议（CKD 3期35~70pg/ml、4期70~110pg/ml、5期150~300pg/ml）

  ✓ 降磷治疗：见**水电解质平衡：高磷血症**

  ✓ 控制甲旁亢（SHPT）：骨化三醇及其衍生物、拟钙剂、甲状旁腺切除术

  ✓ 血管钙化：危险因素：ESRD、女性、糖尿病、肥胖、使用华法林；评估方法：侧位腹部X片＋超声心动图→如有，避免过量使用含钙的磷结合剂

- **高尿酸血症**：降尿酸药物（如别嘌醇，注意需减量）有争议

- **心脑血管疾病**：CKD首要死因

  ✓ 戒烟，减重（BMI 20~25kg/m^2），适度锻炼（≥30分/次×5次/周）

  ✓ 控制血压、血糖、血脂，纠正贫血

  » 降脂：他汀类±依折麦布，LDL-C目标＜1.8~2.6mmol/L（获益有争议）

  ✓ 阿司匹林：一级（高危患者）或二级预防，75~100mg po qd

Lancet, 2012, 379（9818）: 815-822.

Am J Kidney Dis, 2014, 63（5）: 713-735.（K/DOQI指南）

Kidney Inter, Suppl, 2012, 2: 139-335/2013, 3: 1-150/2017, 7: 1-59.（KDIGO指南）

■ 肾小球疾病

总论

1. 分类：临床＋病因＋病理（3个维度）

临床分型	病因分类	病理分类*
■ 无症状性血尿和/或蛋白尿 ■ 肾炎综合征（急性、急进性、慢性肾小球肾炎） ■ 肾病综合征	■ 原发性 ■ 继发性 ①代谢：糖尿病，高血压，肥胖等 ②感染：HBV, HCV, HIV, IE等 ③免疫：SLE, SS, RA, 血管炎等 ④肿瘤：实体肿瘤，血液系统疾病（MM、淀粉样变性等） ⑤药物：NSAIDs，青霉胺，海洛因等 ⑥毒物：重金属等 ■ 遗传性：Alport综合征、薄基底膜肾病等	■ 微小病变性肾病（MCD或MCNS） ■ 局灶节段性肾小球病变：如局灶节段性肾小球硬化（FSGS） ■ 弥漫性肾小球肾炎 ✓ 膜性肾病（MN） ✓ 增生性肾小球肾炎 ①系膜增生性GN：MesPGN, IgAN ②毛细血管内增生性GN：如急性链球菌感染后GN即APSGN ③系膜毛细血管性GN：如膜增生性GN（MPGN）Ⅰ、Ⅲ型 ④致密物沉积性GN（MPGNⅡ型） ⑤新月体性GN（又称毛细血管外增生性GN或RPGN） ✓ 硬化性肾小球肾炎 ■ 不易分类的肾小球疾病

注：*GN新病理分型（按发病机制，部分疾病未包括，如MN等足细胞病）
- **免疫复合物性GN**：如IgA肾病，狼疮性肾炎，纤维样肾小球病（多克隆Ig沉积），感染后肾小球肾炎
- **寡免疫复合物性GN**：如MPO-ANCA或PR3-ANCA相关GN
- **抗肾小球基底膜GN**
- **单克隆免疫球蛋白沉积性GN**：如伴单克隆免疫球蛋白沉积的增生性GN（PGNMID），单克隆免疫球蛋白沉积病（MIDD）
- **C3肾病**：如C3肾炎，致密物沉积病（DDD）

2. 诊断格式

第一位诊断：继发性的就写原发疾病，原发性的就写肾脏病理诊断

✓ 若原发病或肾脏病理不明→临床诊断

3. 肾活检

■ **适应证**

✓ 不明原因蛋白尿伴或不伴血尿、肾功能损伤，需肾脏病理

明确病因且有助于治疗决策时，均可考虑行肾活检

✓ 肾移植术后定期复查

- **禁忌证**

✓ 孤立肾或类似情形（单侧肾动脉严重狭窄、单肾萎缩等，不包括移植肾）

✓ 双肾过小或皮质过薄

✓ 无法纠止的血小板减少或凝血功能异常（抗血小板药物需停用≥1周）

✓ 严重高血压无法控制

✓ 精神疾病或无法配合操作

✓ 体位无法配合：如腹腔占位、大量积液无法俯卧者等

✓ 女性月经期为相对禁忌

✓ 穿刺处局部皮肤严重感染

Lancet, 2005, 365（9473）：1797-1806.
JASN, 2016, 27（5）：1278-1287.
Kidney Inter Suppl. 2012, 2: 139-274.（KDIGO指南）

无症状性血尿和/或蛋白尿

1. 血尿分类

- **假性血尿**：①月经、便血等污染；②药物或食源性：利福平、甜菜等；③血红蛋白/肌红蛋白尿：尿常规潜血（＋），尿沉渣未见红细胞
- **肾小球源性**：尿沉渣异形红细胞＞80%±红细胞管型
- **非肾小球源性**：①肾小球以下的尿路病变：感染、结石、外伤、肿瘤、血管畸形；②血管性疾病：肾梗死、肾静脉血栓栓塞、肾动脉粥样硬化等；③血液系统异常：凝血功能异常、抗凝药物过量、血小板减少等

2. 蛋白尿分类

- **肾小球性蛋白尿**：肾小球滤过膜破坏、白蛋白丢失所致
- **肾小管性蛋白尿**：肾小管重吸收蛋白（经肾小球自由滤过的低分子量蛋白）功能障碍，多＜2g/d，见于ATN、AIN、Fanconi综合征等
- **溢出性蛋白尿**：血浆中产生异常增多的低分子量蛋白，见于MM、血红蛋白尿（如血管内溶血）、肌红蛋白尿（如横纹肌溶解）等
- **孤立性蛋白尿**：满足无症状、无肾脏病史、肾功能正常、尿沉渣及影像学检查正常；可为病理性或生理性（功能性→发热/运动/心衰；体位性→直立时；特发性→一过性/持续性）

3. 无症状性血尿和/或蛋白尿

- **定义**：血尿±轻中度蛋白尿（0.5～2g/d），不伴水肿、高血压、肾功能损害
- **诊断**：评估继发因素，多数可暂不行肾活检（尿蛋白持续＞1g/d倾向于建议考虑肾活检），如出现血尿/蛋白尿加重、无法纠正的肾功能不全→肾活检
- **处理**
  - ✓ 定期随诊每年1～2次（BP、尿常规±沉渣、24hUPro、肾功能、肾脏超声）
  - ✓ 避免肾损用药
  - ✓ 如血压耐受可尝试ACEI/ARB治疗

Kidney Inter Suppl, 2012, 2: 139-274.（*KDIGO指南*）

肾炎综合征（肾小球肾炎GN）

1. 定义

- **病理**：肾小球内炎症（局灶增生性→弥漫增生性→新月体形成）
- **临床**：肉眼/镜下血尿，尿沉渣显示异形红细胞及红细胞管型，伴/不伴蛋白尿，常合并高血压、水肿、AKI
- **分类及病程特点**

  急性GN（AGN）：病程数日，肾功能不全多为一过性

  急进性/快速进展性GN（RPGN）：病程数周，高血压和肾功能不全更显著

  慢性GN（CGN）：病程数月至数年，最终可能发展为肾衰竭

2. AGN与RPGN

（1）AGN：最常见类型为APSGN

- **APSGN**
  - ✓ **临床特点**：儿童多见（高峰2～6岁），前驱感染史（1～3周），ASO↑，C3↓（4～8周逐渐恢复正常）
  - ✓ **病理**
    - » LM：毛细血管内增生性GN（系膜细胞和内皮细胞增生）
    - » IF：免疫复合物（IgG、C3为主）沿毛细血管壁、系膜区弥漫颗粒状沉积（"满天星"）
    - » EM：上皮下"驼峰状"电子致密物沉积
  - ✓ **治疗**：休息，限水限钠，利尿（必要时透析），降压，控制感染

（2）RPGN：RPGN（临床诊断）≈新月体肾炎（病理诊断）

- **RPGN经典分型（根据肾脏免疫荧光）**

分型*		肾脏免疫荧光	好发人群
I	抗肾小球基底膜（抗GBM）型	抗GBM抗体沿GBM呈线样沉积	青中年
II	免疫复合物型	免疫复合物沿基底膜呈颗粒状沉积	取决于原发病
III	寡免疫复合物型	阴性	中老年男性

注：*有学者建议将IV型（I型＋ANCA阳性）和V型（ANCA阴性的III型）单独分出

- **抗GBM型**：血抗GBM抗体多阳性
  ✓ 单纯肾脏受累→抗GBM肾病，肺肾受累→Goodpasture综合征
- **免疫复合物型**

肾脏疾病	系统性疾病
感染后GN（C3↓±ASO↓）	SLE（ANA、抗dsDNA、C3/C4↓）
MPGN（C3↓）	IE（发热、血培养、瓣膜损害、C3↓）
IgA肾病	过敏性紫癜（IgA肾病＋肾外脏器血管炎表现）
纤维性肾小球肾炎	冷球蛋白血症（冷球蛋白、HCV＋、C3/C4↓）

- **寡免疫复合物型**：最常见为ANCA相关型

疾病	肾受累	肺受累	常见ANCA类型	ANCA阳性率
GPA	80%	90%（含ENT）	PR3-ANCA	90%
MPA	90%	50%	MPO-ANCA	70%
EGPA	45%	70%	MPO-ANCA	50%

（3）AGN/RPGN诊断

- 血压，尿常规＋沉渣，24hUPro，肾功能（变化趋势），泌尿系超声
- 抗GBM抗体、ANCA、补体；根据病史选查：ANA/抗dsDNA、ASO、血培养/心脏超声、病毒指标（HBV/HCV/HIV）、冷球蛋白/皮肤病变活检
  ✓ 同时出现AGN/RPGN＋肺出血的疾病：Goodpasture综合征，ANCA相关血管炎，SLE，HSP和IE（少见）
  ✓ AGN/RPGN＋补体↓疾病：APSGN，MPGN，SLE，冷球蛋白血症/HCV，HBV相关肾病，IE

- 条件允许时尽快行肾脏活检（LM＋IF＋EM）
- 注意鉴别：TMA（血涂片/ADAMTS13）、ATN、AIN、梗阻性肾病、MM（M蛋白筛查/骨穿）等

2.4 AGN/RPGN治疗：快速诊断和正确治疗对挽救肾功能很重要

- **病因治疗**
  - ✓ Ⅰ型（抗GBM型）：一线治疗血浆置换，可糖皮质激素足量或冲击±免疫抑制剂（CTX）

    注：有研究提示SCr＞500μmol/L时血浆置换治疗后肾脏获益不大
  - ✓ Ⅱ型：治疗原发病，如SLE：糖皮质激素足量或冲击＋免疫抑制剂（CTX或MMF等），可联合血浆置换（合并肺出血时可考虑）
  - ✓ Ⅲ型：糖皮质激素足量或冲击＋免疫抑制剂（CTX或利妥昔单抗），可联合血浆置换（合并肺出血时可考虑）
- **AKI相关治疗**（见**肾脏疾病: 急性肾损伤**）

3. CGN

（1）CGN概述

- **临床表现**：病程数月～数年，缓慢持续进展，以血尿、蛋白尿、水肿、高血压为基本症状，肾功能渐进性减退
- **诊断**：评估继发因素，条件允许尽可能行肾活检
- **治疗**：根据肾脏病理、继发因素针对病因治疗，CKD一体化治疗

（2）IgA肾病：最常见的原发性CGN

- **机制**：半乳糖缺陷的IgA1水平升高，针对其产生IgG抗体，并形成IgA1-IgG免疫复合物→沉积在系膜细胞，激活系膜细胞增生并启动肾小球损伤
- **临床表现**：20～30岁男性多见，前驱感染史（数小时至数日），发作性肉眼血尿/持续性镜下血尿，可伴蛋白尿、高血压、肾功能不全，部分可表现为RPGN
- **诊断**：尿常规＋沉渣，血IgA↑/－，血IgA1糖基化缺陷检测（＋），肾脏病理
  - **肾脏病理**
    - » LM：系膜增生性GN（系膜细胞增生和系膜基质增多）
    - » IF：IgA为主的免疫复合物在系膜区呈团块或颗粒状沉积，常伴C3沉积，C1q阴性
    - » EM：系膜区电子致密物呈团块状沉积
  - ✓ **IgAN与APSGN鉴别**：最终依赖肾脏病理

	前驱感染	潜伏期	病程	低补体血症	其他检查
APSGN	有	1~3周	自限性	有（8周内恢复）	ASO↑
IgAN	有	<5天	反复发作	无	糖基化异常的IgA1

- **治疗**：20%~40%最终进入ESRD（约20年）
  - ✓ **一般治疗**：限钠，戒烟，CKD一体化治疗
  - ✓ **病因治疗**：根据尿蛋白定量、肾功能、肾脏病理选择
    - » **ACEI/ARB**：适用于24hUPro>0.5~1g/d或合并高血压时，血压耐受时逐渐剂量滴定，目标BP<130/80
    - » **糖皮质激素**：短期使用为宜，适用情形如下
      ① ACEI/ARB充分治疗3~6个月且血压控制良好后，24hUPro仍持续>1g/d且eGFR>50
      ② 出现AKI或RPGN，除外可逆因素，考虑与IgAN有关
    - » **免疫抑制剂**：肾功能进行性恶化（无统一标准）的新月体性IgAN可考虑足量激素＋CTX（后续AZA维持），MMF、CNIs不推荐，国内有时用雷公藤多甙（均缺乏循证医学证据）
    - » **特殊类型IgAN**
      ①MCD合并IgA系膜区沉积：按MCD治疗
      ②IgAN出现AKI＋肉眼血尿：如AKI＋肉眼血尿持续5天无好转，建议重复肾活检，根据病理结果治疗如仅提示ATN和肾小管内红细胞管型，仅需对症治疗
      ③新月体性IgAN：可考虑激素足量或冲击＋CTX
  - ✓ **其他**：
    - » **鱼油**：对于经3~6个月充分治疗（包括使用ACEI/ARB、血压达标）后24hUPro仍>1g/d者，可考虑使用
    - » **扁桃体切除**：不推荐常规进行，IgAN肾移植术后可能获益
    - » **抗血小板药物**：不推荐

J Am Soc Nephrol, 2006, 17（5）：1224-1234.
Kidney Inter Suppl, 2012, 2: 139-274.（KDIGO指南）
J Am Soc Nephrol, 2017, 28（1）：25-33.
Clin J Am Soc Nephrol, 2017, 12（4）：677-686.

肾病综合征（NS）

1. 定义
- **病理生理**：肾小球足突细胞对蛋白质的通透性异常

- **临床**：尿蛋白＞3.5g/d，血Alb＜30g/L，常合并水肿、高脂血症

2. 病因与病理

2.1 NS常见病理类型的临床特点

		MCD	MN	MesPGN	FSGS	MPGN
好发人群		儿童、＞60岁	中老年有年轻化趋势	青少年男性多	青壮年男性多	青壮年
临床表现		NS	NS	多种多样	多为NS	NS
血尿		很少	少见	常见	常见	常见
HTN		很少	早期多无	可有	常见	常见
肾功能↓		可有	早期多无	可有	多有	多有
病理	LM	肾小管上皮脂肪变性	GBM弥漫增厚，钉突	系膜细胞和基质增生	局灶、节段性肾小球硬化	毛细血管祥双轨征
	IF	阴性	IgG＋C3沿基底膜/毛细血管壁弥漫颗粒样沉积	*系膜区/毛细血管壁颗粒状沉积	IgM＋C3在肾小球病变部位团块状沉积	IgG＋C3沿系膜区/毛细血管壁颗粒状沉积
	EM	足细胞足突融合	上皮下、基底膜内电子致密物沉积，足细胞足突融合	系膜区电子致密物沉积	受累节段电子致密物沉积，足细胞足突融合	内皮下、系膜区电子致密物沉积
合并症			血栓常见			C3↓
激素疗效		较好，易复发	约1/3自发缓解；激素＋免疫抑制剂有效	与病理轻重相关	顶端型最佳，塌陷型最差	不佳

注：* IgAN：IgA＋C3沉积；非IgAN：IgG或IgM＋C3沉积

2.2 NS常见病理类型的继发因素

	感染	免疫	肿瘤	药物/毒物	其他
MCD	极少	不明确	霍奇金淋巴瘤等	NSAIDs	变态反应（过敏）
MN	HBV，HCV，梅毒	SLE，SS，IgG4RD	恶性肿瘤	NSAIDs，金制剂，青霉胺，汞中毒	－
IgAN		HSPN，AS，银屑病	部分肿瘤		肝硬化相关

	感染	免疫	肿瘤	药物/毒物	其他
FSGS	HIV, CMV, EBV, ParvoB19, SIV40	-	-	海洛因，干扰素，双膦酸盐，雷帕霉素，锂剂，CsA	适应性改变：单肾，肾移植后，肥胖，肾动脉狭窄，先心病，镰形细胞贫血，反流性肾病
MPGN	HBV, HCV, HIV, EBV, IE, 疟疾	SLE, SS, 冷球	LCDD, 巨球蛋白血症	-	慢性肝病，TMA恢复期

注：FSGS：特发性、继发性、遗传性；MN：特发性（抗PLA2R抗体或抗THSD7A抗体阳性支持）、继发性

3. 诊断

- 尿沉渣＋镜检、24hUPro/次尿ACR，血Alb，肾功能，肾脏超声
- 抗PLA2R/抗THSD7A抗体，HbA1c，眼底，感染指标（肝炎病毒/HIV），补体/Ig，ANA/抗dsDNA，抗SSA/SSB，冷球蛋白，M蛋白，实体肿瘤筛查，用药史，毒物接触史及测定
- 肾活检（LM＋IF＋EM）
- 并发症评估
  - ✓ AKI：机制→原发病、有效循环容量不足（Alb↓→胶体渗透压↓/过度利尿）、肾间质水肿、管型堵塞、急性肾动静脉血栓形成等
  - ✓ 血栓栓塞：动静脉均可（下肢/腹腔/颅内血管，肺栓塞）；MN最易出现
  - ✓ 感染：机制→血IgG过低、激素或免疫抑制剂使用；易感染带荚膜细菌
  - ✓ 其他：血脂紊乱、蛋白质营养不良、甲功异常、贫血等

4. 治疗

4.1 治疗原则

- **一般治疗**：利尿（体重↓0.5～1kg/d），限盐，控制高脂血症（他汀类±依折麦布），ACEI/ARB（严重低白蛋白血症时不建议立即使用）
- **病因治疗**：原发性多需激素±免疫抑制剂，继发性根据原发病治疗
  - ✓ 激素使用原则

  ①足量：≈泼尼松1mg/（kg·d）po（血Alb↓致肠道水肿时口服效果↓→改为等效剂量静脉制剂），连用6～8周（FSGS 8～12周）

  ②缓慢减量：每1～2周减量10%，至约0.5mg/（kg·d）易复

发，此后缓慢减量

③长期维持：完全缓解后一般小剂量维持≥3～6个月（实际更久），常复发者时间延长

- **预防性抗凝**：指征：血ALB＜20g/L或合并其他高凝危险因素
  - ✓ 药物：低分子肝素（eGFR＜30时用肝素），过渡至口服抗凝药

4.2 疗效判断

- **疗效标准（参考MN）**

	尿蛋白（二选一）		SCr	血Alb
	24hUPro	uPCR*		
完全缓解（CR）	＜0.3g/d	＜300mg/g	正常	＞35g/L
部分缓解（PR）	0.3～3.5g/d或较基线↓≥50%	300～3500 mg/g	稳定（较基线↑＜20%）	–
未缓解（NR）	＞3.5g/d且较基线↓＜50%	–	–	–

* uPCR：尿蛋白/肌酐比值

- **复发**：治疗缓解后重新出现24hUPro＞3.5g/d或uPCR＞3500 mg/g
- **难治性NS**
  - ✓ 激素抵抗型（SRNS）：足量激素治疗8～12周（FSGS为16周）无效
  - ✓ 激素依赖型（SDNS）：激素治疗完全缓解后，减量或停药后2周内复发，连续≥2次
  - ✓ 频繁复发型（FRNS）：激素治疗完全缓解后，6个月内复发2次或12个月内复发≥3次

4.3 原发性NS初始免疫抑制治疗举例

- **成人MCD**：初治单用足量激素，6～8周起减量
  - ✓ 激素使用相对禁忌者可单用CNIs
  - ✓ 难治性MCD：激素＋CTX；使用CTX后复发，或希望保留生育功能者→可选择CNIs、MMF或利妥昔单抗
- **特发性MN**
  - ✓ 开始治疗时机：临床表现为NS＋满足下列≥1条
    ①24hUPro持续＞4g/d且持续＞基线水平的50%，ACEI/ARB治疗无改善（可观察6个月）
    ②存在和NS相关的严重并发症（如血栓栓塞事件等）
    ③确诊后6～12个月内SCr升高≥30%但eGFR≥25～30ml/min/1.73m²，且无可逆因素
  - ✓ 不推荐使用免疫抑制治疗的情形：①SCr持续＞3.5mg/dl

（309μmol/L）或eGFR＜30，同时超声示双肾缩小（如长径＜8cm）；②合并严重感染

✓ 治疗方案：足量激素＋CTX，或半量激素＋CNIs，或利妥昔单抗±激素治疗；难治性MN可在上述方案间转换

- **特发性FSGS**：临床表现为NS时予以治疗；初治可单用足量激素，8～12周起减量；难治性FSGS可选择联用CNIs、CTX、MMF等

- **MPGN**：激素＋CTX或MMF（小样本研究），免疫抑制治疗效果总体不佳

注：上述免疫抑制剂常用用法（诱导治疗）

✓ CTX：100mg po qd或200mg iv qod（累积剂量约200mg/kg）

✓ CNIs：CsA 3～5mg/（kg·d）po，分q12h空腹用，目标血药谷浓度125～175ng/ml；或FK506 0.05～0.1mg/（kg·d）po，分q12h空腹用，目标血药谷浓度5～8ng/ml

✓ MMF：1.0～1.5g po bid

✓ 利妥昔单抗：375mg/m^2体表面积iv qw×4w，或1000mg iv Day 1、15，或单次给药后监测$CD20^+$ B细胞计数决定后续方案

BMJ, 2008, 336（7654）：1185-1189.
Kidney Inter Suppl, 2012, 2：139-274.（KDIGO指南）
中华肾脏病杂志, 2014, 30：467-474（中国专家共识）
Clin J Am Soc Nephrol, 2017, 12（2）：332-345
（3）：502-517/（6）：983-997.

继发性肾小球疾病举例

糖尿病肾病（DKD）

1. 临床表现及分期

1型DKD：Mogensen分期

分期	临床特点	尿蛋白	GFR（ml/min）	病理改变
I	肾小球高滤过	阴性	↑，可达150	肾小球肥大
II		阴性，应激后UAE可↑	↑，130～150	GBM增厚、系膜基质增多
III	微量白蛋白尿期（早期DKD）	尿常规阴性 24hUPro＜0.5g/d UAE 20～200μg/min	正常	GBM增厚、系膜基质增多↑
IV	大量蛋白尿（显性DKD）	24hUPro＞0.5g/d UAE＞200μg/min	早期正常→后期↓	GBM及系膜病变↑↑，可有结节性肾小球硬化
V	ESRD	↓（因肾小球塌陷）	＜20	广泛肾小球硬化

- ■ 2型DKD（与1型DKD的区别）
  - ✓ 早期高滤过发生率少
  - ✓ 高血压出现早、发生率高
  - ✓ 病程经过多样，可跨期进展；临床2型DKD倾向于不用 Mogensen分期，而分为隐性（早期）、显性及终末期，分别对应1型DKD的Ⅲ、Ⅳ、Ⅴ期
  - ✓ 不一定伴糖尿病视网膜病变

2. 诊断
- ■ **早期诊断**：初次诊断糖尿病，常规查尿常规＋UAE/UACR
  - ✓ 如正常，每6～12个月复查
  - ✓ 如3个月内3次检查中≥2次UAE/UACR↑，应及时治疗
- ■ **鉴别诊断**：与肾脏体积增大疾病（肾淀粉样变性、MM肾损害）鉴别，另警惕合并非DKD疾病（NDRD）

	NDRD	DKD
蛋白尿起病	迅速出现	逐渐出现
CKD进展	快速进展	缓慢加重
糖尿病病程	＜5年	＞10年
尿沉渣	活动性尿沉渣（血尿/白细胞尿/管型）	阴性
糖尿病视网膜病变	无	不一定有

- ■ **临床诊断**：如糖尿病史＞10年、符合上表中DKD特点、临床无其他肾脏病提示，通常可临床诊断DKD，无须肾活检证实
- ■ **肾活检**：出现上表中NDRD的任一特点时，需肾活检明确是否合并NDRD

  DKD肾脏病理特点：
  - ✓ LM：GBM弥漫增厚，系膜基质增生，可有典型改变K-W结节（PASM染色：同心圆状排列，常与微血管瘤相邻）
  - ✓ IF：多阴性，可有IgG、Alb沿肾小球毛细血管壁线样非特异性沉积
  - ✓ EM：无电子致密物沉积，GBM增厚，系膜基质增多，足细胞足突融合

3. 治疗
- ■ **定期随诊**：糖尿病患者需每年监测SCr、UACR、血钾

合并CKD	eGFR	血电解质，Hb，酸碱平衡，PTH
3a期	每6个月1次	≥每年1次
3b期	每3个月1次	每3～6个月1次
4～5期	转至肾脏专科	

- **改善生活方式**：避免高蛋白饮食，减重，适当锻炼
- **控制血糖**：见内分泌疾病：口服降糖药及胰岛素使用
  - ✓HbA1c目标＜7.0%
  - ✓二甲双胍：CKD 3b期慎用、4～5期禁用；CKD 4～5期仍可使用的降糖药物：瑞格列奈，那格列奈，利格列汀，西格列汀（需减量）
  - ✓SGLT2抑制剂水平；除降低血糖外，可能保护肾脏（不依赖于血糖控制）
- **控制血压**：目标≤130/80mmHg，ACEI/ARB首选
- **CKD一体化治疗**
  - ✓因并发症多、尿毒症症状出现早，可适当放宽透析指征［如eGFR＜15ml/（min·1.73m²）］或伴有明显胃肠道症状、难以控制的高血压和/或心衰等
  - ✓HD和PD生存率相近
- **肾或胰肾联合移植**

Am J Kidney Dis. 2012, 60（5）：850-886.（K/DOQI指南）
中华糖尿病杂志, 2014, 6（11）：792-801.
中华内分泌代谢杂志. 2015, 31（5）：379-385.
Clin J Am Soc Nephrol. 2017, 12（8）：1366-1373.

HBV相关性肾小球肾炎

1. 病理类型：不典型MN，MPGN（±冷球蛋白血管炎），IgAN

2. 诊断标准：①血清HBV抗原阳性；②病理示MN或MPGN，并除外LN等继发性肾小球疾病；③肾脏病理上找到HBV抗原（第3条为诊断基本条件）

3. 治疗

- **抗病毒治疗**：有HBV活动复制证据，或使用免疫抑制治疗时使用，方案见**感染性疾病：病毒性肝炎**
- **降低尿蛋白**：ACEI/ARB；糖皮质激素±免疫抑制剂（有争议，在大量蛋白尿±肾功能损伤且病毒复制指标阴性时可考虑应用，免疫抑制剂需更谨慎，注意排除肝硬化；同时需联合抗病毒治疗，用药期间密切监测HBV-DNA、肝功能）

Kidney Inter Suppl, 2012, 2：139-274.（KDIGO指南）
World J Gastroenterol, 2012, 18（8）：821-832.
Clin J Am Soc Nephrol, 2017, 12（9）：1529-1533.

狼疮性肾炎

1. 临床表现

- 急性肾炎或肾病综合征，可有eGFR↓或肾小管功能异常

- **多系统受累**：见**风湿性疾病：系统性红斑狼疮**

2. 肾脏病理
- **病理分型**（ISN/RPS，2003）

  Ⅰ型，轻微系膜性LN（Minimal mesangial LN）：LM正常，IF系膜区免疫复合物沉积

  Ⅱ型，系膜增生性LN（Meangialproliferstive LN）：LM仅有系膜区增殖（系膜细胞、基质）；IF系膜区免疫复合物沉积（可有少量上皮下或内皮下沉积）

  Ⅲ型，局灶性LN（Focal LN）：LM<50%肾小球出现毛细血管内或毛细血管外增生，伴/不伴系膜改变；IF典型为内皮下免疫复合物沉积

  病变活动性：A→活动性（即增生性），C→慢性（即硬化性），A/C→兼有

  如：Ⅲ（A），局灶增生性LN

  Ⅳ型，弥漫性LN（Diffuse LN）：LM≥50%肾小球出现毛细血管内或毛细血管外增生，伴/不伴系膜改变；IF典型为内皮下免疫复合物沉积

  病变活动性同上；受累肾小球增生范围：S-节段性（<50%），G-球性（>50%）

  如：Ⅳ-S（A），弥漫性节段性增生性LN；Ⅳ-G（C），弥漫性球性硬化性LN

  Ⅴ型，膜性LN（Membranous LN）：同膜性肾病（IF上皮下免疫复合物沉积）；可合并Ⅲ型或Ⅳ型，如有应诊断为Ⅲ＋Ⅴ或Ⅳ＋Ⅴ型；可进展为Ⅵ型LN

  Ⅵ型，严重硬化型LN（Advanced sclerosing LN）：≥90%肾小球球性硬化

- **活动性和慢性指标**
  - ✓ **活动指标**（0～24）：①毛细血管内细胞增生；②纤维样素样坏死；③细胞性/细胞纤维性新月体；④铁丝圈（白金耳）/透明血栓；⑤中性粒细胞浸润/核碎裂；⑥间质炎症细胞浸润
  - ✓ **慢性指标**（0～12）：①肾小球硬化；②肾小管萎缩；③纤维性新月体；④间质纤维化

- **免疫荧光**："满堂亮"，即多种免疫复合物（IgG、IgM、IgA、C3、C4、C1q）多部位沉积（系膜区、基底膜内、上皮下、内皮下、肾小管、血管壁）

3. 治疗
- **ACEI/ARB**：降低蛋白尿、控制血压（合并TMA者尤需严格控制血压）

- **激素及免疫抑制剂治疗：**

分型	特点	治疗
Ⅱ型	24hUPro＞3g/d	激素或CNIs（类似MCD治疗）
Ⅲ型	轻度局灶增生	中等量激素＋AZA
Ⅳ型 Ⅴ型	重度局灶增生 弥漫增生 Ⅲ＋Ⅴ型 或Ⅳ＋Ⅴ型	**诱导缓解（3～6个月）：足量激素＋CTX/MMF/CNIs** ■ 足量激素：≈泼尼松1mg/（kg·d），必要时可冲击治疗，如甲泼尼龙1g qd×3d ■ CTX：0.4～0.6g iv qw或 0.5～1g/m² iv每月1次，连续用药累计不超过200mg/kg ■ MMF 1～2g/d po ■ CNIs用法同NS治疗用法 **维持治疗（≥1年）：小剂量激素＋AZA/MMF/CNIs** ■ 小剂量激素：泼尼松≤10mg/d ■ AZA、MMF、CNIs
	单纯Ⅴ型	激素＋免疫抑制剂（CTX/MMF/CNIs，无最佳方案）

- **其他特殊治疗**
  - ✓ **B细胞清除治疗**：利妥昔单抗（抗CD20）、贝利单抗（抗BAFF）
  - ✓ **血浆置换**：合并TTP时推荐（合并其他TMA时可考虑），复发性LN、妊娠伴严重并发症者可能获益
  - ✓ **免疫吸附**：复发性LN、妊娠、免疫抑制治疗存在禁忌时可能获益

Kidney Inter Suppl, 2012, 2: 139-274.（KDIGO指南）
中华肾脏病杂志, 2014, 30: 467-474.（中国专家共识）
JASN, 2004, 15（2）: 241-250.
Kidney international, 2004, 65（2）: 521-530.
Nephrol Dial Transplant, 2016, 31（6）: 904-913.
Autoimmunity reviews, 2016, 15（1）: 38-49.

■ 肾小管间质疾病

肾小管酸中毒（RTA）

1. 哪些患者要怀疑RTA
- AG正常的代谢性酸中毒
- 酸中毒合并低血钾（Ⅰ型、Ⅱ型或Ⅲ型RTA）
- 酸中毒合并氨基酸尿、糖尿、低磷血症、低尿酸血症（Fanconi综合征）
- 酸中毒合并自身免疫病（SLE、SS）

  注：肾功能不全对酸碱平衡的影响

  早期：肾单位↓，氨生成和重吸收减少→AG正常的代酸

  晚期：肾脏分泌阴离子（磷酸、磺胺、尿酸盐等）能力↓→AG升高的代酸

2. RTA分型及鉴别：共4型，Ⅲ型＝Ⅰ型＋Ⅱ型

	Ⅰ型dRTA	Ⅱ型pRTA	Ⅳ型高血钾型
缺陷部位	远端肾小管	近端肾小管	集合管
缺陷机制	分泌NH_4^+障碍	HCO_3^-重吸收减少	醛固酮↓或抵抗
尿pH	>5.5	不定	通常<5.5
血K	↓/-	↓/-	↑
血HCO_3^-	严重下降（可<10）	中度下降（14~20）	轻度下降（>15）
UAG	>0	<0	>0
$FEHCO_3^-$	<3%~5%	>10%~15%	>5%~10%
U-BCO_2	<20mmHg	>20mmHg	>20mmHg
泌尿系结石	常见	少见	少见
骨受累	少见	常见	少见

- 尿阴离子间隙（UAG）＝［尿Na＋尿K］-尿Cl，>0反映尿NH_4^+↓
- $FEHCO_3^-$＝（［尿HCO_3^-］×［血Cr］）/（［血HCO_3^-］×［尿Cr］）×100%（碳酸氢盐重吸收试验，前提需通过补充碳酸氢钠将血HCO_3^-纠正至24~26mmol/L）
- U-BCO_2＝尿PCO_2-血PCO_2（碳酸氢盐负荷试验，前提需通过补充碳酸氢钠将尿pH值纠正至>7.8）

3. 常见病因
- Ⅰ型RTA：原发性，继发性如SS、SLE、药物（两性霉素B、碳酸锂）等

- **II型RTA**：原发性，继发性如轻链沉积病、MM、淀粉样变、SS（I型RTA更多见）、SLE、药物（抗病毒药、乙酰唑胺等）、重金属等，可表现为Fanconi综合征（近端小管广泛重吸收功能障碍）
- **III型RTA＝I型＋II型**，少见，如碳酸酐酶II缺乏、SS等
- **IV型RTA**：醛固酮分泌减少或抵抗，如遗传性（Gordon综合征等）、肾上腺皮质功能不全、药物（保钾利尿剂、NSAIDs等）

4. 治疗：纠正酸中毒（枸橼酸钠/钾首选，亦可碳酸氢钠），纠正血钾异常；预防肾结石和肾钙化；维持骨骼完整性（儿童→保证生长发育、预防佝偻病，成人→预防骨质疏松）

J Am Soc Nephrol, 2002, 13: 2160-2170.
Am J Kidney Dis, 2016, 68（3）: 488-498.

造影剂肾病（CIN）

1. 定义
- **时间要求**：使用造影剂后48h内出现（多3~5天达峰，7~10天恢复）
- **肾功能损伤**：$\triangle$SCr$\geq$0.3mg/dl（26.5μmol/L）或$\geq$基线50%（有争议）
- **除外性诊断**：如胆固醇栓塞等

2. 危险因素
- **可纠正的危险因素**：①造影剂剂量；②低血压；③贫血；④容量不足；⑤低白蛋白血症；⑥肾毒性药物：NSAIDs、ACEI、利尿剂、氨基糖苷类等
- **不可纠正的危险因素**：①肾脏相关：CKD/基线eGFR、移植肾；②糖尿病；③心血管疾病：慢性心衰、急性心梗、心源性休克等；④高龄；⑤IABP使用

附：CIN危险评分（Mehran评分，用于预测PCI后的CIN和HD风险）

低血压	SBP＜80mmHg	5分
IABP使用		5分
充血性心衰	NYHA III/IV级和/或肺水肿	5分
年龄＞75岁		4分
贫血		3分
糖尿病		3分
造影剂用量		每100ml计1分

血肌酐	>1.5mg/dl（133μmol/L）	4分
或eGFR<60	<20ml/（min·1.73m²）	6分
ml/min/1.73m²	20～40ml/（min·1.73m²）	4分
	40～60ml/（min·1.73m²）	2分

总分	CIN风险	HD风险
0～5	7.5%	0.04%
6～10	14.0%	0.12%
11～16	26.1%	1.09%
≥16	57.3%	12.6%

3. 预防：（eGFR<60ml/min/1.73m²或合并糖尿病时）

- 把握造影指征，可否改为其他替代检查手段，评估风险与获益
- 造影剂：等渗、低渗型优于高渗型，非离子型优于离子型，尽可能减少用量
- 尽可能纠正其他可逆的危险因素
- 水化：生理盐水0.5～1.0ml/（kg·h）×24h，一般为造影前≥3h起至造影后≥6～8h内连续给予，监测尿量，警惕心衰；一项RCT研究（POSEIDON）支持LVEDP<13、13～18、>18mmHg时分别5、3、1.5ml/（kg·h）水化
- N-乙酰半胱氨酸：600～1200mg po bid，造影前1日及当日给予（有争议）
- 肾脏替代治疗：可预防性进行，无证据支持获益

4. 治疗：预防为主，支持治疗，必要时肾脏替代治疗

JACC, 2004, 44（7）: 1393-1399.
Kidney Int Suppl, 2006（100）: S11-15.
Clin J Am Soc Nephrol, 2013, 8（9）: 1618-1631.
Lancet, 2014, 383（9931）: 1814-1823.
Circulation, 2015, 132（20）: 1931-1936.

急性间质性肾炎（AIN）

1. 病因

- 药物（最常见）：抗生素（青霉素及衍生物、头孢菌素、喹诺酮类、利福平、磺胺等），PPIs，NSAIDs，抗癫痫药（苯妥英钠、卡马西平等），别嘌醇等
- 感染：细菌（β溶血链球菌、布氏杆菌、组织胞浆菌等），病

毒（EBV、HIV、汉坦病毒、CMV等），军团菌，支原体，钩端螺旋体病

- 系统性疾病：自身免疫病（SLE、SS），移植物排异反应，结节病等
- 特发性：TINU综合征（小管间质性肾炎＋葡萄膜炎）

2. 诊断
- 病史：近期用药史；经典三联征（皮疹、发热、关节痛），仅部分患者出现
- 无菌性白细胞尿/白细胞管型，镜下血尿，肾小管功能损伤证据，可有AKI
- 血及尿嗜酸性粒细胞↑（药物相关AIN）
- 肾活检病理是唯一确诊方法：肾间质水肿＋炎性细胞浸润（淋巴细胞±浆细胞、嗜酸性粒细胞），±肾小管炎、非干酪样坏死性肉芽肿（多见于结节病）

3. 治疗：药物相关AIN→停用可疑药物，早期予糖皮质激素可能获益[起始剂量多为0.5mg/（kg·d），4～6w内快速减量]，部分需联合免疫抑制剂；感染相关AIN→控制感染；系统性疾病相关AIN→治疗原发病

Kidney Int, 2010, 77: 956-961.
Am J Kidney Dis, 2014, 64（4）: 558-566.
Am J Kidney Dis, 2016, 67（6）: e35-36.

■ 肾脏替代治疗

1. 透析原理

	对流 convection		弥散 diffusion	吸附 adsorption	分离 separation
水分清除原理	渗透压差	静水压差	–	–	–
溶质清除原理	伴随水分被动清除 （小、中分子均可）		浓度梯度 （小分子 为主）	正负电荷 或抗原抗 体反应	离心或孔径大 小分离血浆与 血细胞
血液净化方式	腹膜透析	血液滤过	血液透析	血浆灌流 免疫吸附	血细胞分离 血浆置换

2. 透析治疗适应证

- AKI：见**肾脏疾病：急性肾损伤**
- CKD：开始时机取决于尿毒症症状和并发症，而非单纯 eGFR；早期启动透析治疗无明显生存获益
  - ✓ 尿毒症症状：脑病、心包炎或胸膜炎、神经病变、恶心呕吐
  - ✓ 并发症：严重水钠潴留、高血钾、代谢性酸中毒、高血压等保守治疗无效
  - ✓ 患者意愿、透析准备条件的完善

3. 肾脏替代治疗方式选择

（1）概述

- 包括血液透析（HD）、腹膜透析（PD）、肾移植
- 方式选择：实际是生活方式的选择，应根据患者自身特点、家庭条件、当地医疗条件等决定

	血液透析HD	腹膜透析PD
通路	临时&长期通路	腹膜透析管
更适合情形	■ 腹腔疾病或手术致粘连 ■ 腹部肿瘤 ■ 限制性通气功能障碍	■ 合并严重心血管疾病 ■ 血管通路建立困难（如糖尿病） ■ 出行不方便或经常旅行者 ■ 婴幼儿
相对禁忌证	■ 低血压、休克 ■ 严重活动性出血 ■ 严重心律失常 ■ SBP＞200mmHg ■ 患者不能合作	■ 腹膜腔结构异常，如腹部大手术史 ■ 严重肺部疾病/呼吸功能障碍 ■ 全身性血管疾病影响腹膜血运 ■ 腹部皮肤感染或腹部疝未修补 ■ 缺乏家庭支持或不能配合治疗
并发症	透析失衡综合征，心脑血管并发症，过敏，血源性传播疾病，导管并发症等	高血糖，腹膜炎，腹膜纤维化，腹壁疝，腹壁渗漏，胸腹腔漏，腹透管移位或堵塞等

（2）血液透析

■ **基本方式和原理**

✓ 血液透析HD：透析液与血液溶质浓度差（弥散），主要清除小分子毒素

✓ 血液滤过HF：置换液与血液混合后进行超滤（前稀释），小、中分子毒素均可清除

✓ 血液透析滤过HDF：上述二者结合

✓ 单纯超滤：仅清除水分（用于顽固性心衰、严重水肿者）

■ **通路选择**

种类	名称	优点	缺点	推荐使用时间	使用场合
临时通路	颈内静脉导管	流量好	血栓或感染并发症	<4周	临时透析通路首选
	股静脉导管	建立简单安全	易感染、流量差、活动受限	<1周部分可延长	紧急抢救；短时过渡性透析；无条件选其他通路
	锁骨下静脉导管	流量好，穿刺易定位	操作并发症多	<3～4周	不推荐使用
	带隧道带涤纶套导管（长期透析管）	流量好、感染率低、不易脱落	费用高、操作复杂、并发症处理困难*	中位时间1.5年	中短期通路或过渡性通路
长期通路	自体动静脉内瘘	并发症少	术后需1～3个月成熟时间	5年	最优长期通路
	人工/移植血管内瘘	并发症相对少	昂贵、血栓发生率相对高	2～3年	自体内瘘无法建立时优选

注：*带隧道带涤纶套导管并发症：中心静脉狭窄或血栓

■ **HD处方**

✓ 透析时间和频率：多4小时/次，2～5次/周
增加透析频率可能改善血压及血磷控制、生活质量，但心脑血管事件↑

✓ 透析液处方：钾、钙、钠离子浓度等

✓ 参数设置：血流速率（200～400ml/min），透析液流速、超滤量（根据体重、水肿/憋气/胸腹水、口渴、透析中血压变化确定）

✓ 抗凝方案：无肝素、肝素/低分子肝素抗凝、局部枸橼酸抗凝

（3）腹膜透析PD

■ **PD优点**：毒素清除持续平稳，无透析失衡问题，中分子物质

291

清除好，残余肾功能损失慢

- **PD处方**：腹透液葡萄糖浓度（1.5%，2.5%，4.25%），腹透液保留时间、频率（日间/夜间）
- **PD相关腹膜炎**
  - ✓ 临床表现：透析液混浊、发热、腹痛/腹膜刺激征
  - ✓ 诊断标准：腹透液WBC>100×10^6/L、PMN>50×10^6/L
  - ✓ 病原体：G^+球菌（60%～70%）、G^-杆菌（15%～20%）
  - ✓ 治疗：腹透析液内或静脉抗生素，真菌、假单胞菌等特殊感染需拔除导管

4. 特殊血液净化治疗

（1）持续肾脏替代治疗（CRRT）

- **原理**：持续缓慢进行血液净化，包括CVVHF、CVVHD、CVVHDF等多种方式
- **优势**
  - ✓ 血流动力学耐受性好，较间断血液透析不易发生低血压
  - ✓ 一般不发生失衡综合征
  - ✓ 滤器生物相容性好，适于多脏器衰竭等的治疗
  - ✓ 可部分清除细胞因子、炎性介质及毒性物质（CVVHF更有效）

（2）血液灌流

- **原理**：血液体外流经装有固态吸附剂（如活性炭、吸附树脂）的灌流器，吸附清除有害物质（包括中大分子尿毒症毒素、蛋白结合类毒素等）
- **适应证**：可用于药物或毒物中毒（主要为脂溶性毒素）、尿毒症等

（3）血浆置换

- **原理**：在体外循环条件下用离心法或膜分离法分离血浆和细胞成分，弃去血浆，把细胞成分以及补充的血浆、白蛋白、平衡液输回体内（单膜血浆置换）；双膜血浆置换则通过二膜进一步筛选清除特定分子量致病物质，回收血浆中更小分子量物质
- **优势**：可清除自身抗体、脂蛋白、免疫复合物、胆红素、药物、毒物等
- **适应证**：抗GBM病/Goodpasture综合征、TTP、冷球蛋白血症、重症AAV、重症SLE、吉兰-巴雷综合征、重症肌无力、巨球蛋白血症等

（4）免疫吸附

- **原理**：利用抗原抗体反应、Fc结合（蛋白A与Ig）、补体结合（C1q与免疫复合物）、静电结合（硫酸葡聚糖与抗dsDNA抗

体等）等特异性结合原理，选择性分离清除致病物质
- **特点**：选择性高，清除效率高，不需置换液，昂贵
- **适应证**：抗GBM病、重症SLE等

（5）人工肝（MARS）

- **原理**：利用白蛋白作为载体清除体内的毒性物质
- **特点**：非生物型支持系统，包括血液循环、白蛋白再生循环和透析循环3部分
- **适应证**：急性肝衰竭等待恢复或肝移植时短期支持

N Engl J Med, 2010, 363（24）：2287-2300.

中国血液净化, 2014, 13（08）：549-558.（中国专家共识）

Am J Kidney Dis, 2015, 66（5）：884-930.（K/DOQI指南）

Nephrol Dial Transplant, 2016, 31（2）：306-316.

血液/肿瘤疾病

血液／血液疾病学

■ 血涂片和骨髓涂片

血涂片

1. 临床意义：辅助疾病诊断，如急性白血病、MDS/MPN、遗传性红细胞疾病、冷凝集素综合征、微血管病性溶血、疟原虫等

2. 观察区域：首先观察边缘、片尾，看细胞分布及是否存在较大的异常细胞。然后在低倍镜下寻找合适的观察区域，选择细胞分布均匀、排列不拥挤、染色良好的部位，多位于血涂片体尾交界处

3. 判读重点：除白细胞分类外

- RBC：排列（如"缗钱"状排列）、大小及颜色、异常形态（如"泪滴"样红细胞、球形红细胞等）、内含物（如豪焦小体、嗜碱性点彩红细胞等）、寄生虫、微生物及是否存在有核红细胞

- WBC：是否存在原始及幼稚细胞、异常分叶、核形、颗粒、内含物（Auer小体、杜勒小体等）、寄生虫及微生物

- PLT：观察大小、颗粒、PLT聚集

骨髓涂片

1. 观察顺序：低倍镜观察全片，观察骨髓增生程度，巨核细胞数量，细胞分布，片中、边缘及片尾是否存在体积较大细胞、异常细胞及细胞团。油镜分类计数

2. 取材失败：部分稀释，由于外周血混入骨髓，导致骨髓成分减少（如有核细胞、骨髓小粒）。完全稀释，无骨髓成分，与血涂片一致。取材"干抽"是由于骨髓细胞数量多、骨髓纤维化等所致，存在临床提示意义

3. 有核细胞增生程度

增生程度	成熟红细胞/有核细胞	有核细胞均数（高倍镜）	常见病例
极度活跃，Ⅰ级	1 : 1	>100	白血病
明显活跃，Ⅱ级	10 : 1	50~100	白血病、MDS、增生性贫血
活跃，Ⅲ级	20 : 1	20~50	正常骨髓象、部分贫血
减低，Ⅳ级	50 : 1	5~10	AA、低增生MDS、白血病
极度减低，Ⅴ级	200 : 1	<5	AA

4. 巨核细胞：如骨髓膜标准化为1.5cm×3.0cm，巨核细胞7～35个。ITP或其他原因引起的PLT↓需行巨核细胞分类，以油镜确定巨核细胞各阶段百分率

5. 油镜观察：分类计数200/500个有核细胞，计算百分比。观察各系细胞数量、形态及有无异常细胞

■ 贫血

1. 临床表现：头晕、乏力、耳鸣、劳力性呼吸困难，诱发心绞痛。体征：皮肤黏膜苍白、心动过速等

2. 诊断
■ 病史：出血、饮食、系统性疾病、药物、酒精、家族史
■ 检查：血常规（含MCV）、Ret、外周血涂片，根据贫血类型决定后续检查
■ Ret指数（RI）：Ret count×（患者HCT/正常HCT）/ maturation factor，HCT和maturation factor对应关系：45%＝1，35%＝1.5，25%＝2，20%＝2.5

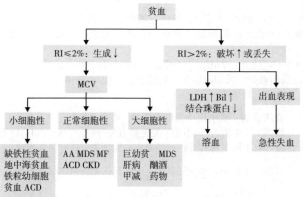

Mayo Clin Proc, 2003, 78: 1274.

缺铁性贫血（IDA）

1. 病因
■ 需求↑：孕妇、青少年
■ 摄入↓：营养不良、素食
■ 吸收↓：胃酸减少、胃切除、Hp感染
■ 慢性失血：胃肠道、月经及其他部位出血

2. 临床表现：贫血症状外，可出现反甲、吞咽困难、异食癖等

3. 辅助检查：小细胞低色素性贫血、血清铁↓、转铁蛋白饱和度↓、TIBC↑、铁蛋白↓、骨髓小粒可染铁消失

4. 治疗
■ 祛除病因
■ 口服补铁：100～200mg元素铁/d，6w纠正贫血，3～6m恢复

储存铁，目标血清铁蛋白＞50μg/L

- 静脉补铁指征：口服不耐受/吸收，快速补铁需求（如孕中晚期严重IDA），部分接受EPO治疗的CKD患者

*补铁总量（mg）＝［目标Hb－患者Hb（g/L）］×体重（kg）×0.24＋500mg

- 储存铁减少尚无贫血时，补铁可部分改善乏力症状
- 贫血诱发心绞痛、心衰时，可输血补铁（1U悬浮RBC补充200mg铁）

N Engl J Med, 2015, 372: 1832.

巨幼细胞贫血

1. 病因：摄入↓（素食、偏食）、吸收↓、需求↑外

- 叶酸缺乏：药物致叶酸代谢异常（MTX、TMP、氟尿嘧啶等）
- $VitB_{12}$缺乏：$VitB_{12}$与壁细胞分泌的内因子结合后被吸收，壁细胞减少（胃切除后）、抗壁细胞/内因子抗体（恶性贫血）致$VitB_{12}$缺乏

2. 临床表现：常出现全血细胞减少，消化道症状（纳差、恶心、腹泻），"牛肉舌"，黄疸（原位溶血），神经症状（$VitB_{12}$缺乏者可有下肢对称性深部感觉及震动觉消失，偶有精神症状）

3. 诊断：症状＋大细胞性贫血＋中性粒细胞分叶↑/骨髓细胞巨幼变

- 叶酸缺乏：血清叶酸＜4ng/ml，红细胞叶酸＜100ng/ml
- $VitB_{12}$缺乏：血清$VitB_{12}$＜180pg/ml；部分患者$VitB_{12}$检测正常，若同型半胱氨酸水平↑，亦提示$VitB_{12}$缺乏
- 内因子抗体：用于诊断恶性贫血

4. 治疗

- 叶酸缺乏：叶酸1～5mg/d直至贫血完全恢复。建议同时补充$VitB_{12}$避免神经系统损害
- $VitB_{12}$缺乏：$VitB_{12}$ 500～1000μg qd口服
- 全胃切除/恶性贫血：$VitB_{12}$ 1000μg qd/qod肌注×7d→1000μg qw×4～8w→1000μg qm终身维持，或$VitB_{12}$ 1000～2000μg qd口服终身维持

N Engl J Med, 2013, 368: 149.
N Engl J Med, 2015, 373: 1649.

溶血性贫血

部位		机制	疾病
血管外	RBC内因素	膜缺陷	遗传性球形/椭圆形红细胞增多症
		酶缺陷	G6PD缺乏症、PK缺乏症
		血红蛋白异常	地中海贫血、镰状细胞贫血
	RBC外因素	脾亢	
		免疫介导	温抗体型AIHA、药物
血管内	RBC内因素	膜缺陷	PNH
	RBC外因素	输血反应	血型不合
		机械性	MAHA、DIC、机械瓣
		免疫介导	阵发性冷性血红蛋白尿
血管内外	RBC外因素	感染	疟疾、巴贝西虫病
		理化因素	Wilson病、铜中毒、蛇毒
		免疫介导	冷凝集素综合征

血液肿瘤疾病

溶血证据

- RI＞2%、LDH↑、间接胆红素↑、结合珠蛋白↓；骨髓涂片（粒红比倒置）；RBC寿命测定（研究用）
- 血管内溶血：LDH↑↑、游离血红蛋白↑、血红蛋白尿、含铁血黄素尿、血涂片破碎RBC
- 血管外溶血：脾大

Lacet, 2000, 355: 1169.

自身免疫性溶血性贫血（AIHA）

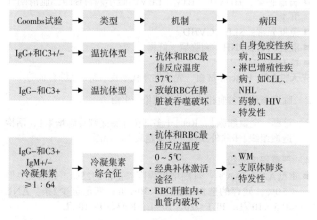

| IgG-和C3+冷热溶血试验+ | → | 阵发性冷性血红蛋白尿 | • 抗体在低温时结合RBC、固定补体
• 温度升高后激活补体造成RBC血管内破坏 | • 病毒,如麻疹、腮腺炎
• 梅毒
• 淋巴瘤
• 特发性 |

治疗

- 继发性AIHA针对病因进行治疗
- 温抗体型AIHA：一线激素（有效率70%～85%）；二线：脾切、利妥昔单抗、免疫抑制剂（AZA、CTX、CsA、MMF）、IVIg
- 冷凝集素综合征：保暖、症状性贫血、输血依赖、肢端症状严重时需药物治疗。一线利妥昔单抗（有效率60%～80%），激素有效率仅为14%～35%

Blood, 2017, 129: 2971.
Hematologica, 2014, 99: 1547.

再生障碍性贫血（AA）

1. 病因

获得性AA

- 造血干细胞功能异常：放射线、化疗药物、化学物质（苯）
- 药物：抗癫痫药物（卡马西平、苯妥英）、抗生素（磺胺、氯霉素）、NSAIDs、甲亢药物（甲巯咪唑、丙硫氧嘧啶）
- 病毒感染：HHV-6、HIV、EBV、微小病毒B19、血清阴性肝炎
- 免疫异常：SLE、GVHD
- 混合因素：PNH、胸腺瘤、妊娠
- 特发性

先天性AA： Fanconi贫血、先天性角化不良、舒-戴综合征等

2. 临床表现：贫血相关症状、感染、出血

3. 诊断：全血细胞↓，Ret↓+多部位骨髓穿刺骨髓增生↓，活检造血组织↓+除外其他导致骨髓衰竭的原因

4. 严重程度分级

- 重型AA（SAA）：骨髓增生程度＜正常的25%（如≥25%但＜50%，残存的造血细胞应＜30%）；满足至少2条：ANC＜0.5×10^9/L；PLT＜20×10^9/L；Ret＜20×10^9/L

- 极重型AA（VSAA）：满足SAA标准外，ANC＜0.2×10^9/L
- 非重型AA（NSAA）：未达到SAA、VSAA标准

5. 治疗
- 全相合移植：70%～85%的长期生存，首选骨髓减少GVHD
- ATG＋CsA：有效率70%～80%，有效患者中5年OS 80%～90%
- ATG＋CsA联合艾曲波帕可进一步提高缓解率
- 支持治疗：输血、G-CSF、EPO等

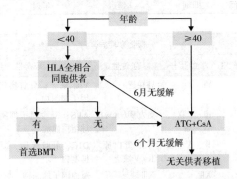

N Engl J Med, 2018, 379: 1643.

■ 出血性疾病诊断思路

	一期止血	二期止血	三期止血
参与成分	PLT，vWF，血管壁	凝血因子	纤溶酶原激活物，纤溶酶
出血部位	皮肤、黏膜、软组织	肌肉、关节、深部组织	伤口、泌尿生殖道
出血表现	瘀点、瘀斑	血肿、关节出血	血尿、月经过多
出血时间	即刻	延迟	延迟

			凝血功能异常	
PT	APTT	凝血因子	遗传性	获得性
↑	→	Ⅶ	Ⅶ缺乏	VitK缺乏；肝脏疾病；凝血因子抑制物
→	↑	Ⅷ、Ⅸ、Ⅺ、Ⅻ	血友病、vWD	APS；凝血因子抑制物；高球蛋白血症
↑	↑	Ⅱ、Ⅴ、Ⅹ	纤维蛋白原/Ⅱ/Ⅴ缺乏	DIC；肝脏疾病；凝血因子抑制物
→	→	ⅩⅢ	ⅩⅢ缺乏	凝血因子抑制物

Hematology Basic Principles and Practice，2018，1831.

■ 血小板减少症

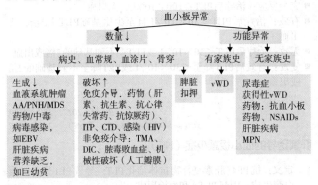

血小板异常
- 数量↓
  - 病史、血常规、血涂片、骨穿
    - 生成↓
      血液系统肿瘤
      AA/PNH/MDS
      药物/中毒
      病毒感染，
      如EBV
      肝脏疾病
      营养缺乏，
      如巨幼贫
    - 破坏↑
      免疫介导：药物（肝
      素、抗生素、抗心律
      失常药、抗惊厥药）、
      ITP、CTD、感染（HIV）
      非免疫介导：TMA、
      DIC、脓毒败血症、机
      械性破坏（人工瓣膜）
- 功能异常
  - 有家族史
    - 脾脏
      扣押
    - vWD
  - 无家族史
    - 尿毒症
      获得性vWD
      药物：抗血小板
      药物、NSAIDs
      肝脏疾病
      MPN

原发性免疫性血小板减少症（ITP）

1. 定义：多种机制介导的PLT↓。10%合并AIHA

2. 诊断
- 至少2次血常规提示PLT↓，血细胞形态无异常
- 脾脏一般不增大
- 骨髓检查：巨核细胞↑或正常，有成熟障碍
- 排除其他继发性PLT↓症

3. 治疗：

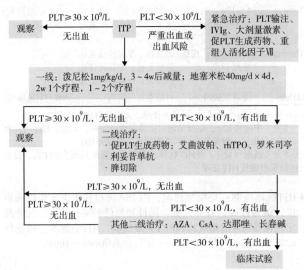

观察 ← 无出血 — ITP — 严重出血或出血风险 → 紧急治疗：PLT输注、IVIg、大剂量激素、促PLT生成药物、重组人活化因子Ⅶ

$PLT \geq 30 \times 10^9/L$

$PLT < 30 \times 10^9/L$

一线：泼尼松1mg/kg/d，3～4w后减量；地塞米松40mg/d×4d，2w 1个疗程，1～2个疗程

$PLT \geq 30 \times 10^9/L$，无出血

$PLT < 30 \times 10^9/L$，有出血

观察

二线治疗：
- 促PLT生成药物：艾曲波帕、rhTPO、罗米司亭
- 利妥昔单抗
- 脾切除

$PLT \geq 30 \times 10^9/L$，无出血

$PLT < 30 \times 10^9/L$，有出血

$PLT \geq 30 \times 10^9/L$，无出血

其他二线治疗：AZA、CsA、达那唑、长春碱

$PLT < 30 \times 10^9/L$，有出血

临床试验

4. 疗效标准

- 完全反应：治疗后PLT≥100×10⁹/L，无出血
- 有效：治疗后PLT≥30×10⁹/L且至少比基础PLT↑2倍，无出血
- 无效：治疗后PLT<30×10⁹/L或PLT↑不到基础的2倍或出血
- 复发：有效后PLT降至<30×10⁹/L或PLT降至不到基础的2倍或出血

Blood, 2017, 129: 2829.
血液病诊断及疗效标准（第4版），2018, 186.

肝素诱导的血小板减少症（HIT）

1. 定义：抗PF4/肝素复合物抗体活化PLT，导致PLT聚集和凝血酶生成，引起PLT↓和血栓形成

2. 临床表现：PLT↓（极少出血）；血栓事件（静脉和动脉血栓分别占80%和20%），DVT和PE最多见

3. 诊断
- 4T评分

4T	2分	1分	0分
PLT↓	最低20～100×10⁹/L或>50%	最低10～19×10⁹/L或↓30%～50%	最低<10×10⁹/L或↓<30%
Time	5～10d，或≤1d（30d内肝素应用史）	>10d或不详，或≤1d（31～100d内肝素应用史）	≤4d（无近期肝素应用史）
Thrombosis	新发血栓；皮肤坏死	进展性、复发性或无症状性血栓；非坏死性皮肤损害；可疑血栓形成	无
OThers	无其他病因	可能有其他病因	明确有其他病因

注：0～3分（低度可疑）：可基本排除，无需送检HIT抗体
4～5分（中度可疑）：免疫学测定抗体阴性可除外，阳性者HIT可能性↑50%，可用另一种免疫学或功能测定证实或除外HIT
6～8分（高度可疑）：查HIT抗体；有经验的医师判断为HIT后，没有抗体结果时即按HIT处理

- HIT抗体检测：免疫学测定，ELISA法和其他快速免疫测定法，敏感性高，特异性低，阴性预测值97%～99%；功能测定，包括PLT活化试验和PLT聚集试验，HIT金标准，敏感性62%～100%，特异性>95%，阳性预测值89%～100%

4. 治疗

■ 停用所有肝素（包括冲洗和封管），避免输注PLT，诊断HIT时已开始华法林治疗者予VitK拮抗避免皮肤坏死

■ 给予非肝素类抗凝药物（磺达肝癸钠、阿加曲班、比伐卢定等），PLT>150×10^9/L后加用华法林，重叠≥5d。有血栓者抗凝≥3～6个月，无血栓者筛查DVT，抗凝疗程不确切，需至PLT恢复，多为2～3个月

N Engl J Med 2013，368：737.
血液病诊断及疗效标准（第4版），2018：199.

血栓性血小板减少性紫癜（TTP）

1. 定义：遗传性或获得性vWF裂解蛋白酶ADAMTS-13活性缺乏导致的血栓性微血管病，常见继发因素CTD、感染（HIV、CMV）、妊娠、药物

2. 临床表现：五联征，PLT↓＋微血管病性溶血（100%）、发热（25%）、肾损害（50%）、神经系统异常（65%）

3. 实验室检查：PLT↓；微血管病性溶血（血管内溶血，血涂片破碎RBC）；尿常规（血尿、蛋白尿、管型尿）；凝血(-)；ADAMTS-13活性↓

4. 诊断
   初步诊断：存在微血管病性溶血和PLT↓，无其他病因
   确定诊断：ADAMTS-13活性<10%，获得性TTP需有ADAMTS-13抑制物

5. 治疗
   遗传性TTP：血浆输注
   获得性TTP：一线血浆置换＋糖皮质激素；二线利妥昔单抗、免疫抑制剂；vWF抗体

N Engl J Med，2016，374：511.
血液病诊断及疗效标准（第4版），2018：190.

■ 凝血异常

血友病

1. 定义：X连锁隐性遗传病，Ⅷ缺乏（血友病A）或Ⅸ因子缺乏（血友病B），男性发病，女性为携带者

2. 临床表现：关节、肌肉和深部组织出血。反复出血，不及时治疗可致关节畸形和/或假瘤形成。消化道出血和颅内出血可危及生命

3. 诊断：APTT↑（正浆纠正试验可纠正），PT及vWF正常，Ⅷ或Ⅸ缺乏，基因检测

4. 严重程度分型
   - 轻型：因子活性>5~50IU/dl，大手术或外伤可致严重出血，罕见自发出血
   - 中型：因子活性1~5IU/dl，小手术或外伤后可致严重出血，偶有自发出血
   - 重型：因子活性<1IU/dl，肌肉或关节自发出血

5. 治疗
   - 替代治疗：血友病A首选基因重组FⅧ制剂或病毒灭活的血源性FⅧ制剂，每1IU/kg的FⅧ可使体内FⅧ：C提高2IU/dl；血友病B首选基因重组FⅨ制剂或病毒灭活的血源性凝血酶原复合物，每1IU/kg的FⅨ可使体内FⅨ：C提高1IU/dl。建议第一次关节出血或严重肌肉出血后开始预防治疗，FⅧ制剂10IU/kg体重每周2次，FⅨ制剂20IU/kg体重每周1次
   - DDAVP、抗纤溶药物

血友病诊断与治疗中国专家共识2017版.

弥散性血管内凝血（DIC）

1. 定义：许多疾病（创伤、休克、感染、肿瘤、产科并发症）基础上，致病因素损伤微血管，导致凝血活化，全身微血管血栓形成、凝血因子大量消耗并继发纤溶亢进，引起出血及微循环衰竭为特征的临床综合征

2. 临床表现：休克；微血管栓塞；微血管病性溶血；出血（自发性、多部位）

3. 诊断（ISTH积分）：DIC诊断（≥5分）

	0	1	2	3
PLT（10⁹/L）	>100	<100	<50	
FDP或D-Dimer	无↑		中度↑	显著↑
PT延长（s）	<3	>3但≤6	>6	
Fbg	≥1	<1		

4. 治疗：原发病治疗＋支持（补充凝血因子、Fbg、新鲜冰冻血浆、PLT等），高凝期可抗凝

N Engl J Med, 2014, 370: 847.

■ 高凝状态

1. 病因

	静脉受累	动静脉受累
先天性	V因子Leiden突变	先天性高同型半胱氨酸血症
	蛋白C、蛋白S、ATⅢ缺乏	异常纤维蛋白原血症
	凝血酶原突变	
获得性	肿瘤	MPN
	口服避孕药	HIT
	激素替代治疗	PNH
	妊娠	APS
	肾病综合征	IBD
	淤滞：制动、手术、慢性	高黏滞血症：WM、急性白血病
	心衰	血管壁异常：血管炎、异物、创伤

2. 易栓症相关指标：活化蛋白C抵抗；蛋白C、蛋白S、ATⅢ；凝血酶原突变；LA、ACL、抗β2-GP1

3. 易栓指标筛查注意事项

- 避免在血栓急性期查易栓指标
- 避免抗凝时行易栓筛查，华法林至少停用2w，其他口服抗凝药至少停用5个半衰期，测定ATⅢ者肝素或LMWH至少停用24h
- 血栓诱因明确者不进行筛查，如重大创伤/手术/制动等
- 患者年龄<50，反复血栓，诱因不显著，有血栓事件家族史者建议筛查
- 筛查目的主要为指导后期预防性抗凝及指导家庭成员检测，筛查结果对血栓事件抗凝疗程指导意义小

4. 血栓治疗原则

- 抗凝治疗中需全程评估出血风险
- 有明确诱因者疗程3m左右，血栓复发率低
- 无诱因血栓患者，抗凝结束5年内累计血栓复发率40%，因而往往需要终身抗凝。此类患者同时合并易栓症时并不增加血栓复发风险
- 肿瘤患者发生血栓事件时，抗凝疗程主要与肿瘤是否持续存在相关

N Engl J Med, 2017, 377: 1177.

抗磷脂综合征（APS）

1. **病因**：原发或继发于自身免疫性疾病、肿瘤、感染、药物

2. **诊断**：符合至少1条临床标准及至少1条实验室标准
临床标准
- ≥1次血栓形成：动脉、静脉或小血管
- 妊娠并发症：不明原因10w或10w以上非畸形死胎，孕34w以内由子痫、先兆子痫或胎盘功能不全造成的非畸形早产，或连续3次不明原因10w以内的流产

实验室标准（一种或多种，两次以上阳性，相隔12w以上）
- LA
- ACL（>40GPL/MPL或>99百分位）
- 抗β2-GP1（>99百分位）
  暴发性APS（CAPS）：1w内出现至少3个器官或组织的血栓形成

3. **治疗**

临床情况	推荐治疗
首次静脉血栓	华法林抗凝（INR 2～3）
动脉血栓	■ 阿司匹林＋华法林抗凝（INR 2～3） ■ 华法林抗凝（INR 3～4）
反复血栓	LMWH或华法林抗凝（INR 3～4）
产科并发症（无血栓史）	阿司匹林＋预防剂量LMWH
产科并发症（有血栓史）	阿司匹林＋治疗剂量LMWH
CAPS	肝素＋激素冲击；血浆置换、利妥昔单抗、C5单抗

Blood Rev, 2017, 31: 406.

■ 抗凝药物

1. 华法林

■ 维生素K拮抗剂，抗凝起效有赖于功能性凝血因子水平↓，血栓/血栓高危患者用药初期与快速起效的抗凝药（UFH、LMWH、磺达肝癸钠等）重叠

■ 应用于房颤、人工瓣膜、VTE/PE、APS等

■ 受饮食、药物影响，需监测INR。少见并发症皮肤坏死，可透过胎盘致胎儿畸形。用量及过量拮抗见附录

2. 肝素（UFH）

■ 应用于VTE/PE、ACS、TIA、新生儿/孕妇、围术期抗凝等。剂量见附录

■ 起效迅速，半衰期短，可鱼精蛋白拮抗，可应用于肾衰患者。但治疗窗窄，需频繁监测APTT，无口服制剂，可致HIT

3. 低分子肝素（LMWH）

■ 适应证与UFH类似，常用预防剂量100U/kg qd，治疗剂量100U/kg q12h

■ 生物利用度优于UFH，无须监测APTT，HIT风险＜UFH。起效较UFH慢，半衰期长，鱼精蛋白拮抗有限，肾衰患者清除减慢，出血风险↑

4. 磺达肝癸钠

■ 应用于血栓预防（尤其是骨科高危患者）、VTE、ACS、HIT。不建议应用于儿童、孕妇、Ccr＜30mL/min、IE等

■ 预防抗凝及浅表静脉血栓2.5mg qd，VTE（＜50kg 5mg qd，50～100kg 7.5mg qd，＞100kg 10mg qd）

■ 不导致HIT。主要副作用为出血

5. 利伐沙班

■ 膝/髋关节成形术血栓预防、VTE、非瓣膜性房颤的脑栓塞预防，孕妇禁用

■ 预防剂量10mg qd，治疗剂量15mg bid×21d→20mg qd

■ 与CYP3A4及P-GP双重抑制剂（如酮康唑、伊曲康唑）和双重诱导剂（如利福平、卡马西平）存在相互作用。主要副作用为出血

6. 达比加群

■ 膝/髋关节成形术血栓预防、非瓣膜性房颤的脑栓塞预防、VTE，孕妇禁用

■ 围术期血栓预防220mg qd（手术当日110mg）。房颤患者150mg bid

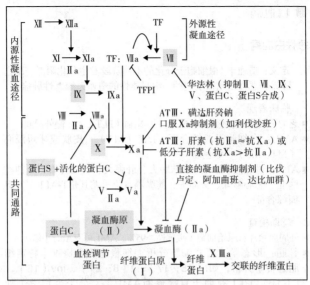

- 可导致消化不良，建议与食物同服

7. 阿加曲班
- 用于HIT、PCI等，肝功不全者慎用

8. 比伐卢定
- 用于PCI、PTCA等，剂量较大时监测ACT，较小时监测APTT

抗凝药物	$t_{1/2}$	排泄	实验室异常	药物过量拮抗
UFH	60～90min	网状内皮系统	APTT↑	鱼精蛋白iv 1mg/100U UFH（最多50mg）
LMWH	2～7h	肾脏	抗Xa*	鱼精蛋白拮抗<60%
比伐卢定	25min	肾脏	APTT↑	透析
阿加曲班	45min	肝脏	APTT↑	透析
磺达肝癸钠	24h	肾脏	抗Xa*	透析
华法林	36h	肝脏	PT↑	VitK、血浆、PCC
达比加群	12h	肾脏	APTT↑*	Idarucizumab
利伐沙班	8～12h	肾>肝	PT↑*、抗Xa*	抗纤溶药、PCC、andexanet

注：*非常规监测；PCC：凝血酶原复合物

Hematology Basic Principles and Practice, 2018, 2168.
Cir, 2016, 134: 248.

■ 白血病

急性白血病

1. **定义**：造血干/祖细胞于分化的不同阶段发生分化阻滞、凋亡障碍和恶性增殖而引起的一组异质性的造血系统恶性肿瘤

2. **临床表现**
- 乏力（贫血）、感染（ANC↓）、出血（PLT↓）、髓外浸润
- AML：白细胞淤滞综合征、DIC（M3）、皮肤或牙龈浸润（M4、M5）、绿色瘤
- ALL：骨痛/腰痛、淋巴结肿大、肝脾大、CNS受累（颅神经病变、恶心呕吐、头痛）、前纵隔占位（尤其是T-ALL）、溶瘤综合征

3. **辅助检查**
- 外周血涂片：原始细胞（敏感性＞95%，AML可有Auer小体）
- 骨髓：形态学、流式细胞分析、细胞遗传学检查[**特定细胞遗传学异常，如t（15；17）、t（8；21）、inv（16）、t（16；16）有助于直接诊断AML**]、分子生物学（如c-KIT、FLT3-ITD等）。
- 溶瘤综合征相关指标：UA↑、LDH↑、K↑、Ca↓、P↑
- 凝血：判断有无DIC
- 腰穿：建议所有初治患者都进行
- 心脏超声：心脏疾病史、使用蒽环类药物前
- HLA配型

4. **急性白血病免疫表型**

系列	免疫标记
造血祖细胞	CD34、HLA-DR、TdT
B淋巴细胞系	CD19、CD20、CD22、CD79a
T淋巴细胞系	CD2、CD3、CD5、CD7
髓细胞系	CD13、CD33、CD15、MPO、CD117
红细胞系	抗血型糖蛋白A、抗血红蛋白A
巨核细胞系	CD41、CD42、CD61、FⅧ

5. **疗效标准**
- 完全缓解（CR）：临床无症状；外周血无白血病细胞，Hb≥100g/L（男）或≥90g/L（女性及儿童），ANC≥1.5×10^9/L，PLT≥100×10^9/L；骨髓原粒细胞（原单＋幼稚单或

原淋＋幼稚淋）≤5%，红系及巨核细胞系正常

- 部分缓解（PR）：骨髓原粒细胞（原单＋幼稚单或原淋＋幼稚淋）5%～20%；或临床、血象中有1项未达CR
- 微小残留病灶（MRD）：通过流式细胞分析、PCR等技术，评估缓解深度

血液病诊断及疗效标准（第4版），2018：87.

急性髓细胞白血病（AML）

1. 分型：WHO 2016分型

主要亚型	具体种类
AML伴重现型遗传异常	t（8；21）；inv（16）；PML-RARA；t（9；11）；t（6；9）；inv（3）；t（1；22）；NPM1突变；CEBPA等位基因突变
MDS相关AML	可有MDS或MPN病史
治疗相关性AML	烷化剂、拓扑异构酶抑制剂
AML，NOS	微分化型；未成熟型；急性粒单核细胞白血病；急性单核细胞白血病；纯红系白血病；急性巨核细胞白血病；急性嗜碱性粒细胞性白血病；急性全髓白血病伴骨髓纤维化

AML危险分层（2017 ELN）	
细胞遗传学	分子学异常
低危 CBF：inv（16）/t（16；16）；t（15；17）；t（8；21）	细胞遗传学阴性：NPM1突变且无FLT3-ITD或存在FLT3-ITD^{low}；或CEBPA等位基因突变
中危 细胞遗传学阴性；t（9；11）	CBF＋KIT突变；NPM1突变＋FLT3-ITD^{high}；Wt-NPM1且无FLT3-ITD或存在FLT3-ITD^{low}
高危 ≥3个染色体异常；染色体单体；−5；5q-；−7；7q-；11q23-；inv（3）/t（3；3）；t（6；9）；t（9；22）	细胞遗传学阴性：FLT3-ITD；TP53突变；RUNX1突变；ASXL1突变；Wt-NPM1＋FLT3-ITD^{high}

2. 治疗

- 诱导缓解：DA（3＋7）方案（DNR/去甲氧基柔红霉素×3d，Ara-C×7d）

- CR：低危大剂量Ara-C巩固；中高危建议allo-HSCT
- 诱导失败/难治复发：allo-HSCT或其他化疗方案（如米托蒽醌＋VP-16＋Ara-C）
- AML-M3
  - ✓WBC≤$10×10^9$/L（非高危组）者诱导方案全反式维甲酸（ATRA）＋亚砷酸（ATO），CR近100%，ATRA＋ATO巩固
  - ✓WBC＞$10×10^9$/L（高危组）者诱导方案包括ATRA＋ATO＋去甲氧基柔红霉素、ATRA＋DNR＋Ara-C等，CR近90%，ATRA＋ATO巩固
  - ✓分化（ATRA）综合征：见于25%的患者，表现为发热、肺部浸润影、气短、水肿、低氧血症、胸腔积液、心包积液、AKI等。地塞米松10mg q12h×3～5d，逐步减量共维持2w。WBC＞$10×10^9$/L的高危患者可泼尼松0.5mg/（kg·d）或地塞米松10mg q12h预防
  - ✓合并凝血障碍/DIC，对症支持：补充PLT、凝血因子

3. 预后
- ＜60岁患者CR率70%～80%，＞60岁患者CR率40%～50%
- OS差异大，高龄且有预后不良细胞遗传学的患者＜10%，年轻且细胞遗传学预后良好的患者OS可＞75%
- AML-M3治愈率＞90%，WBC＞$10×10^9$/L的患者预后相对较差

N Engl J Med, 2013, 369: 111.
NCCN AML指南1, 2018版.

急性淋巴细胞白血病（ALL）

1. 分型：目前WHO将ALL分为B急性淋巴细胞白血病/淋巴母细胞淋巴瘤（B-ALL/LBL）和T-ALL/LBL。ALL和LBL是同一种疾病的两种不同临床表现，骨髓中幼稚细胞＞20%诊断为ALL，幼稚细胞≤20%诊断为LBL。25%的成人ALL患者存在Ph染色体t（9；22）（q34；q11），BCR-ABL1融合蛋白分为p210和p190（多见）。本型在各年龄段的预后均最差

WHO 2016分型	
主要亚型	具体种类
B-ALL/LBL	B-ALL/LBL，NOS B-ALL/LBL伴重现型细胞遗传学异常：t（9；22）；t（v；11q23.3）；t（12；21）；超二倍体；亚二倍体；t（5；14）；t（1；19）；BCR-ABL1样B-ALL/LBL；伴iAMP21
T-ALL/LBL	早期前T-ALL/LBL NK细胞ALL/LBL

2. 治疗

- 诱导化疗：蒽环类＋长春新碱＋激素＋CTX/门冬酰胺酶多药联合方案，或借鉴儿童方案
- 巩固/强化化疗：有合适供者时可于首次CR后行allo-HSCT，尤其是高危患者（细胞遗传学高危或B-ALL WBC>30×10^9/L、T-ALL WBC>100×10^9/L）；非移植候选者，诱导缓解后进行近7m的多药联合巩固/强化治疗
- 维持化疗：方案为6 巯基嘌呤、MTX等，疗程2~3年
- Ph＋患者化疗基础上加用TKI
- 预防CNS白血病：MTX/AraC鞘注±放疗；全身应用MTX
- 复发/难治：其中Ph＋患者需行ABL1突变检测。治疗方案包括临床试验、allo-HSCT、Blinatumomab、CAR-T等

3. 预后

- 成人骨髓形态学CR率80%，CR患者存在MRD预后相对较差
- 有预后不良因素（细胞遗传学高危、B-ALL WBC>30×10^9/L、T-ALL WBC>100×10^9/L、MRD＋、高龄等）者治愈率10%~30%，无上述因素者50%~60%

Leukemia, 2015, 29: 26.
NCCN ALL指南1, 2018版.

慢性髓细胞白血病（CML）

1. 定义：造血干细胞克隆性异常，但分化程度高于AML，具有特异性Ph染色体和/或BCR-ABL1融合基因，多为p210融合蛋白

2. 临床表现

- 慢性期：疲乏、体重↓、盗汗和脾大引起的不适
- 加速期：发热，出血，骨痛，进行性脾大和体重↓，感染，皮肤瘙痒
- 急变期：同急性白血病

3. 诊断：典型临床表现＋Ph染色体和/或BCR-ABL1融合基因即可诊断

- 慢性期：外周血或骨髓中原始细胞<10%；未达到诊断加速期/急变期标准
- 加速期，符合任意一项：外周血或骨髓中原始细胞10%~19%；外周血嗜碱性粒细胞≥20%；与治疗不相关的持续PLT↓（<100×10^9/L）或↑（>1000×10^9/L）；治疗过程中出现Ph＋细胞基础上的其他克隆性染色体异常；进行性脾增大或

WBC↑↑

- 急变期，符合任意一项：外周血或骨髓中原始细胞≥20%（2/3 AML，1/3 ALL）；骨髓活检原始细胞集聚；髓外原始细胞浸润

4. 治疗

- 慢性期：长期TKI治疗，可应用伊马替尼、尼洛替尼、达沙替尼、博舒替尼。治疗无效患者检测BCR-ABL1突变

  *TKI副反应：恶心、腹泻、肝损、骨髓抑制、水钠潴留；达沙替尼，心包/胸腔积液、肺动脉高压；尼洛替尼，QT间期延长、血糖升高、周围动脉闭塞；帕纳替尼，血栓、胰腺炎、心脏毒性

BCR-ABL1突变	治疗推荐
Y253; HE255K/V; F359V/C/I	达沙替尼
F317L/V/I/C; T315A; V299L	尼洛替尼
E255K/V; F317L/V/I/C; F359V/C/I; T315A; Y253H	博舒替尼
T315I	帕纳替尼、高三尖杉酯碱、allo-HSCT、临床试验

- 加速期：新诊断加速期应用TKI，慢性期TKI治疗过程中进展为加速期换用其他种类TKI，条件允许allo-HSCT
- 急变期：新诊断急变期应用TKI，慢性/加速期TKI治疗过程中进展为急变期换用其他种类TKI，同时予AML/ALL诱导方案化疗，条件允许allo-HSCT

5. 疗效标准

- 完全血液学缓解：WBC$<10\times10^9$/L；PLT$<450\times10^9$/L；外周血无不成熟细胞；无症状，可触及的脾大已消失
- 细胞遗传学缓解：完全缓解，无Ph+细胞；部分缓解，Ph+细胞1%~35%；微小缓解，Ph+细胞>35%。至少6m复查1次，确认达到完全细胞遗传学缓解后至少12m复查1次
- 分子学缓解：主要缓解（MMR），BCR-ABL1（IS）≤0.1%，或BCR-ABL1 mRNA较基线↓≥3-log；完全缓解，BCR-ABL1（IS）≤0.0032%。每3m复查，疗效欠佳、失败或BCR-ABL1（IS）↑检查突变

  *IS：国际标准化

TKI疗效反应（2018 NCCN CML指南）				
BCR-ABL1（IS）	3m	6m	12m	>12m
>10%	深灰色		黑色	
1%～10%	浅灰色		深灰色	
0.1%～1%	浅灰色			深灰色
<0.1%	浅灰色			

注：浅灰色：监测疗效及药物副反应，维持原有TKI治疗

深灰色：评价药物依从性及药物相互作用，行BCR-ABL1突变检测，换用其他TKI，原有TKI加量或考虑移植

黑色：评价药物依从性及药物相互作用，行BCR-ABL1突变检测，换用其他TKI或考虑移植

6. 预后

■ 慢性期：伊马替尼治疗，5年OS 89%，7% 5年内进展为急变期

■ 加速期：伊马替尼治疗，4年OS近50%

■ 预后不良因素：高龄、PLT↑、脾脏大小↑、原始细胞/嗜碱性粒细胞↑；可采用Sokal及Hasford评分

Lancet, 2015, 385: 1447.

NCCN CML指南4, 2018版.

慢性淋巴细胞白血病（CLL）

1. 定义：成熟B淋巴细胞单克隆增生。小淋巴细胞淋巴瘤（SLL）与CLL是同一种疾病的不同表现。前者累及淋巴结和骨髓，后者累及外周血和骨髓

2. 临床表现

■ 多无症状，查体发现外周血淋巴细胞↑。10%～20%有B症状

■ 体征：淋巴结肿大（80%）和肝脾大（50%）

■ 10%的患者伴有AIHA，1%～2%的患者伴有ITP

■ 球蛋白↓±ANC↓，易感染

■ M蛋白（5%）

■ 5%发生Richter转化，多进展为弥漫大B细胞淋巴瘤

3. 诊断

■ 外周血B淋巴细胞（CD19＋细胞）≥5×10^9/L

■ 外周血涂片：成熟淋巴细胞显著↑；易见涂抹细胞。外周血淋巴细胞中不典型淋巴细胞及幼稚淋巴细胞<55%

■ 典型的免疫表型：CD19＋、CD5＋、CD23＋、CD10－、FMC7－、CD43±、CCND1－。表面免疫球蛋白（sIg）、CD20及CD79b弱表达。流式细胞学提示B细胞表面限制性表达

κ或λ轻链或＞25%的B细胞sIg不表达

4. Rai分期

分期	改良分期	临床表现	生存期
0	低危	仅淋巴细胞↑	＞10年
1	中危	0+淋巴结肿大	7～10年
2	中危	1+肝脾肿大	
3	高危	贫血（非AIHA）	1～2年
4	高危	PLT减少（非ITP）	

注：β_2MG、IGHV未突变状态、17p-/TP53突变与不良预后相关

5. 治疗

- Rai分期0～2期患者随访过程中，若有临床症状、明显脏器受损、脾肋下＞6cm、淋巴结＞10cm、贫血或PLT↓进行性加重需治疗。3～4期患者需治疗。治疗前行FISH、TP53突变、染色体核型评估
- ≤65岁
  - ✓ IGHV突变，无17p-/TP53突变：临床试验；伊布替尼；伊布替尼＋利妥昔单抗；venetoclax＋obinutuzumab；FCR（氟达拉滨＋CTX＋利妥昔单抗）
  - ✓ 其他：临床试验；伊布替尼；伊布替尼＋利妥昔单抗；venetoclax＋obinutuzumab
- ＞65岁，无严重合并症
  - ✓ IGHV突变，无17p-/TP53突变：临床试验；伊布替尼；伊布替尼＋obinutuzumab；venetoclax＋obinutuzumab；BR（苯达莫司汀＋利妥昔单抗）
  - ✓ 其他：临床试验；伊布替尼；伊布替尼＋obinutuzumab；venetoclax＋obinutuzumab
- ＞65岁，有严重合并症：临床试验；伊布替尼；伊布替尼＋obinutuzumab；venetoclax＋obinutuzumab；BR；苯丁酸氮芥＋obinutuzumab
- 支持治疗：PCP、HSV、VZV预防

JAMA, 2014, 312: 2265.
Blood, 2019, 134: 1796.

■ 骨髓增生异常综合征

1. 定义：起源于造血干细胞的一组异质性髓系克隆性疾病，特别是髓系细胞发育异常，表现为无效造血、难治性血细胞↓，高风险向AML转化

2. 诊断：满足2个必要条件和1个确定标准。符合必要条件，不符合确定标准，但显示有髓系疾病，则参考辅助标准

■ 必要条件
   ✓ ≥6m 1系/多系↓：Hb<110g/L、ANC<$1.5×10^9$/L、PLT<$100×10^9$/L
   ✓ 排除其他导致血细胞↓和发育异常的造血及非造血系统疾病

■ 确定标准
   ✓ 骨髓涂片中红细胞系、粒细胞系、巨核细胞系中发育异常细胞≥10%
   ✓ 环状铁粒幼红细胞占有核红细胞≥15%
   ✓ 骨髓涂片中原始细胞5%～19%
   ✓ MDS常见染色体异常：+8、-7、5q-、20q-

■ 辅助标准
   ✓ 流式细胞术红细胞系和/或髓系存在单克隆细胞群
   ✓ 遗传学分析存在明确的单克隆细胞群
   ✓ 骨髓和/或外周血中组细胞的CFU形成显著和持久减少

3. 分型

亚型	外周血	骨髓
伴单系发育异常（MDS-SLD）	1系或2系↓	1系发育异常细胞≥10% 原始细胞<5%
伴环状铁粒幼红细胞（MDS-RS）	贫血无原始细胞	环状铁粒幼红细胞≥15% 有SF3B1突变且环状铁粒幼红细胞≥5%
伴多系发育异常（MDS-MLD）	1～3系↓ 单核细胞<$1×10^9$/L	≥2系发育异常细胞≥10% 原始细胞<5%
伴原始细胞增多-I（MDS-EB-I）	1～3系↓ 原始细胞≤2%～4% 单核细胞<$1×10^9$/L	≥1系发育异常 原始细胞5%～9% 无Auer小体
伴原始细胞增多-II（MDS-EB-II）	1～3系↓ 原始细胞5%～19% 单核细胞<$1×10^9$/L	≥1系发育异常 原始细胞10%～19%

续 表

亚型	外周血	骨髓
不能分类 （MDS-U）	1～3系↓ ±至少2次不同时间原 始细胞1%	1系发育异常或无异常 MDS特有染色体异常 原始细胞<5%
伴单纯del （5q）	贫血 PLT正常或↑	红系单系发育异常 单纯del（5q）或加上除-7或 7q-的任一异常核型 原始细胞<5%

4. 预后：IPSS-R

参数	0	0.5	1	1.5	2	3	4
细胞遗传学	很好	–	好	–	中等	差	很差
骨髓原始细胞(%)	≤2	–	2～5	–	5～10	>10	–
Hb（g/L）	≥100	–	80～100	<80	–	–	–
PLT（×10^9^/L）	≥100	50～100	<50	–	–	–	–
ANC（×10^9^/L）	≥0.8	<0.8	–	–	–	–	–
总分	≤1.5	1.5～3	3～4.5		4.5～6	>6	
分组	极低	低	中等		高	极高	
OS（年）	8.8	5.3	3.0		1.6	0.8	

注：细胞遗传学分组：很好：del（11q），-Y；好：正常核型，5q-，12p-，20q-，5q-附加另一种异常；中等：7q-，+8，+19，i（17q），其他单纯或两种独立的染色体克隆异常；差：-7，inv（3）/t（3q）/del（3q），-7/7q-附加另一种染色体异常，或三种染色体异常；极差：复杂核型（>3种染色体异常）

5. 治疗

- IPSS-R极低危/低危/中危：EPO（症状性贫血，EPO<500）；来那度胺（5q-）；地西他滨/阿扎胞苷（严重血细胞↓、输血依赖或原始细胞↑）；allo-HSCT（<65，有供者，预后不良核型，原始细胞持续↑，药物反应欠佳）

- IPSS-R中危/高危/极高危：地西他滨/阿扎胞苷（≥65或体能不良）；AML样化疗/地西他滨/阿扎胞苷（无供者，原始细胞≥5%，无预后不良的细胞遗传学异常）；allo-HSCT（<65，有供者）

- 骨髓低增生MDS：ATG±CsA

Blood, 2016, 127: 2391.
NCCN MDS指南2，2018版.

■ 骨髓增殖性肿瘤（MPN）

定义：多能造血干细胞异常克隆性增生产生的一类疾病。包括真性红细胞增多症、原发性血小板增多症、原发性骨髓纤维化、BCR-ABL1阳性的CML、慢性中性粒细胞白血病、慢性嗜酸粒细胞白血病、MPN未分类

真性红细胞增多症（PV）

1. 临床表现：血黏滞度↑导致头痛、眩晕、耳鸣、视物模糊；血栓栓塞，WBC↑增加血栓风险；出血（ET症状相似）

2. 诊断：符合2条主要标准＋1条次要标准或第1条主要标准＋2条次要标准

- 主要标准
  - ✓男性Hb＞185g/L，女性Hb＞165g/L，或其他红细胞容积↑的证据（Hb或HCT大于按年龄、性别和居住地海拔高度测定方法特异参考范围百分度的第99位；或Hb浓度比在无缺铁情况下的基础值确定持续↑至少20g/L的前提下，男性Hb＞170g/L，女性Hb＞150g/L）
  - ✓有JAK2V617F突变或其他功能相似的突变（如JAK2第12外显子突变）

- 次要标准
  - ✓骨髓活检：按患者年龄为高度增生，红系、粒系、巨核细胞增生为主
  - ✓血清EPO＜正常参考值
  - ✓骨髓细胞体外培养有内源性红系集落形成

3. 治疗：目标是避免初发或复发的血栓，控制症状，预防MF、AL转化

- 静脉放血：目标HCT＜45%
- 低剂量阿司匹林：确诊患者应进行血栓预防
- 降细胞：高危者降细胞，对静脉放血不耐受或频繁放血、有症状或进行性脾肿大、PLT＞1500×10^9/L及WBC进行性↑者降细胞。药物：羟基脲，起始30mg/（kg·d），1w后5~20mg/kg/d；IFN-α（9~25）×10^6U/w（分3次）
- 芦可替尼：JAK1/2抑制剂，羟基脲疗效不佳或不耐受的患者
  *Tefferi预后系统：年龄（≥67岁5分，57~66岁2分），WBC＞15×10^9/L（1分）和静脉血栓（1分），低危组（0分）、中危组（1~2分）、高危组（≥3分）

4. 预后：中位生存13.5年，年龄↑、WBC↑、其他的获得性体细

胞突变者预后差。10% ～ 20%患者post-PV MF，多于10年后出现。<2% ～ 5%的患者AL转化

真性红细胞增多症诊断与治疗中国专家共识2016版.

原发性血小板增多症（ET）

1. 诊断：符合4条主要标准，或前3条主要标准＋1条次要标准
- 主要标准
  - ✓ PLT≥450×10^9/L
  - ✓ 骨髓主要是成熟及巨大的巨核细胞↑，不伴显著的粒细胞↑或左移，以及红系增殖，或伴轻度纤维化1级
  - ✓ 排除CML、PV、PMF、MDS以及符合WHO标准的其他髓系肿瘤
  - ✓ 存在JAK2、CALR或MPL突变
- 次要标准：存在其他克隆证据或排除反应性PLT↑

2. 治疗
- 无血栓史
  - ✓ <60岁、无心血管危险因素（CVR）或JAK2突变者可观察
  - ✓ <60岁、有CVR或JAK2突变者阿司匹林100mg qd
  - ✓ <60岁、有CVR和JAK2突变且PLT<1000×10^9/L者阿司匹林100mg qd
  - ✓ ≥60岁、无CVR或JAK2突变者降细胞＋阿司匹林100mg qd
  - ✓ ≥60岁、有CVR或JAK2突变者降细胞＋阿司匹林100mg bid
  - ✓ 任何年龄、PLT>1500×10^9/L者降细胞
- 动脉血栓史
  - 任何年龄、无CVR或JAK2突变者降细胞＋阿司匹林100mg qd
  - ✓ ≥60岁、有CVR或JAK2突变者降细胞＋阿司匹林100mg bid
- 静脉血栓史
  - ✓ 任何年龄、无CVR或JAK2突变者降细胞＋抗凝
  - ✓ 任何年龄、有CVR或JAK2突变者降细胞＋抗凝＋阿司匹林100mg qd
  - *降细胞一线方案：羟基脲、IFN-α（<40岁首选）

3. 预后：<2%的患者发展为MF或AL转化

IPSET标准（ET患者血栓风险）		
危险因素	HR	评分
年龄＞60	1.5	1
心血管危险因素	1.56	1
血栓史	1.93	2
JAK2V617F突变	2.04	2

注：低危（0～1分）、中危（2分）、高危（≥3分）

原发性血小板增多症诊断与治疗中国专家共识2016版.

原发性骨髓纤维化（PMF）

1. 定义：MF指的是克隆性骨髓增殖伴反应性骨髓纤维化及髓外造血，分为PMF（特发性）、post-PV MF、post-ET MF
2. 临床表现：贫血（无效的红系造血）；髓外造血（肝脾肿大）；乏力、发热、盗汗、体重↓；后期可出现全血细胞↓
3. 诊断：符合3条主要标准和≥1条次要标准
- 主要标准
  - ✓ 巨核细胞增生和异型巨核细胞，常伴网状纤维或胶原纤维↑
  - ✓ 不能满足PV、BCR-ABL1阴性的CML、MDS或其他髓系肿瘤诊断标准
  - ✓ JAK2、CALR或MPL突变，或其他克隆性标志，或无反应性MF证据
- 次要标准：非合并疾病导致的贫血；WBC≥11×10⁹/L；可触及的脾大；幼粒幼红血象；血清LDH↑
4. 治疗
- 贫血：Hb＜100g/L开始治疗，雄激素±糖皮质激素（1/3～1/2有效），EPO（30%～40%有效）
- 体质性症状：芦可替尼
- 脾大：羟基脲（缩脾有效率40%），药物治疗无效的症状性脾大可考虑切脾或脾脏放疗
- 芦可替尼：症状性脾大；影响生活质量的症状；MF导致的肝大和门脉高压
- allo-HSCT：治愈可能，治疗相关死亡率高，高危年轻患者可选择
5. 预后：中位生存6年，转为AML风险8%/年。根据DIPSS-Plus评分，预后不良因素：＞65岁；消耗性症状；Hb＜100g/L；WBC＞25×10⁹/L；外周血原始细胞≥1%；PLT＜100×10⁹/L；需RBC输注；预后不良染色体核型

原发性骨髓纤维化诊断与治疗中国专家共识2019版.

■ 淋巴瘤

1. 定义：克隆型淋巴细胞的恶性增生，分为HL和NHL

2. 临床表现：临床表现不特异，常见为无痛性淋巴结肿大/肿大淋巴结压迫或侵犯结外组织＋B症状（发热＞38℃，盗汗，6个月体重↓＞10%）

   ■ HL：浅表（颈部/锁骨上60%～80%）±纵隔淋巴结；受累淋巴结连续性分布

   ■ NHL：浅表或深部淋巴结肿大，受累淋巴结跳跃性分布，结外病变多

3. 诊断：病理作为诊断的金标准，表现为受累淋巴结或结外器官被不同分化程度的淋巴瘤细胞浸润，淋巴结结构破坏

   ■ 淋巴结活检（细针穿刺价值有限）、骨髓活检、脾切除、病变部位组织活检

   ■ 需要结合免疫组化结果，区分细胞来源及分化程度

   ■ 影像学检查：CT、头MRI、PET-CT

霍奇金淋巴瘤（HL）

1. 病理：①R-S细胞，巨大的双核或多核细胞，核仁巨大明显，CD15＋、CD30＋、PAX5＋；②肿瘤细胞周围大量淋巴细胞、浆细胞、组织细胞浸润

2. 分型：结节性淋巴细胞为主型和经典型，后者分为结节硬化型、混合细胞型、富于淋巴细胞型、淋巴细胞消减型

3. 分期

Ann Arbor-Cotsworlds分期
Ⅰ期 单个淋巴结区域或淋巴组织（脾、胸腺、咽淋巴环等）或单个结外器官或部位受累（ⅠE）
Ⅱ期 膈肌同侧≥2淋巴结区域或组织；局部侵犯单个结外器官或部位伴膈肌同侧≥1淋巴结区域（ⅡE）
Ⅲ期 膈肌两侧淋巴结区域或组织，可伴单个结外器官或部位侵犯（ⅢE），或脾侵犯（ⅢS），或两者均侵犯（ⅢSE）
Ⅳ期 广泛侵犯≥1结外器官或组织±淋巴结侵犯

注：A：无B症状；B：有B症状；E：单一结外部位受累，邻近已知淋巴结区；X：巨大瘤块，$T_{5/6}$水平纵膈宽度＞胸腔直径1/3，或肿块最大直径＞10cm

4. 治疗：

   ■ Ⅰ～Ⅱ期：ABVD×4～6程（多柔比星＋博莱霉素＋长春碱＋达卡巴嗪）±放疗

- Ⅲ～Ⅳ期：ABVD×6程或Stanford V×12w或BEACOPP$_{escalated}$×6程±放疗
- 复发/难治：二线化疗＋auto-HSCT；CD30单抗；PD1/PDL1单抗

5. 预后

IPS评分（Ⅲ～Ⅳ期患者）		
预后不良因素	不良因素数量	5年PFS
Alb<40g/L；Hb<105g/L	0	88%
男性；年龄≥45	1	84%
Ⅳ期；WBC>15×10⁹/L	2	80%
淋巴细胞<0.6×10⁹/L或WBC	3	74%
分类中比例<8%	4	67%
	≥5	62%

JCO, 2012, 30: 3383.
NCCN HL指南3, 2018版.

非霍奇金淋巴瘤（NHL）

1. 分型

WHO 2016分型（部分）	
成熟B细胞淋巴瘤	成熟T/NK细胞淋巴瘤
弥漫大B细胞淋巴瘤	外周T细胞淋巴瘤
滤泡性淋巴瘤	蕈样霉菌病；Sezary综合征
CLL/小淋巴细胞性淋巴瘤（SLL）	间变大细胞淋巴瘤
套细胞淋巴瘤	血管免疫母细胞性T细胞淋巴瘤
边缘区淋巴瘤：脾边缘区、淋巴结边缘区、黏膜相关组织结外边缘区（MALT）	结外/NK/T细胞淋巴癌，鼻型
Burkitt淋巴瘤	
毛细胞白血病	

2. 治疗

- 利妥昔单抗：CD20⁺B细胞来源NHL患者使用
- 惰性淋巴瘤：治疗目标缓解症状。有治疗指征的患者，可选择化疗（苯达莫司汀、CVP、氟达拉滨）±利妥昔单抗。胃MALT患者Hp（＋）需抗Hp治疗。毛细胞白血病：克拉曲滨，BRAF抑制剂
- 侵袭性淋巴瘤：治疗目标为治愈。CHOP±利妥昔单抗±放疗。复发/难治患者挽救性化疗，或化疗＋auto-HSCT

- DLBCL：R-CHOP×8程，2～4程后评估PET-CT，未获较好PR以上者行挽救性化疗或auto-HSCT。Double hit及triple hit患者R-DA-EPOCH×6程，序贯MA×2程。移植候选者R-DA-EPOCH×4程＋MA×2程后auto-HSCT

3. 预后

侵袭性NHL IPI评分		
因素：年龄>60，Ⅲ/Ⅳ期，≥2处结外受累，PS≥2，LDH↑		
因素数量	完全缓解率	5年OS
0～1	87%	73%
2	67%	51%
3	55%	43%
4～5	44%	26%

NCCN B细胞淋巴瘤指南3，2018版.
NCCN T细胞淋巴瘤指南3，2018版.

■ 浆细胞疾病

多发性骨髓瘤（MM）

1. 临床表现：C（高钙）R（肾功能损害）A（贫血）B（骨痛）；
   正常Ig↓增加感染风险；髓外病变；血黏滞度↑相关症状；继
   发淀粉样变

2. 诊断
   ■ 骨髓中单克隆浆细胞≥10%和/或活检证明有浆细胞瘤
   ■ MM引起的相关临床表现（≥1项）
     ✓ 靶器官损害：C（Ca较正常上限↑0.25mmol/L或
       ≥2.75mmol/L）；R（Ccr<40ml/min或Cr>117mmol/
       L）；A（Hb<100g/L或较正常低限↓20g/L）；B（使用X
       线、CT或PET-CT发现一个部位以上溶骨性损害）
     ✓ 无靶器官损害，但出现≥1项异常（SLiM）：S（骨髓单克
       隆浆细胞≥60%）；Li（FLC ratio≥100）；M（MRI出现
       >1处5mm以上局灶性病变）

3. 分期

分期	ISS	DS	ISS中位OS
I	Alb≥35g/L β2-MG<3.5mg/L	符合各项： Hb>100g/L；Ca正常； X线正常或孤立的溶骨病变； M蛋白较低（IgG<50g/L，IgA <30g/L，本周蛋白<4g/24h）	62个月
II	非 I 期或III期	非 I 期或III期	44个月
III	β₂-MG≥5.5mg/L	符合至少1项： Hb<85g/L；Ca>12mg/dl； X线多处进行性溶骨病变； M蛋白较高（IgG>70g/L，IgA> 50g/L，本周蛋白>12g/24h）	29个月 Cr<2mg/dl 者30个月 Cr≥2mg/dl 者15个月

注：DS分期中，A（Cr<2mg/dl）；B（Cr≥2mg/dl）
R-ISS分期中，I 期为ISS I 期，细胞遗传学标危，LDH正常。III期为
ISS III伴高危遗传学异常或LDH↑。其余为R-ISS II期。高危遗传学异
常为FISH检测出17p-或t（4；14）或t（14；16），未出现上述异常为标危

4. 治疗
   ■ 药物：蛋白酶体抑制剂：硼替佐米（V）；免疫调节剂：来那
     度胺（R）、沙利度胺（T）；其他：泼尼松（P）、地塞米松
     （D）、马法兰（M/MEL）
   ■ auto-HSCT：年龄<65岁，诱导治疗有效者，均应MEL预处理

联合auto-HSCT巩固，可延长生存

■ 并发症治疗：骨病：双膦酸盐、放疗；高黏滞血症：血浆置换；感染：IVIg

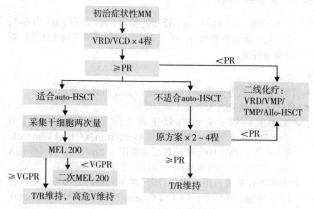

5. 疗效标准

■ CR或严格CR（sCR）

血尿免疫固定电泳阴性

骨髓穿刺标本中浆细胞＜5%

溶骨病变在范围或数量上无发展（发生压缩性骨折不影响疗效的判断）

软组织浆细胞瘤消失

sCR需血清游离轻链数值和比例正常

■ VGPR：血蛋白电泳阴性，但免疫固定电泳阳性；或M蛋白↓≥90%，且24h尿M蛋白＜100mg

■ PR

M蛋白↓≥50%

24h尿轻链定量↓≥90%或＜200mg

只有对于不分泌型骨髓瘤，要求骨髓穿刺或活检中浆细胞↓≥50%

软组织浆细胞瘤缩小≥50%（临床或放射学检查）

溶骨病变在范围或数量上无发展（发生压缩性骨折不影响疗效的判断）

■ SD：不符合CR、VGPR、PR、PD标准者

■ PD

M蛋白水平较最低水平↑≥25%

骨髓中浆细胞↑≥10%

新发CRAB或出现髓外浆细胞瘤，或原有髓外病变体积增大≥50%

Leukemia, 2014, 28: 981.
血液病诊断及疗效标准（第4版），2018, 290.
JOC, 2014, 32: 587.

原发性轻链（AL）型淀粉样变

1. 定义：AL型淀粉样变是一种由具有反向β折叠结构的单克隆免疫球蛋白轻链沉积在器官组织内、造成器官组织功能异常的系统性疾病

2. 诊断：满足以下5条标准
- 具有受累器官典型的临床表现和体征
- 血尿存在M蛋白
- 组织活检可见无定形粉染物质沉积，刚果红染色阳性
- 沉积物经免疫组化、免疫荧光、免疫电镜或质谱蛋白质组学证实为轻链
- 除外MM、WM或其他淋巴浆细胞增殖性疾病

主要器官受累诊断标准	
器官	诊断标准
肾脏	24hUP>0.5g，主要为白蛋白尿
心脏	超声心动图提示室间隔>12mm（无其他原因），或NT-proBNP>332ng/L
肝脏	肝脏总界>15cm（无心功能不全），或ALP>正常上限1.5倍
周围神经	对称性四肢感觉运动异常
胃肠道	需活检证实

3. 分期

梅奥2004分期		梅奥2012分期	
cTnT（I）≥0.035（0.1）μg/L NT-proBNP≥332ng/L		cTnT（I）≥0.025（0.08）μg/L；NT-proBNP≥1800ng/L；dFLC≥180mg/L	
危险因素数量	分期	危险因素数量	分期
0	I期	0	1期
1	II期	1	2期
2	III期	2	3期
		3	4期

4. 治疗：目标为达到完全缓解（CR）或非常好的部分缓解（VGPR）

- HDM＋autoHSCT：年龄≤65，ECOG≤2，梅奥2004 Ⅰ/Ⅱ，NYHA Ⅰ级，LVEF＞50%，收缩压＞90mmHg，eGFR＞30ml/min，无大量胸腔积液
- 硼替佐米：较好较快的血液学及器官缓解，适合各期尤其是梅奥2004 Ⅲ期，包括VCD、VD、VMD
- 基于马法兰、沙利度胺、来那度胺的化疗，起效相对较慢，适合各分期

5. 血液学疗效标准

- CR：血尿免疫固定电泳-，FLC ratio-
- VGPR：dFLC＜40mg/L
- PR：dFLC↓超过50%
- SD：未达到PR和PD标准
- PD：CR者出现M蛋白或FLC ratio异常（受累轻链水平需翻倍）；PR者血M蛋白↑≥50%并超过5g/L，或尿M蛋白↑≥50%并超过200mg/d，或受累FLC↑≥50%并超过100mg/L

原发性轻链型淀粉样变的诊断和治疗中国专家共识2016版.

华氏巨球蛋白血症（WM）

1. 定义：LPL/WM是小B淋巴细胞、浆细胞样淋巴细胞和浆细胞组成的淋巴瘤，且不符合其他可能伴浆细胞分化的小B细胞淋巴瘤诊断标准。LPL侵犯骨髓同时伴有单克隆IgM时诊断WM。＞90%患者存在MYD88 L265P突变

2. 临床表现：乏力；肿瘤浸润（血细胞↓、肝脾淋巴结肿大）；高黏滞血症；Ⅰ型冷球蛋白血症；继发淀粉样变；AIHA；IgM相关周围神经病

3. 诊断：满足以下4条标准

- 血中存在单克隆IgM型免疫球蛋白（不论数量）
- 骨髓淋浆细胞浸润或骨髓活检小淋巴细胞、浆细胞、浆样淋巴细胞浸润（不论数量）
- 除外其他类型NHL
- 存在肿瘤浸润或M蛋白引起的相关症状

4. 治疗

- 症状性高黏滞血症、冷球蛋白血症患者血浆置换
- 主要症状为血细胞↓或器官肿大：利妥昔单抗联合苯达莫司汀/伊布替尼/硼替佐米

- 复发/难治：伊布替尼、venetoclax、auto-HSCT、everolimus

淋巴浆细胞淋巴瘤/华氏巨球蛋白血症诊断与治疗中国专家共识2016版.

意义不明的单克隆免疫球蛋白血症（MGUS）

1. 诊断
- IgΛ/IgG：血清M蛋白阳性且<30g/L；骨髓浆细胞<10%；无CRAB，FLC ratio<100，MRI发现的局灶性病灶≤1个
- IgM型：IgM型M蛋白<30g/L；骨髓无淋巴浆细胞；无器官损害证据
- 轻链型：血/尿单克隆轻链；FLC ratio异常；异常FLC超过正常值；24h尿M蛋白<500mg；无器官损害证据

2. 预后：有进展为MM、WM等的风险。梅奥危险模型：M蛋白≥15g/L；非IgG型M蛋白；血FLC ratio异常。无危险因素者的20年进展率5%，1个危险因素为21%，2个危险因素为37%，3个危险因素为58%

血液病诊断及疗效标准第4版，2018：299.

POEMS综合征

1. 诊断：符合2项强制性主要标准、≥1项主要标准、≥1项次要标准
- 强制性主要标准：多发性周围神经病；单克隆浆细胞增殖或单克隆免疫球蛋白
- 主要标准：VEGF↑；Castleman病；硬化性骨病
- 次要标准：内分泌病变（单纯的甲减或2型DM不足以诊断）；皮肤改变；器官肿大；视盘水肿；肢体水肿或浆膜腔积液；RBC/PLT↑

2. 治疗
- 硬化性浆细胞瘤：放疗
- 弥漫的硬化性骨病、骨髓受累、进展迅速者全身治疗：HDM＋auto-HSCT、马法兰、沙利度胺、来那度胺、硼替佐米

Am J Hematol, 2015, 90: 951.

■ 嗜酸粒细胞增多症

1. 定义

- 嗜酸粒细胞增多：外周血EOS>0.5×10⁹/L
- 嗜酸粒细胞增多症（HE）：外周血2次（间隔>1m）EOS>1.5×10⁹/L±骨髓有核细胞计数EOS比例≥20%±病理证实组织EOS广泛浸润±EOS颗粒蛋白显著沉积

2. 分型：家族性HE、反应性HE、克隆性HE、特发性HE

- 家族性HE：机制不明，呈家族聚集，无遗传性免疫缺陷症状或体征

反应性HE	克隆性HE
过敏；皮肤病；药物；感染：寄生虫/真菌； 胃肠道疾病：嗜酸粒细胞性胃肠炎、肠道炎症性疾病、乳糜泻等 血管炎：EGPA、PAN；CTD：SLE、RA等 呼吸道疾病：ABPA； 肿瘤：实体瘤、淋巴瘤、ALL等（EOS非克隆性）； 其他：GVHD等	髓系和淋系肿瘤伴PDGFRA、PDGFRB、FGFR1重排或PCM1-JAK2融合基因 慢性嗜酸粒细胞白血病-非特指型；CMML伴EOS↑；AML伴EOS↑；CML加速/急变期；其他MPN急变期； 系统性肥大细胞增多症（EOS源于恶性克隆）

- 特发性HE：EOS>1.5×10⁹/L持续≥6m，无反应性及克隆性原因。伴组织受损则诊断特发性高嗜酸粒细胞增多综合征（HES）

3. 临床表现：心脏（壁内血栓、瓣膜反流、心包炎、心内膜纤维化、心肌病）；神经（血栓栓塞事件、周围神经病、痴呆、癫痫）；皮肤（血管性水肿、荨麻疹、黏膜溃疡）；肺（肺部浸润、肺血栓栓塞、肺炎、纤维化、胸腔积液）；胃肠道（腹水、腹泻、胃肠炎）

4. 辅助检查

- 骨髓活检；FIP1L1-PDGFRA融合基因（FISH/RT-PCR）；染色体核型分析；血清类胰蛋白酶；T细胞免疫表型±TCR重排
- 受累器官：心血管（心肌酶、ECG、心超、心内膜活检）、神经系统（影像、肌电图、神经活检）、皮肤（活检）、肺（PFT、HRCT、ABG）、消化道（胃肠镜、黏膜活检）

5. 治疗

- 严重或致命性器官受累：静脉甲强龙1mg/（kg·d）或口服泼尼松0.5～1mg/（kg·d）

- PDGFR A/B融合基因＋：伊马替尼
- JAK2重排或PCM1-JAK2＋：芦可替尼
- HES：一线泼尼松1mg/（kg·d）。二线包括伊马替尼、干扰素、CsA、AZA、羟基脲、IL-5单抗
- HSCT：FGFR1重排＋，难治或药物不耐受的HES

嗜酸粒细胞增多症诊断与治疗中国专家共识2017版.

■ 噬血细胞性淋巴组织细胞增多症（HLH）

1. 定义：遗传性或获得性免疫功能异常导致巨噬细胞过度活化，引起病理性炎症反应为特征。病因包括感染（EBV、CMV）、恶性肿瘤、自身免疫性疾病（sJIA、SLE、AOSD）

2. 诊断：符合任意1条
■ 分子诊断符合HLH，已知的致病基因如PRF1、UNC13D、STX11、STXBP2
■ 符合8条指标中的5条
   ✓ 发热：>7天，热峰>38.5℃
   ✓ 脾大
   ✓ ≥2系血细胞↓（Hb<90g/L，PLT<100×10⁹/L，ANC<1.0×10⁹/L）
   ✓ 甘油三酯>3mmol/L或高于同龄3SD，Fbg<1.5g/L或低于同龄3SD
   ✓ 血清Fer≥500μg/L
   ✓ sCD25↑
   ✓ NK细胞活性↓或缺乏
   ✓ 骨髓、脾脏、肝脏或淋巴结中找到噬血细胞

3. 治疗
■ HLH-1994方案：VP-16＋地塞米松×8w，鞘注MTX
■ HLH-2004方案：1994方案基础上，CsA提前至诱导期与VP-16同时使用
■ allo-HSCT：持续NK细胞功能障碍；遗传性疾病；复发/难治；CNS受累

噬血细胞综合征诊治中国专家共识2018版.

■ 输血

成分输血

1. **浓缩红细胞悬液**
- 1U可提高Hb10g/L；UGIB及重症患者Hb目标70g/L
- 辐照：防止T细胞增殖，↓输血相关GVHD（HSCT、血液肿瘤、免疫缺陷）
- 少白：WBC导致HLA同种免疫、发热且携带CMV，少白RBC用于长期输血者、潜在移植患者、非溶血发热反应史患者

2. **单采血小板**
- PLT$<10\times10^9$/L，$<20\times10^9$/L伴出血风险，$<50\times10^9$/L伴出血或操作需要
- TTP/HUS、HELLP、HIT不建议输注PLT
- 1U可提高PLT $10\sim20\times10^9$/L

3. **新鲜冰冻血浆（FFP）**：含各种凝血因子，用于多种凝血因子缺乏（DIC、TTP/HUS、肝病、华法林过量等）

4. **冷沉淀物**：含Fbg、vWF、VⅢ和XⅢ。用于vWD、XⅢ缺乏、Fbg$<$100mg/dl

输血并发症

1. **急性溶血**
- 常见于ABO血型不合，受者存在抗RBC抗体，导致输入RBC溶解
- 发热、低血压、腰痛、AKI
- 停止输血、水化、利尿

2. **迟发性溶血**
- 由非补体结合的IgG介导的免疫相关性血管外溶血，输血后$5\sim7$d发生
- 常无须特殊处理，指导后续输血策略

3. **非溶血性发热反应**
- 输血后$0\sim6$h发热寒战，抗供体WBC抗原的抗体和血制品中细胞因子所致
- 对乙酰氨基酚±哌替啶

4. **过敏反应**
- 对血制品中蛋白成分过敏，荨麻疹、喉头水肿、气道痉挛、低血压

- 抗过敏药、肾上腺素、糖皮质激素

5. 输血相关循环超负荷
- 容量负荷↑，导致血压↑、肺水肿
- 减慢输血速度、利尿、吸氧、扩血管、正压通气

6. 输血相关急性肺损伤
- 供者抗体与受者WBC结合，毛细血管通透性↑，非心源性肺水肿
- 处理见**重症医学**：ARDS

Lancet, 2013, 381: 1845.

■ 造血干细胞移植（HSCT）

1. 类型

特点	Allo-HSCT	Auto-HSCT
供者	全相合亲缘、不全相合亲缘、半相合亲缘 无关供者、脐血	受者
GVHD	有	无
GVT	有	无
移植物肿瘤污染	无	有
复发风险	较低	较高
移植相关死亡率	较高	较低

2. 适应证

- 恶性疾病：auto-HSCT（淋巴瘤、MM）；allo-HSCT（AML、ALL、CML、MDS）
- 非恶性疾病：均采用allo-HSCT，AA、范可尼贫血、地中海贫血、镰状细胞性贫血、PMF、PNH、重症联合免疫缺陷病、严重自身免疫性疾病

3. 流程

- 造血干细胞采集：骨髓（BM），全麻多点穿刺，10～15ml/kg；外周血造血干细胞（PBSC），G-CSF±细胞毒药物动员；脐血（UCB），脐静脉血冻存
- 预处理：清髓（化疗±全身照射，目标为清除异常克隆细胞）；非清髓（↓毒性，↓移植相关死亡率，依靠GVT，复发概率↑）
- 回输及植入：ANC恢复至$0.5×10^9$/L时间（BM 2.5w，PBSC 2w，UCB 4w）。植入综合征，发热、皮疹、非心源性肺水肿、体重↑、肝功能异常、AKI。处理，糖皮质激素1mg/kg，3～4d缓慢减量

4. 并发症

- GVHD：急性GVHD多于移植后6m内出现。根据皮疹面积、胆红素水平及腹泻量进行分级。通过免疫抑制剂（MTX＋CsA/FK-506）或清除移植物T细胞进行预防。轻症者局部治疗，程度较重者应用激素、CsA/FK-506、MMF。慢性GVHD多于移植后≥100d出现，表现为颊部皮疹、干燥综合征、关节炎、闭塞性细支气管炎、胆汁淤积。治疗包括免疫抑制

剂、利妥昔单抗

- 肝窦阻塞综合征：发病率10%，死亡率30%。肝小静脉的直接细胞毒作用，原位血栓形成。表现为痛性的肝肿大、腹水、黄疸，严重者肝衰、肝性脑病、肝肾综合征。熊去氧胆酸预防，去纤核苷酸治疗
- 特发性肺炎综合征，发病率5%～25%，死亡率＞50%，表现为发热、低氧、肺部弥漫浸润影。往往存在潜在感染，需衡量激素冲击风险
- 弥漫性肺泡出血：支气管镜血性灌洗液↑，治疗为激素冲击±TNF-α拮抗剂
- 植入失败：早期植入失败（持续粒缺）及晚期植入治疗（造血重建后再次全血细胞↓，免疫/非免疫机制介导）
- 感染：与全血细胞↓、免疫抑制相关。预防方案如下

病原	药物	疗程
白色念珠菌	氟康唑/泊沙康唑	75d
HSV/VZV	阿昔洛韦	1年
CMV	更昔洛韦/缬更昔洛韦	100d或停用免疫抑制剂后
细菌类	抗生素如喹诺酮类	粒缺期
PCP	TMP-SMX	1年或停用免疫抑制剂后

不同来源造血干细胞比较					
	急性GVHD	慢性GVHD	复发	嵌合	抗感染
UCB	±	+	±	±	±
BM	+	+	±	+	+
PBSC	+±	++	±	++	++

BMT 2015, 50: 1037.
BBMT 2016, 22: 400.
血液病诊断及疗效标准（第4版），2018: 327.

■ 肿瘤急症

粒缺发热（FN）

1. 定义
- 粒缺：$ANC < 0.5 \times 10^9/L$ 或 $< 1.0 \times 10^9/L$，但未来48h预计 $< 0.5 \times 10^9/L$
- 发热：单次体温（口腔）$\geq 38.3°C$；或 $\geq 38.0°C$ 持续1h以上

2. 病原学
- 多由胃肠道细菌移位引起
- G⁻杆菌是常见致病菌，近年来G⁺菌逐渐↑
- 长时间粒缺及应用广谱抗生素后，真菌感染可能性↑
- 不典型菌感染及细菌性脑膜炎少见

3. 诊断
- 重点查体：皮肤、口咽、肺、肛周、导管部位、手术部位；避免直肠指诊
- 实验室检查：血常规、电解质、肝肾功能、尿常规
- 病原学：根据定位症状体征，血培养×2（导管者外周血培养＋导管血培养）、尿培养、痰涂片＋培养、便培养（含难辨）、腹水
- 影像学检查：根据症状，针对肺、CNS、鼻窦、腹盆
- 粒缺患者炎症反应受损，培养及影像学发现可不显著

4. 危险分层

低危（不符合任一高危因素）	高危（符合≥1条）
发热时非住院状态	发热时住院状态
不伴需要住院的急性合并症	明显的合并症或临床不稳定
严重粒缺预计期短（$\leq 0.1 \times 10^9/L$持续<1w）	严重粒缺预计期长（$\leq 0.1 \times 10^9/L$持续>1w）
ECOG 0～1	转氨酶>5倍正常上限，Ccr<30ml/min
无肝肾功能不全	未控制/进展的肿瘤，allo-HSCT
MASCC风险指数评分≥21	肺炎或其他复杂感染、黏膜炎3～4级
	CD52单抗
	MASCC风险指数评分<21

5. 初始治疗（推荐1h内给予第一剂抗生素）
- 低危：静脉±口服。部分未进行喹诺酮类预防的患者，可考虑喹诺酮类口服（环丙沙星＋阿莫西林/克拉维酸、左氧氟沙星、莫西沙星）。如阳性培养回报、新发症状体征、3～5d后仍持续或反复发热、抗生素不耐受则需返院
- 高危：经验性治疗应覆盖铜绿假单胞菌，并结合可能的感染

部位、当地药敏情况、肝肾功能、既往抗生素使用情况。方案：亚胺培南/西司他丁、美罗培南、头孢吡肟、哌拉西林/他唑巴坦。如考虑存在耐药性，可联合静脉氨基糖苷类

- 以下情况初始方案建议加用万古霉素：可疑的导管相关感染；血培养G+菌；青霉素/头孢耐药的肺炎球菌或MRSA定植；临床不稳定（低血压或休克）；软组织感染

6. 初始方案的调整

- 临床稳定/改善＋体温好转患者，仅在有新的临床或病原学发现时调整抗生素方案。如感染灶明确，根据感染灶决定抗生素疗程。若原因未明，体温正常且ANC$\geq$0.5×10^9/L可停用抗生素。体温正常但持续粒缺者，可降级抗生素，但疗程一般需至ANC$\geq$0.5×10^9/L
- 持续发热但临床稳定的患者，不能仅因为体温调整抗生素方案，需结合新的临床或病原学发现。若未接受预防性抗真菌治疗，初始方案$\geq$4d后仍持续/反复发热，需考虑加用抗真菌治疗
- 临床恶化、持续发热、持续菌血症患者，需扩大病原覆盖（如厌氧菌、耐药G-杆菌/G+菌）；进一步完善影像学及病原学检查；初始方案$\geq$4d后仍持续/反复发热，考虑加用抗真菌治疗；加用G-CSF/GM-CSF

NCCN肿瘤相关感染预防和治疗指南1，2018版.

溶瘤综合征（TLS）

1. 定义

- 化疗诱导或自发产生的肿瘤细胞内容物和代谢产物释放
- 多见于瘤负荷大、快速增殖的肿瘤，如侵袭性淋巴瘤（Burkitt）、白血病（ALL、AML、CML急变），实体瘤罕见
- K$\uparrow$、UA$\uparrow$、P$\uparrow$、Ca$\downarrow$，肾衰

2. 预防：别嘌醇/拉布立酶＋充分水化（化疗/放疗前开始）

3. 治疗

- 避免应用静脉造影剂和NSAIDs
- 别嘌醇＋充分水化±利尿，尿量目标80～100ml/h
- 拉布立酶，0.1～0.2mg/kg×1，必要时重复
- 必要时需肾脏替代

NEJM, 2011, 364: 1844.

脊髓压迫

1. **定义**：椎体转移灶导致硬膜外脊髓压迫。表现为局部疼痛（＞95%）、截瘫、自主神经功能障碍（便秘、尿潴留）和感觉障碍。常见于前列腺癌、乳腺癌和肺癌。胸椎受累（60%），腰椎（25%），颈椎（15%）

2. **诊断**：关注患者背痛症状，首选MRI

3. **治疗**：地塞米松（10mg iv×1→4mg iv/po q6h）；紧急放疗或手术减压，若存在病理性骨折导致压迫，建议手术治疗

Lancet Neuro, 2008, 7: 459.

■ 肿瘤镇痛

1. 疼痛评分
- NRS评分：范围从0（无疼痛）到10（疼痛到极点）
- VAS评分：选择反应疼痛程度的面部表情图，评分为0、2、4、6、8、10

2. 未使用阿片类药物患者的药物选择
- 原则：根据疼痛诊断、合并症、药物相互作用选择合适药物
- 疼痛≥4分：急性、严重疼痛或暴发痛，需考虑住院治疗，选择短效阿片类
- 疼痛1～3分：可首先考虑对乙酰氨基酚、NSAIDs等非阿片类

3. 疼痛处理：见后图（皮下注射可替代静脉，但镇痛达峰时间约30min）

4. 阿片类药物的滴定和维持

不同阿片类药物的等效剂量及镇痛持续时间			
	肠外剂量	口服剂量	持续时间
吗啡	10mg	30mg	3～4h
氢吗啡酮	1.5mg	7.5mg	2～3h
芬太尼	0.1mg	–	
羟考酮	–	15～20mg	3～5h
氢可酮	–	30～45mg	3～5h
羟吗啡酮	1mg	10mg	3～6h
可待因	–	200mg	3～4h
曲马多	100mg	300mg	–

一种阿片类药物转为另一种阿片类药物
- 计算目前有效控制疼痛所需服用的阿片类药物的24h总量
- 根据等效剂量计算新阿片类药物的剂量
- 考虑到不同阿片类药物之间的不完全性交叉耐药，如果疼痛得到有效控制，应减量25%～50%。如之前的剂量无效，则给予100%～125%的等效镇痛剂量
- 对于口服阿片类药物，将每天所需阿片类药物剂量按所需的给药次数平分

一种阿片类药物转为芬太尼透皮贴
- 将目前有效控制疼痛的阿片类药物的24h总量换算为口服吗啡剂量

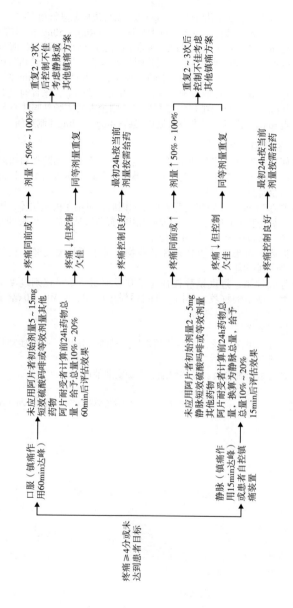

疼痛≥4分或未达到患者目标

口服（镇痛作用60min达峰）

未应用阿片者初始剂量5～15mg短效硫酸吗啡或等效剂量其他药物
阿片前受者计算前24h药物总量，给予总量10%～20%
60min后评估效果

疼痛同前或↑ → 剂量↑50%～100%

疼痛↓但控制欠佳 → 同等剂量重复

疼痛控制良好 → 最初24h按当前剂量按需给药

重复2～3次后控制不佳考虑静脉或其他镇痛方案

静脉（镇痛作用15min达峰）或患者自控镇痛装置

未应用阿片者初始剂量2～5mg静脉短效硫酸吗啡或等效剂量其他药物
阿片前受者计算前24h药物总量，换算为静脉总量，给予总量10%～20%
15min后评估效果

疼痛同前或↑ → 剂量↑50%～100%

疼痛↓但控制欠佳 → 同等剂量重复

疼痛控制良好 → 最初24h按当前剂量按需给药

重复2～3次后控制不佳考虑其他镇痛方案

- 根据200mg/d口服吗啡＝100μg/h芬太尼透皮贴进行换算

  举例：肺癌骨转移患者，芬太尼透皮贴8.4mg（50μg/h）控制疼痛，暴发痛处理：①50μg/h芬太尼透皮贴＝100mg/d口服吗啡＝33mg/d肠外吗啡；②阿片耐受者爆发痛可给予前24h药物总量的10%～20%，即3～7mg吗啡皮下注射对症，30min评估疗效；③根据疼痛处理流程，若33mg/d基础上，该日通过追加6mg＋10mg吗啡疼痛控制良好，则全天所需肠外吗啡总量近50mg，次日可考虑芬太尼透皮贴8.4mg＋4.2mg控制疼痛

5. **药物副作用**

- 便秘：液体、膳食纤维摄入充足，适当活动。预防性口服刺激性泻药、聚乙二醇等。阿片类药物↑时上述药物↑，目标至少每2日1次排便

- 恶心/呕吐：除外其他恶心呕吐原因后，可给予丙氯拉嗪、甲氧氯普胺或氟哌啶醇。必要时加用5-羟色胺拮抗剂（如昂丹司琼、格拉司琼），但可↑便秘

- 谵妄：考虑↓或更换阿片类药物，可给予氟哌啶醇、奥氮平、利培酮

- 呼吸抑制：过度镇静往往先于呼吸抑制，尽早识别过度镇静。纳洛酮解救，0.4mg/1ml稀释至10ml，每30～60s给予1～2ml直至症状改善

- 过度镇静
  - ✓ 可↓单次剂量，↑用药频率以↓药物峰浓度，或更换阿片类药物
  - ✓ 可给予咖啡因、哌醋甲酯、左旋安非他命

NCCN成人癌痛指南1，2018版.

感染性疾病

■ 病毒性肝炎

1. 概论
■ 病毒学及流行病学

	HAV	HBV	HCV	HDV	HEV
病毒学	RNA病毒	DNA病毒	RNA病毒	缺陷RNA病毒 复制依赖HRV	RNA病毒
传播途径	粪-口	血液、母婴、性传播	同乙肝	同乙肝	粪-口
病程	急	急，慢	急，慢	急或原慢乙肝急性加重	急

■ 临床表现
- ✓ 急性肝炎（≤6个月）
  - » 全身乏力、食欲减退、恶心和右上腹痛
  - » 可有轻度肝大、部分可有脾大
  - » 可伴发热或黄疸
- ✓ 慢性肝炎（＞6个月）
  - » 全身乏力、食欲减退、恶心和右上腹痛
  - » 部分可有肝病面容、肝掌、蜘蛛痣及轻度肝、脾大
  - » 肝硬化相关并发症：门脉高压，HCC，腹水
■ 疾控：病毒性肝炎为**乙类传染病**，24小时内上报

2. 甲肝和戊肝
■ 流行病学
- ✓ 传播：粪-口途径：日常生活接触、水和食物
- ✓ 易感性：人群普通易感，感染后可获得持久免疫力
■ 临床表现：急性肝炎表现，一般不转为慢性；罕见暴发性肝炎
■ 诊断依据：流行病学史＋典型肝炎临床表现＋实验室检查（ALT、TBIL↑）＋抗HAV/HEV-IgM阳性
■ 治疗：自限性疾病，对症支持治疗为主
■ 甲肝暴露后预防：1～40岁健康者建议疫苗，其他年龄段及免疫功能低下或有基础肝病建议IVIg

3. 乙型肝炎
■ 传播途径：血源传播（输血，静脉吸毒、破损皮肤黏膜）、母婴传播、性传播
■ 潜伏期：6周～6个月（平均12～14周）

- **肝外表现**：结节性多动脉炎（PAN），乙肝相关性肾炎（MPGN、膜肾），关节炎
- **辅助检查**
  - ✓实验室：肝功能（ALT、AST、TBil、ALB）、凝血功能、HBV血清学（乙肝五项）、HBV-DNA、AFP
  - ✓肝纤维化无创评估：APRI评分、FIB-4指数、瞬时弹性成像
  - ✓影像学：腹部超声（肝、胆、脾、门脉系统、腹水）、腹部CT
  - ✓病理学：肝组织活检，推荐Metavir评分系统（组织学炎症活动度+纤维化分期）

感染性疾病

HBsAg	HBsAb	HBcAb	HBV-DNA	临床意义	HBeAg	HBeAb
+	−	IgM+	+	急性HBV感染	+	+
+	−	IgM−	+	慢性乙肝或慢性HBV携带	活跃复制	低水平复制HBV-DNA与宿主整合
+	−	IgM−	−	非活动性HBsAg携带		
−	+	IgM−		既往感染或免疫接种		

- **急性乙肝治疗**：支持治疗为主，严重者可考虑抗病毒治疗
- **慢性乙肝（HBsAg阳性>6月）抗病毒治疗**
  - ✓血清HBV-DNA阳性、ALT持续异常（>ULN）且排除其他原因所致
  - ✓血清HBV-DNA阳性的代偿期乙型肝炎肝硬化患者和HBsAg阳性失代偿期乙型肝炎肝硬化患者
  - ✓血清HBV-DNA阳性、ALT正常，有以下情形之一，建议抗病毒治疗
    - » 肝组织学检查提示明显炎症和/或纤维化
    - » 有乙肝肝硬化或乙肝肝癌家族史且年龄>30岁
    - » ALT持续正常、年龄>30岁者，肝纤维化无创诊断或肝组织学检查，存在明显肝脏炎症或纤维化
    - » HBV相关肝外表现（如HBV相关性肾小球肾炎）
  - ✓用药
    - » 核苷类似物：首选强效低耐药药物，如恩替卡韦（ETV）、替诺福韦酯（TDF/TAF）；替比夫定
    - » IFN-α
  - ✓计划服用免疫抑制剂、化疗的慢性乙肝患者，接受生物治疗（抗CD20、TNFα）的HBsAg（−）但HBcAb（+）者：

推荐用药前1周开始服用强效低耐药核苷类（ETV/TDF），维持治疗直至用药结束后至少6个月

- ✓ 筛查肝癌：高危患者（>40岁、男性、慢乙肝或肝硬化、ALT持续升高）每3~6个月复查AFP和超声

■ **意外暴露后预防**

- ✓ 血清学检测：立即检测乙肝五项、HBV-DNA、肝功（ALT、AST），并于3及6个月内复查
- ✓ 主动和被动免疫：若已接种过乙肝疫苗，且已知HBsAb≥10mIU/ml，可不特殊处理
  - » 立即注射HBIG 200~400IU
  - » 同时在不同部位接种一针乙肝疫苗，1、6个月后分别接种第2、3针

4. 丙肝

■ **流行病学**

- ✓ 传播途径：同乙肝
- ✓ 目前无丙肝疫苗，无暴露后有效预防措施

■ **肝外表现**：混合型冷球蛋白血症、迟发型皮肤卟啉病、扁平苔藓、白细胞破碎性血管炎、甲状腺炎、MPGN、IPF、NHL和单克隆丙种球蛋白增多症

■ **病程**：平均潜伏期6周，85%转为慢性感染，后者20%~30%发展为肝硬化

■ **辅助检查**

- ✓ 抗HCV抗体：6周后阳性，与恢复或免疫力形成无关
- ✓ HCV RNA：2周后阳性，**确诊依据**
- ✓ HCV基因型：指导治疗疗程和预测应答；使用泛基因型抗病毒药物无须检测基因型

■ **丙型肝炎治疗适应证**

- ✓ 急性：若12~16周无自发缓解，可按照慢性丙肝治疗
- ✓ 慢性：无禁忌证者均应接受抗病毒治疗
  - » 直接抗病毒药（DAA）：**联合用药**；NS3/4A蛋白酶抑制剂（-previr），NS5a抑制剂（-asvir），RNA聚合酶抑制剂（-buvir）
  - » 传统抗病毒药：Peg-IFN，利巴韦林
- ✓ 治疗目标：持续病毒学缓解（SVR）——停药后12周HCV-RNA不能检出

Pocket Medicine，6th ed，2017.
Lancet，2014；384：2053.
慢性乙型肝炎防治指南（2019年版），2019.
www.hcvguidelines.org.

■ 布氏菌病

1. 流行病学
- 病原学：G 需氧球杆菌，布氏菌属包括羊种（最常见）、牛种、猪种和犬种
- 传播途径：人畜共患病，通过接触感染动物（羊、牛、猪等）的体液、皮毛，或来源于感染动物的食物制品传播
- 流行特点：西北牧区，牧民、肉类、乳业从业者好发，但不仅限于上述人群

2. 临床表现
- 潜伏期：1～3周；病程可迁延至6个月以上
- 全身症状：高热（波状热），寒战，盗汗，食欲下降
- 其他系统受累
  - ✓ 骨/关节：好发于脊柱、髋关节
  - ✓ 泌尿生殖：附睾-睾丸炎，肾盂肾炎，肾小球肾炎
  - ✓ 神经布病：脑膜脑炎，脑脓肿，高级智能改变，脊髓压迫
  - ✓ 心内膜炎

3. 实验室
- WBC不高，淋巴比例升高，肝功能异常多见
- 血清学：乳胶凝集试验（虎红平板试验）
- 血/骨髓培养：诊断金标准，需延长培养至120h以上
- 脑脊液：压力↑，WBC、Lym%↑，Glu↓，Pro↑

4. 抗生素方案
- 对布氏杆菌有效的药物
- 首选：多西环素0.1g po/iv bid×6w+链霉素1g im qd×14d
- 我院：米诺环素0.1g po bid+利福平0.6～0.9g po qd×6w，若合并神经布病，联合头孢曲松2g iv q12h

ABX Guide: Diagnosis and Treatment of Infectious Diseases, 3rd ed, 2012.

■ 常见真菌感染

1. 分类
■ 解剖部位：皮肤黏膜感染vs深部器官感染
■ 流行病学：地区流行感染和机会性感染

2. 常见病原菌：念珠菌属，隐球菌属，曲霉菌属，毛霉菌属，肺孢子菌属，组织胞浆菌属，球孢子菌属等

3. 诊断要素：宿主因素＋临床表现＋病原学证据＋组织病理学证据（金标准）

4. 常用抗真菌药物抗菌谱、不良反应及药物相互作用

| | 念珠菌 | | | | | 曲霉菌 | | 接合菌 | 隐球菌 |
	白念	光滑	近平滑	热带	克柔	烟曲霉	黄曲霉	毛霉	新型
氟康唑	+	-	+	+	-	-	-	-	+
伊曲康唑	+	-	-	+	+	+	+	-	+
伏立康唑	+	±	+	+	+	+	+	-	+
泊沙康唑	+	+	+	+	+	+	+	+	+
卡泊芬净	+	+	+	+	+	+	+	-	-
两性霉素B	+	+	+	+	+	+	+	+	+

名称	分类	肾衰减量	常见不良反应	药物相互作用
氟康唑	三唑类	根据GFR减量	少见；胃肠道不适	↑环孢素、他克莫司、华法林；↓氯吡格雷，避免联用；利福平↓氟康唑
伊曲康唑		GFR＜10、血透/腹透减量50%	胃肠道不适，肝损	同氟康唑；以及↑糖皮质激素、长春碱类、他汀类、苯二氮䓬类 异烟肼、PPI、H₂拮抗剂、苯巴比妥、苯妥英钠↓伊曲康唑
伏立康唑		肾衰时口服剂型不减量，GFR＜50时静脉剂型禁用	常见视力异常；肝损、幻觉、胃肠道不适	同伊曲康唑
泊沙康唑		肾衰不减量	少见；胃肠道不适	同伊曲康唑

名称	分类	肾衰减量	常见不良反应	药物相互作用
卡泊芬净	棘白菌素	肾衰不减量	少见；肝损，组胺介导症状	↑环孢素；地塞米松、苯巴比妥、苯妥英钠、利福平、卡马西平↓卡泊芬净
两性霉素B	多烯类	GFR<10建议使用脂质体剂型	肾毒性，低钾、低镁血症，输液反应，静脉炎	慎与肾毒性药物联用

念珠菌感染

（1）发病机制

■ 广泛定植于胃肠道（包括口腔）、女性生殖道、皮肤

■ 危险因素：物理屏障破坏（烧伤、导管植入、手术），免疫屏障的破坏（粒缺、糖皮质激素使用、HIV感染），正常菌群的改变（广谱抗生素使用）

■ 从芽生孢子期进入假菌丝或菌丝期，侵入组织，形成感染

（2）皮肤黏膜念珠病

■ 皮肤感染：甲沟炎，甲真菌病；外用三唑类或制霉菌素

■ 外阴阴道感染：单次口服氟康唑150mg或外用三唑类栓剂

■ 鹅口疮/口腔感染：克霉唑口含片剂

■ 食管感染：口服氟康唑或伊曲康唑溶液

（3）侵袭性念珠菌病

■ 源自皮肤黏膜侵犯或血源性播散（念珠菌血症），后者更多见

■ 常见受累部位包括脑、脉络膜视网膜、心脏、肾脏、肝脾

■ 病原学诊断：病原学培养，组织病理学可见菌丝或假菌丝；痰、尿、浆膜腔导管培养阳性多为定植，需寻找局部炎症证据，但重症患者亦可经验性治疗

■ 血清学：G试验阴性预测值高，假阳性多

■ 治疗：首选氟康唑，根据药敏调整用药，包括伏立康唑、两性霉素B、棘白菌素类；血流感染首选卡泊芬净

曲霉菌感染

（1）概述

■ 分类：烟曲霉、黄曲霉、黑曲霉；孢子广布于环境中

■ 危险因素：免疫缺陷人群，尤其是粒缺、糖皮质激素使用、血液系统恶性肿瘤；谷仓、堆肥、建筑工地暴露的免疫正常人群感染发生率↑

（2）临床表现

受累器官	急性/亚急性侵袭性（<3个月）	慢性侵袭性	过敏性
肺	侵犯血管，肉芽肿性病变	肺空洞，慢性纤维性	ABPA，严重哮喘，外源性过敏性肺泡炎
鼻窦	急性侵袭性鼻窦炎	慢性侵袭性/肉芽肿性鼻窦炎	过敏性真菌鼻窦炎，嗜酸性真菌鼻窦炎
CNS	脑脓肿，出血性梗死，脑膜炎	肉芽肿性病变，脑膜炎	尤
皮肤	与外伤、烧伤、静脉通路相关	外耳炎，甲真菌病	无
心脏	心内膜炎，心包炎	无	无
眼	角膜炎，眼内炎	无	无

（3）诊断
- 组织病理学金标准：可见典型真菌菌丝侵犯血管后的梗死或急性坏死；典型曲霉菌丝为透明、分隔、成45°的窄菌丝
- 培养：实验室空气孢子可能污染，造成假阳性
- GM试验：敏感性高

（4）治疗
- 侵袭性曲霉菌病：伏立康唑（IA级推荐），次选两性霉素B、卡泊芬净、泊沙康唑；严重患者可联用
- ABPA：伊曲康唑（IA级推荐），次选伏立康唑、泊沙康唑
- 单个曲霉球：首选外科切除
- 高危人群预防：泊沙康唑、伊曲康唑口服液（IA级推荐）

耶氏肺孢子菌肺炎（PJP）

（1）概述
- 危险因素：细胞免疫缺陷，肺部基础疾病，如AIDS、肿瘤、移植、接受免疫抑制治疗（尤其是糖皮质激素）、营养不良人群等
- 发病机制：肺孢子菌黏附肺泡，肺泡巨噬细胞吞噬肺孢子菌，释放炎症因子，增加肺泡-毛细血管通透性

（2）临床表现
- 发热、干咳、呼吸困难，进展迅速（非HIV感染者尤甚）
- 肺部体征少；LDH↑，G试验阳性

（3）诊断治疗：见**感染性疾病：免疫缺陷人群**

Harrison's Internal Medicine, 18th ed.
ABX guide, 3rd ed.

■ 传染性单核细胞增多症

1. 定义与致病机制
   - 狭义：Epstein-Barr病毒（EBV）感染引起（占90%）
   - 广义：包括人疱疹病毒（巨细胞病毒、HHV-6/7）、HIV、弓形虫引起的单核细胞增多症
   - 致病机制：EBV接触口咽上皮→复制、释放→感染口咽部B细胞→扩散至全身淋巴网状系统

2. 临床表现
   - 典型三联征：发热＋扁桃体咽炎（可有白色渗出液）＋淋巴结肿大（对称，颈后＞颈前）
   - 其他表现：疲劳乏力、肝脾大
   - 实验室：淋巴细胞增多，血涂片可见异型淋巴细胞增多，ALT↑，嗜异性抗体阳性，EBV-DNA阳性
   - 鉴别诊断：化脓性扁桃体炎（链球菌，咽拭子培养）；非EBV传单（急性HIV感染，CMV感染，罕见弓形虫）
   - Centor标准：①扁桃体渗出；②颈前淋巴结肿大伴压痛；③发热；④无咳嗽；符合＜3条，化脓性感染可能性低，不推荐使用抗生素

3. 治疗与预后
   - 对症支持治疗；抗病毒治疗无获益
   - 大多数急性症状1～2周内缓解
   - 全身炎症反应剧烈时可考虑中等量糖皮质激素治疗

UpToDate：成人及青少年传染性单核细胞增多症.

■ 导管相关性血流感染

1. 血流感染

- **原发感染**：来自血液直接接种，常与血管内导管相关；病原学：凝血酶阴性葡萄球菌（34%）＞肠球菌属（16%）＞念珠菌属（12%）＞金葡（10%）＞克雷伯属（5%）

- **继发感染**：继发于其他部位感染（如泌尿系、肺部、胆系、肠道皮肤）播散至血液

2. CRBSI定义：临床评估＋外周血或导管血培养证实

- 对于出现血流感染并且放置CVC、无其他明显来源的患者均需怀疑CRBSI

- 短期留置的导管（＜2周）多为腔外感染，G^+菌多见；长期留置的导管（＞4周）多为腔内感染，G^-菌为主

- 最常见致病菌为凝固酶阴性的葡萄球菌，其次为金葡，约10%为念珠菌属引起

- 细菌主要来自穿刺部位感染（50%）和输液管接头的定植菌（40%），少数来自输液系统内部或其他部位（10%）

3. 临床表现

- 发热、寒战：敏感不特异
- 穿刺点炎症或分泌物：特异不敏感
- 其他临床表现：血流动力学不稳、神志改变、导管堵塞、导管使用过程中突发脓毒血症
- 血流感染相关并发症：化脓性血栓静脉炎、IE、骨髓炎、迁徙性感染
- 血培养结果为金葡、凝固酶阴性葡萄球菌、念珠菌属，且无其他明确来源时，需高度怀疑CRBSI

4. 诊断

- 应用抗生素前**同时**抽取外周静脉血和导管血送培养；**没必要**从不同管腔抽取血培养
- 导管血培养结果假阳性率明显高于外周血培养，但两者均具有较高的阴性预测值
- 导管培养：临床不怀疑感染者无需常规送检培养
  - ✓ 如放置≥7～10d，需做尖端培养，无需皮内段培养；如＜7～10d，需行皮内段培养；如果为植入性导管，即使＜7～10d，仍然要做尖端培养
- **确诊标准**：证实存在血流感染＋证实感染与导管相关
  - ✓ 导管尖端培养阳性（半定量法＞15cfu/导管节段，定量法＞10^2cfu/导管节段），且外周静脉血培养与导管尖端培养

出相同病原体（**PUMCH常用**）

✓导管血与外周血培养为相同病原体，两者同时定量培养比值>3∶1

✓同时抽取的导管血与外周血培养为相同病原体，且导管血阳性报警时间至少提前2h（**PUMCH常用**）

5. 治疗

■ 以下情况无需全身应用抗生素

✓导管尖端培养阳性而临床无感染征象

✓导管血培养阳性而外周血培养阴性

✓静脉炎并无感染证据，且CRBSI风险极低

■ 导管处理

✓**拔除指征**：严重脓毒血症、血流动力学不稳定、IE或者迁徙性感染证据、化脓性血栓静脉炎、应用对病原体敏感的抗生素治疗72h后仍然存在菌血症

✓血培养为金葡、肠球菌、G⁻杆菌、真菌、分枝杆菌的CRBSI相关短期放置导管（<14d）需拔除；血培养为金葡、铜绿、真菌、分枝杆菌的CRBSI相关长期放置导管（≥14d）需拔除

✓**挽救指征**：除金葡、铜绿、真菌、分枝杆菌以外的病原体导致的非复杂性CRBSI相关导管；静脉应用抗生素72h后重复血培养，如仍为阳性，则挽救失败，拔除导管

■ 经验性抗生素

✓需覆盖MRSA：首选万古霉素，次选达托霉素，利奈唑胺不适用

✓中性粒细胞减少或脓毒血症患者：需覆盖G⁻菌（包括铜绿假单胞菌）

✓具有念珠菌血症高危因素（TPN、长期应用广谱抗生素、血液系统肿瘤、骨髓或实体器官移植、股静脉导管、多个位点念珠菌定植）患者：需覆盖真菌，常用氟康唑或棘白菌素类（卡泊芬净）

■ 抗生素调整：根据药敏数据调整

■ 疗程

✓导管移除后血培养阴性的非复杂性CRBSI：7～10d（获取血培养阴性当日为D1）

✓导管移除后血培养持续阳性>72h者：至少4～6w

✓出现并发症（心内膜炎、化脓性血栓性静脉炎、骨髓炎）：通常4～6w

■ 随访

✓密切观察有无复发或迁徙性感染，治疗后需复查血培养证

实是否已清除菌血症

✓ 血培养为金葡患者需要行经食道超声除外IE

6. 预防CRBSI

- 置管时穿无菌衣，严格无菌操作
- 戴无菌手套前用酒精或抗菌皂洗双手、氯己定清洗手掌及手背30s
- 尽可能选择锁骨下静脉置管或颈内静脉，避免股静脉
- 避免使用不透气的透明覆料
- 每日核对CVC必要性，及时去除不必要的CVC
- 医务人员勤洗手

CID, 2009, 49: 1.
JAMA, 2014, 312: 1330.

■ 肝脓肿

1. 病原学（多为混合感染）
- G⁻杆菌：肠杆菌属（大肠埃希菌、肺炎克雷伯菌）
- 厌氧菌：拟杆菌属、梭杆菌属、放线菌属、梭菌属
- G⁺球菌：链球菌属、肠球菌、金葡
- 念珠菌属：免疫缺陷宿主
- 溶组织内阿米巴：肝穿可见"巧克力酱"；肠道受累（严重腹泻、黏液血便）
- 细粒棘球绦虫：肝包虫病，西北地区多见

2. 诊断
- 易感人群：40～50岁，免疫抑制人群（糖尿病最多见），肝胆胰腺基础疾病，肝移植后
- 症状：发热，右上腹痛，膈肌刺激（疼痛放射至右肩、咳嗽），体重下降；感染播散可有其他脏器相关表现（肺克、金葡）
- 体征：右上腹压痛，肝区叩痛，脓肿破裂可出现腹膜刺激征
- 50%为孤立脓肿；75%分布在肝右叶，20%肝左叶，5%肝尾叶
- 来源：①胆管：胆管炎；②肝动脉：菌血症；③门脉：阑尾炎、憩室炎；④隐源性
- 实验室：WBC↑，ALP、BIL↑可见但不常见，细菌性肝脓肿50%血培养阳性（必送血培养！）
- 影像学：超声和CT为首选（病原学诊断＋引导下穿刺），CT可见气液平、周围水肿带；影像发现右下肺渗出除外肝脓肿

3. 治疗
- 原则：充分引流＋抗生素治疗
- 引流：①超声/CT引导下经皮穿刺引流：孤立脓肿首选；②手术引流（腹腔镜）：多发脓肿、包裹性脓肿、基础病需手术治疗、经皮引流不充分
- 静脉抗生素：需经验性覆盖肠杆菌、厌氧菌，疗程4～6w，直至脓肿消失或机化
  —单药β-内酰胺＋酶抑制剂：哌拉西林他唑巴坦4.5g q6h
  —联合三代头孢（头孢曲松2g qd）＋甲硝唑0.5g q8h
  —单药碳青霉烯：亚胺培南-西司他丁0.5g q6h，美罗培南1g q8h，厄他培南1g qd
  —免疫缺陷者可经验性联合抗真菌治疗

ABX Guide: Diagnosis and Treatment of Infectious Diseases, 3rd ed, 2012.
UpToDate: 肝脓肿.

■ 感染性心内膜炎

1. 定义
- 感染性心内膜炎（IE）：心内膜感染（包括但不局限于瓣膜）
- 急性（AIE）：正常瓣膜的强侵袭性感染（如金葡、乙型溶血性链球菌、肺炎链球菌）
- 亚急性（SIE）：弱侵袭性感染（如草绿色链球菌、肠球菌属）；常为异常瓣膜

2. 易患因素

异常瓣膜	菌血症
■ 高危：既往IE、风心病、发绀型先心病、主动脉瓣病变（包括二叶瓣畸形）、人工瓣 ■ 中危：二尖瓣异常（包括二尖瓣脱垂伴/不伴二尖瓣反流或瓣叶肥厚）、肥厚型心肌病	静脉吸毒、静脉置管、血透、糖尿病、口腔卫生差、心腔内装置（如起搏器、ICD、移植物）

3. 诊断：改良Duke标准

主要标准	次要标准
■ **血培养阳性** 　✓ 典型病原菌*：2次独立血培养阳性 　✓ 其他病原菌：至少2次阳性且间隔>12h；或3次全部阳性或4次以上培养中绝大多数阳性（首次与末次间隔>1h） 　✓ 单次伯纳特立克次体培养阳性或IgG滴度>1：800 ■ **瓣膜损害** 　✓ 心脏超声：赘生物、脓肿、新出现的人工瓣膜开裂 　✓ 新出现的瓣膜反流	■ 易患因素（见上表） ■ 体温>38℃ ■ 血管表现：重要动脉栓塞、脓毒性肺梗死、真菌性动脉瘤、颅内出血、结膜出血、Janeway损害 ■ 免疫学表现：肾小球肾炎，Roth斑，Osler结节，RF阳性 ■ 血培养阳性但不满足主要标准或缺乏IE病原体感染的血清学证据

确诊IE：2条主要标准；1条主要＋3条次要标准；5条次要标准
疑诊IE：1条主要标准＋1条次要；3条次要标准

*典型病原菌：草绿色链球菌，牛链球菌，HACEK族，金葡，无原发灶的社区获得性肠球菌

4. 临床表现（变异度大！）
- **持续菌血症**：发热（80%～90%）、寒战、盗汗、食欲缺乏、乏力、体重下降

- 心脏受累：充血性心衰，传导阻滞
- 感染性栓塞：体循环栓塞（外周血管、肾、脾、骨关节、肠系膜），卒中，感染性动脉瘤，心梗（冠脉栓塞），肺栓塞（右心IE）
- 免疫反应：肾小球肾炎、关节炎、RF阳性、ESR↑、低补体血症（部分）

5. **典型体征**
- 头面五官：Roth斑（视网膜苍白色椭圆形损害＋周边出血），瘀斑（结膜、颊黏膜、上腭）
- 心脏：心脏杂音（85%），新发瓣膜反流（40%～85%），密切监测杂音变化；心衰表现
- 腹部：脾大伴触痛
- 骨骼肌肉：关节炎，脊椎压痛
- 四肢（SIE更常见）：Janeway病变（**感染性栓塞→手掌或足底无痛性、出血性斑**），Osler结节（**免疫复合物→指/趾皮下痛性结节**），甲床线状出血，瘀点
- 神经系统：神志改变或局部定位体征
- 其他：导管穿刺处红、肿、痛或脓性分泌物，起搏器/ICD囊袋部位触痛

6. **辅助检查**
- 血培养：**应用抗生素前，从不同部位抽取至少3套**（需氧＋厌氧＋结核/真菌），间隔≥1h
- ECG：入院时和定期监测，有无新的传导异常
- UCG：疑似IE，首选TTE。TEE指征：①临床中高度可疑；②存在高危易患因素；③TTE显示不清（如人工瓣膜、瓣周脓肿）；④TTE阴性但临床高度怀疑；⑤可疑侵袭性感染或病情进展（如持续菌血症或发热、新发传导异常、心腔分流等）
- 血常规及分类、ESR、RF、肾功、尿常规及尿培养
- 一旦确诊，需评估迁徙性病灶：左心→颅内、骨；右心→肺部

7. **治疗**
- 疑似IE、病情较重且不稳定患者→完成血培养后**即**开始经验性抗生素治疗
- 常见病原体：G⁺球菌（草绿色链球菌、肠球菌、金葡菌、表葡），G⁻杆菌
- 经验性抗生素方案
  原则：①应用杀菌剂；②联合应用2种具有协同作用抗生素；③大剂量、长疗程；④静脉给药

经验性抗生素方案		
天然瓣膜	a.轻症	青霉素/头孢曲松＋庆大霉素
	b.严重脓毒症	万古霉素/达托霉素＋庆大霉素
	c.b＋G⁻感染危险因素	万古霉素＋美罗培南
人工瓣膜	等待血培养结果或血培养阴性	万古霉素＋庆大霉素＋利福平

- 根据血培养结果及药敏调整抗生素；感染内科会诊
- 应用抗生素后每24～48h留取血培养直至体温正常和血培养阴性；发热＞1周需除外迁徙性感染灶
- 抗生素疗程：通常为4～6周

■ 天然瓣膜，症状＜3个月	4周
■ 天然瓣膜，症状＞3个月	≥6周
■ 非复杂性右心IE，天然瓣膜	2周
■ 天然瓣膜，肠球菌	4～6周

- 抗凝为相对禁忌，可增加出血和感染播散风险。但对于此前已有抗凝指征的患者，排除脑栓塞后可继续抗凝
- 监测IE并发症（充血性心衰，传导阻滞，栓塞事件）和抗生素并发症（间质性肾炎，急性肾衰，药物热）
- **手术指征**
  - ✓严重的瓣膜损害：难治性心源性休克→急诊手术；持续难治性心衰→尽快手术；无症状性严重AI或MR→限期手术
  - ✓感染难以控制（尽快手术）：瓣周脓肿、瓣周漏、传导阻滞加重、赘生物增大、持续菌血症（适当的抗生素治疗1周后仍持续发热或血培养阳性）
  - ✓特殊病原菌：金葡、真菌、多重耐药病原菌
  - ✓栓塞事件：适当的抗生素治疗下仍反复栓塞，赘生物＞10mm合并栓塞事件，赘生物＞15mm。除非颅内出血或严重卒中，脑栓塞不再是手术禁忌
  - ✓人工瓣膜：尤其对于瓣膜功能不全、瓣周漏、金葡或G⁻杆菌感染

Pocket Medicine, 6th ed, 2017.
中华心血管病杂志，《成人感染性心内膜炎预防、诊断和治疗专家共识》，2014.

■ 结核病

1. 结核分枝杆菌感染

- 活动性结核病（active tuberculosis，TB）：包括原发性肺结核、继发性肺结核、血行播散性结核、肺外结核
- 潜伏结核感染（latent TB infection）：机体对体内结核分枝杆菌抗原刺激产生持续的免疫应答，但无明显活动性结核病表现

2. 危险因素

- 外源性因素：密切接触开放性/活动性结核人群
- 内源性因素：主要为细胞免疫缺陷，包括HIV/AIDS，恶性肿瘤，器官移植，长期服用激素或免疫抑制剂，慢性肾衰，糖尿病，长期饮酒，静脉吸毒，营养不良，硅肺病

3. 临床表现

- 全身表现：发热，盗汗，乏力，消瘦
- 肺结核：发热，咳嗽，咳痰，咯血；原发性肺TB多累及中下肺叶，继发性肺TB多累及肺上叶尖段、后段，空洞
- 血播性结核：肺内典型影像表现为粟粒肺
- 肺外结核：按照累及部位依次如下
  - ✓ 淋巴结：无痛性淋巴结肿大，多见于颈后和锁骨上区域，可与皮肤形成瘘管
  - ✓ 胸膜：胸膜性胸痛，呼吸困难；渗出性胸腔积液，WBC↑，单核为主，结核性脓胸少见
  - ✓ 泌尿生殖系统：尿路刺激征，血尿，腰腹痛，月经异常，不孕；无菌性脓尿，泌尿系统梗阻，附睾炎
  - ✓ 骨骼肌肉：承重关节（脊柱40%，髋关节13%，膝关节10%），儿童上胸椎多发，成人下胸椎和上腰椎多发，椎体压缩，脊髓压迫→截瘫；椎旁脓肿
  - ✓ 脑膜：颅高压，颅神经麻痹，脑血管梗死；腰穿WBC、蛋白↑，单核为主
  - ✓ 胃肠道：腹痛，肠梗阻，腹部包块，末端回肠和盲肠最常受累；严重时出现腹膜炎
  - ✓ 其他：心包炎，结膜炎，葡萄膜炎，结节红斑，肾上腺结核→艾迪生病

4. 诊断

- 抗酸染色：传统姜尼法和敏感度更高的荧光法；敏感度低，不能区分活菌或死菌
- 培养及组织病理学：金标准，特异度高；耗时
- 分子生物学：核酸扩增（PCR），耗时短，敏感度和特异度

高，可联合耐药检测（Xpert MTB/RIF），不能区分活菌或死菌

5. **潜伏结核感染的筛查**：除外既往结核感染，抗酸染色、培养、影像学均为阴性；PPD 或 IFN-γ 释放试验阳性
- PPD阳性：不同人群标准不同，受BCG接种干扰

风险组	HIV感染者接受免疫抑制治疗	密切接触胸片存在结核患者	陈旧病灶	2年内曾感染TB	合并高危疾病和状况*	低危患者
PPD结节直径（mm）	≥5	≥5	≥5	≥10	≥10	≥15

注：*包括糖尿病，血液肿瘤，静脉吸毒，肾衰竭，快速体重下降

- IFN-γ释放试验：国内主要使用T SPOT.TB（ELISpot原理）和QuantiFERON-TB Gold（ELISA原理）；不受BCG干扰，但受既往感染影响

6. **治疗**
- 原则：努力获得病原学及药敏证据，多药联合，足疗程，定期监测疗效和不良反应
- 临床上不能完全排除结核病的肺部感染患者，经验性抗感染治疗中不宜使用喹诺酮类/氨基糖苷类/利奈唑胺等药物
- 抗结核药物

药物	地位	副作用	监测指标
异烟肼（H）	一线	肝损，外周神经病变辅以维生素B$_6$	肝功能
利福平（R）		皮疹，胃肠道反应；肝损较少，药物相互作用较多	
乙胺丁醇（E）		视神经炎	视力，视野
吡嗪酰胺（Z）		肝毒性，高尿酸血症；痛风罕见	肝功能
利福喷丁利福布丁		同利福平	
链霉素		耳毒性，肾毒性	听力前庭功能肾功能
左氧氟沙星莫西沙星	二线	QT间期延长；青少年慎用：跟腱断裂，软骨破坏风险	ECG
阿米卡星		同链霉素	同链霉素
对氨基水杨酸		胃肠道反应严重	
利奈唑胺	耐药TB有效	视神经和外周神经病变，全血细胞减少，乳酸酸中毒	血常规

其他有抗结核活性药物：阿莫西林克拉维酸，亚胺培南，克拉霉素

- 治疗指征：活动性结核
  - ✓ 活动性肺结核：分为诱导期和维持期，诱导期一般为HREZ方案，每月监测痰涂转阴情况，转阴后可进入维持期，一般为HR方案
  - ✓ 肺外结核：根据临床表现、影像学情况制定
  - ✓ 潜伏结核：单药异烟肼治疗9个月，或单药利福平治疗4个月，疗效相当，后者不良反应更少
- 辅助治疗：糖皮质激素可提高结核性脑膜炎、结核性心包炎的生存率，减轻血播性结核全身中毒反应

Harrison's Internal Medicine, 18th ed.

■ 抗生素概论

1. 抗生素使用16字箴言
- **有的放矢**：确定适应证，明确宿主状态、感染部位和病原学，选择最合适的抗生素（或组合）
- **过犹不及**：剂量、用法、疗程足够恰当，同一个药在不同适应证下用法用量不同，肝肾功能是否影响剂量
- **知己知彼**：了解抗生素的PK/PD、不良反应和药物相互作用，尤其是同时存在多种合并症的住院患者
- **收放自如**：根据疗效、药敏及时调整用药，广谱经验性治疗在病情稳定后可降阶梯，治疗无效时再次评估

2. 抗生素的联合用药
- 防止耐药突变产生：针对不同部位、分裂期病原体——抗结核药物联合用药；针对不同靶点——HIV、HCV感染联合抗病毒药物
- 协同或叠加作用：联合β-内酰胺类和氨基糖苷类治疗IE，TMP-SMX联合针对叶酸合成通路的关键酶
- 针对多种潜在的病原体或急危重症患者：粒缺发热

3. 抗微生物药在妊娠期应用时的危险性分类

FDA分类	抗微生物药			
A.在孕妇中研究证实无危险性				
B.动物中研究无危险性，但人类研究资料不充分，或对动物有毒性，但人类研究无危险性	青霉素类 头孢菌素类 青霉素类＋酶抑制剂	氨曲南 美罗培南 厄他培南 甲硝唑 呋喃妥因	两性霉素B 特比萘芬 利福布丁 乙胺丁醇	红霉素 阿奇霉素 克林霉素 磷霉素
C.动物研究显示毒性，人体研究资料不充分，但用药时可能患者的受益大于危险性	亚胺培南/西司他丁 氯霉素 克拉霉素 万古霉素	氟康唑 伊曲康唑 酮康唑 氟胞嘧啶	磺胺药/甲氧苄啶 氟喹诺酮类 利奈唑胺	乙胺嘧啶 利福平 异烟肼 吡嗪酰胺
D.已证实对人类有危险性，但仍可能受益多	氨基糖苷类	四环素类		
X.致畸，危险＞受益	奎宁 乙硫异烟胺 利巴韦林			

注：A类：妊娠期患者可安全使用；B类：有明确指征时慎用；C类：确有应用指征时，充分权衡利弊决定是否选用；D类：避免应用，但在确有应用指征且患者受益大于风险时严密观察下慎用；X类：禁用

Harrison's Internal Medicine, 18th ed.

■ 泌尿生殖道感染

1. 定义
- 上/下尿路感染（UTI）：以膀胱分界
- 复杂/非复杂尿路感染：复杂UTI是指男性UTI、妊娠妇女UTI，其他女性伴结构性异常（结石、梗阻、导管/支架置入）、功能性异常（神经源性膀胱）、免疫功能缺陷（糖尿病、肾移植后、粒细胞缺乏、HIV感染）的UTI

2. 病原学
- 复杂性UTI：最常见为肠杆菌属（大肠埃希菌）、铜绿假单胞菌、不动杆菌属、MRSA、肠球菌属
- 非复杂性UTI：大肠埃希菌（75%～95%），腐生葡萄球菌

3. 诊断
- 临床表现
  - ✓ 膀胱炎：尿频，尿急，尿痛，血尿
  - ✓ 尿道炎：尿道分泌物，排尿困难，可有不洁性行为
  - ✓ 前列腺炎：（急性）膀胱炎症状＋下背痛/会阴/阴茎/直肠疼痛＋发热、寒战＋排尿困难；（慢性）会阴痛、下腹痛、尿道口痛、直肠/下背痛，发热不常见
  - ✓ 肾盂肾炎：发热，寒战，腰痛，恶心，呕吐
- 实验室
  - ✓ 尿常规：WBC↑，BLD±，NIT±；出现排尿困难但尿常规WBC阴性，妇女应筛查性传播疾病
  - ✓ 尿培养（清洁中段尿或导管尿）及药敏：复杂UTI必须留取
  - ✓ 无症状菌尿是指（男性）单次/（女性）连续2次清洁中段尿分离出1种微生物且菌落定量≥10^5cfu/ml
  - ✓ 血培养：伴发热寒战的上尿路感染
  - ✓ 影像学（超声/CT）：治疗效果不佳UTI、肾盂肾炎

4. 治疗
- 无症状菌尿筛查和治疗指征：妊娠、肾移植受者、预期发生黏膜出血的泌尿科介入操作
- 女性膀胱炎：口服复方磺胺片2片bid×3d或磷霉素3g once，糖尿病患者延长磺胺疗程至7d；不首选喹诺酮类
- 非复杂性肾盂肾炎：（轻症，门诊）口服左氧氟沙星0.5g qd×5～7d；（住院）静脉头孢曲松1g qd/头孢他啶1g q8h/左氧氟沙星0.5g qd，根据药敏调整抗生素，总疗程14d（我院近年分离的大肠埃希菌对喹诺酮类敏感性仅50%）
- 前列腺炎：口服复方磺胺片2片bid×4w

- 复杂性UTI：（轻症）左氧氟沙星0.5g iv/po qd；（重症）头孢噻肟2g q12h/头孢他啶2g q8h/亚胺培南0.5g q6h/美罗培南1g q8h；总疗程7～14d；泌尿系结构异常无法纠正者必要时需长期抑菌治疗
- 尿道炎：头孢曲松0.25g im＋阿奇霉素 1g po once

ABX guide, 3rd ed.

■ 免疫缺陷人群的感染及预防

1. 免疫缺陷的定义

　　—异常或受损的免疫系统导致抗感染的能力下降，容易发生正常宿主少见的感染（机会性感染）

　　—先天性：遗传缺陷，多影响新生儿、婴儿，包括免疫细胞（B细胞、T细胞、巨噬细胞等）缺陷、细胞因子、补体缺陷等

　　—获得性：外伤/烧伤，严重营养不良，HIV感染，其他合并症（恶性肿瘤、糖尿病、严重肝肾功能不全），药物

2. 常见免疫缺陷与机会性感染

风险因素	典型感染病因
粒细胞/中性粒细胞减少（包括糖尿病、终末期肾病引起的粒细胞功能下降）	细菌：G+：凝血酶阴性葡萄球菌，金黄色葡萄球菌，草绿色链球菌，肺炎链球菌，其他链球菌；棒状杆菌属，杆菌属；G−：大肠埃希菌，克雷伯菌，假单胞菌 真菌：酵母菌：白色念珠菌和其他念珠菌；真菌：曲霉菌，毛霉菌，地方流行真菌 病毒：VZV，HSV1和HSV2，CMV
体液免疫缺陷（如CVID，骨髓瘤）无脾	带荚膜细菌：肺炎链球菌，流感嗜血杆菌，脑膜炎双球菌（以上三种细菌均有疫苗，宜在切脾前应用） 其他细菌：大肠埃希菌和G−杆菌 病毒：VZV，肠病毒
细胞免疫缺陷（如HIV感染、慢性糖皮质激素使用、器官移植后、糖尿病、终末期肾病）	细菌：沙门菌属，弯曲菌属，李斯特菌，军团菌，奴卡菌，结核，非结核分枝杆菌 真菌：念珠菌，隐球菌，组织胞浆菌，球孢子菌，曲霉菌，肺孢子菌，毛霉菌 病毒：HSV，VZV，CMV，EBV，JC病毒，BK病毒 寄生虫：弓形虫，隐孢子虫，等孢子球虫
器官功能异常	肝脏（尤其是肝硬化）：弧菌属，带荚膜细菌 终末期肾病：粒细胞功能受损，细胞免疫缺陷（见上） 铁过载（或使用去铁胺）：耶尔森菌，毛霉菌
生物制剂使用（如TNFα、IL6抑制剂使用，抗CD20单抗）	细菌：脓毒血症，结核（抗TNFα），非结核分枝杆菌，李斯特菌，军团菌 真菌：肺孢子菌，组织胞浆菌，球孢子菌，曲霉菌 病毒：EBV，HSV，VZV，HBV

3. 诊断

　　—病史：先天性免疫缺陷多幼年起病，获得性免疫缺陷有相关用药史、肿瘤史

　　—查体：口腔黏膜，肛周，皮肤等容易忽略的隐匿部位

—辅助检查：血常规，外周血淋巴细胞亚群，免疫球蛋白＋补体水平，病原学培养，必要时可行基因检测

4. HIV 感染

- 主要传播途径：性传播（异性＞同性，同性↑），血液（静脉吸毒，商业卖血），母婴垂直传播；胸腹水、脑脊液、乳汁等体液亦具有传染性
- 临床表现和分期
  - ✓ 急性期：初次感染后6个月内，症状多见于起病2～4周，发热最常见，可伴咽痛、盗汗、腹泻、皮疹、淋巴结肿大，多持续1～3周后缓解
  - ✓ 无症状期：急性期后进入或直接进入，持续时间6～8年，免疫系统受损，可出现淋巴结肿大等症状
  - ✓ 艾滋病期：终末阶段，CD4＋T＜200/μl或出现典型HIV相关机会性感染/恶性肿瘤，主要表现为HIV感染及体征（≥1个月的发热、盗汗、腹泻；体重减轻≥10%；神经精神症状；全身持续淋巴结肿大）
- 诊断标准
  流行病学史＋临床表现＋HIV抗体筛查试验阳性和HIV补充试验阳性（抗体补充试验阳性/HIV-RNA定性阳性或定量＞5000拷贝/ml）
- HIV的常见机会性感染（详见下页表）
  - ✓ 原则：除合并结核病、隐球菌脑膜炎、巨细胞视网膜炎者以外，均建议治疗机会性感染后尽快启动抗反转录病毒治疗，警惕免疫炎性反应重建综合征
- HIV的抗反转录病毒治疗
  - ✓ 分类：核苷类反转录酶抑制剂（NRTIs）、非核苷类反转录酶抑制剂（NNRTIs）、蛋白酶抑制剂（PIs）、整合酶抑制剂（INSTIs）、融合酶抑制剂（FIs）及CCR5抑制剂
  - ✓ 时机：一旦诊断，立即治疗；抗反转录病毒治疗目前建议终身治疗
  - ✓ 方案：2种NRTI＋第三种药物（NNRTI/增强型PI/INSTI）；有条件患者可选用复方单片制剂
- HIV的预防
  - ✓ 行为干预：安全性行为，不共用针具，无偿献血，控制母婴传播，预防职业暴露
  - ✓ 暴露前预防：每日口服一片舒发泰（TDF 300mg＋FTC 200mg），2018年研究发现按需预防不劣于每日预防
  - ✓ 暴露后预防：优选2h内服用，方案TDF/FTC＋RAL/DTG，连续服用28天

疾病	临床特征	诊断	治疗	预防
肺孢子菌肺炎	发热、逐渐加重的呼吸困难、肺部体征少，胸部CT可见双肺磨玻璃改变，可合并其他细菌感染	典型临床表现+病原学检查（痰液或支气管肺泡灌洗液发现肺孢子菌的包囊或滋养体）	■ 吸氧，必要时机械通气 ■ 病原治疗：首选口服复方磺胺甲噁唑（TMP-SMX，常见剂型400~80mg/片），剂量TMP 15~20mg/kg/d，SMZ 75~100mg/kg/d；疗程21天 磺胺过敏者可尝试脱敏，或：克林霉素600mg iv q8h+伯氨喹15~30mg po qd，疗程21天 ■ 糖皮质激素治疗：中重度患者（PaO_2<70mmHg或$PA-aO_2$>35mmHg，起病72h内应用糖皮质激素：泼尼松40mg po bid×5天→20mg po bid×5天→20mg po qd×11天	预防指征：$CD4^+T$<200/μl 一级预防：1片TMP-SMX qd 二级预防：2片TMP-SMX qd 停药指征：抗病毒治疗后$CD4^+T$≥200/μl并持续≥6个月
结核病	见感染性疾病：结核病			
非结核分枝杆菌感染	与结核病相似，但播散性病变更多见；主要为鸟分枝杆菌（MAC）	从血液、淋巴结、骨髓等无菌组织中培养出分枝杆菌	根据培养菌种及药敏进行治疗 MAC的首选方案：克拉霉素+乙胺丁醇+利福布汀，严重者可联合阿米卡星或喹诺酮类	预防指征：$CD4^+T$<50/μl 一级预防：克拉霉素500mg po bid；或阿奇霉素1200mg po qw 停药指征：抗病毒治疗后$CD4^+T$≥100/μl持续≥3个月 二级预防：继续治疗方案，直至$CD4^+T$≥200/μl并持续≥6个月

| 巨细胞病毒感染 | 分为CMV血症和器官受累的CMV病 AIDS患者：视网膜炎>结肠炎>CNS病变 非AIDS患者：发热>肺炎>结肠炎>肝炎>视网膜炎 | 临床表现+影像学改变+眼底影像+CMV DNA检测/组织病理学可见典型包涵体 | 更昔洛韦5.0~7.5mg/kg iv q12h，疗程14~21d；然后5mg/kg iv qd序贯治疗/膦甲酸钠180mg/（kg·d），2~3次/d，2~3周后改为90mg/kg iv qd；病情危重时两者可联用 | 一级预防：不主张，可定期检查眼底 二级预防：更昔洛韦1g po tid 停药指征：抗病毒治疗后CD4'T≥100/μl并持续3~6个月 |
| 隐球菌脑膜炎 | 见感染性疾病：脑膜炎 | | | |

5. 肿瘤患者感染的预防

风险分层	疾病	抗感染预防
低危	大部分实体肿瘤的标准化疗，预期粒缺＜7d	细菌、真菌：无 病毒：无（除非既往HSV感染史）
中危	自体造血干细胞移植，淋巴瘤，多发性骨髓瘤，慢性淋巴细胞白血病，嘌呤类似物治疗（如氟达拉滨、克拉屈滨），预期粒缺7～10d	细菌：考虑氟喹诺酮类 真菌：粒缺期及可能出现黏膜炎时考虑预防；考虑预防PJP 病毒：粒缺期间考虑预防，根据风险评估是否延长预防时间
高危	异体造血干细胞移植（含脐血），急性白血病（诱导期、巩固期），阿伦单抗治疗，接受大剂量糖皮质激素（＞20mg泼尼松/d）治疗的GVHD，预期粒缺＞10天	细菌：同中危 真菌：粒缺期间考虑预防；考虑预防PJP 病毒：同中危

emedicine.medscape.com.

www.idsociety.org.

Prevention and Treatment of Cancer-Related Infections, Version 2.2016;

JNCCN, Vol 14 No7, July 2016.

Guidelines for the Use of Antiretroviral Agents in Adults and Adolescents Living with HIV, Updated Oct 25 2018;

aidsinfo.nih.gov/guidelines.

Prophylaxis for Pneumocystis pneumonia（PCP）in non-HIV immunocompromised patients; Cochrane Database of Systematic Reviews 2014, Issue 10.

JAMA Internal Medicine Aug 2018 Vol 178, No 8.

中国艾滋病诊疗指南（2018版），2018.

■ 皮肤软组织与骨感染

蜂窝织炎/丹毒

1. 定义及易感因素
- ■ 丹毒：边界清晰的皮肤浅表感染
- ■ 蜂窝织炎：累及皮下组织的皮肤感染
- ■ 易感因素：外伤，淋巴管回流受阻（乳腺癌手术/放疗），静脉吸毒，皮肤真菌感染

2. 病原学
- ■ 最主要为A组链球菌（化脓性链球菌，对青霉素敏感），G组链球菌
- ■ 葡萄球菌（MRSA）
- ■ 粒缺患者：铜绿假单胞菌

3. 诊断及鉴别诊断
- ■ 临床表现：发热、皮肤红肿、皮温升高、压痛，可伴淋巴结肿大
- ■ 对充分抗生素治疗无效、免疫缺陷、怀疑特殊病原体可完善血培养
- ■ 超声（鉴别DVT），CT（怀疑坏死性筋膜炎或肌炎）
- ■ 鉴别诊断：过敏，药疹，带状疱疹，红皮病，皮下脂膜炎，移行性红斑（莱姆病）

4. 治疗
- ■ 一般治疗：抬高患肢，治疗原发病（外伤、淋巴管堵塞、皮肤真菌感染）
- ■ 抗生素治疗
  - ✓ 门诊（口服）：阿莫西林0.5g tid×10d；青霉素过敏者，阿奇霉素0.5g×1d→0.25g qd×4d；若金葡不除外，左氧氟沙星/复方磺胺/米诺环素
  - ✓ 住院（静脉）：仅考虑链球菌，青霉素G 2～4MU q4～6h，头孢曲松1～2g qd；覆盖链球菌和葡萄球菌，万古霉素15mg/kg q12h，利奈唑胺0.6g q12h，达托霉素4mg/kg qd（可选用头孢美唑/替考拉宁）

疖/痈

1. 定义及易感因素
- ■ 疖：累及真皮、皮下的化脓性毛囊感染，多位于温暖潮湿部位（颈、腋窝、腹股沟、臀部、大腿）
- ■ 痈：相邻多个毛囊感染融合而成痈，多见于颈后及后背
- ■ 易感因素：健康人可出现，但多见于糖尿病、免疫缺陷、不

良卫生、高龄、鼻携带葡萄球菌、居住在潮热天气、与社区获得MRSA（CA-MRSA）携带者接触的人群

- 主要病原体为金黄色葡萄球菌

2. 治疗

- 一般/局部治疗：局部压迫（小疖有效）；切开引流（脓肿成熟且有波动感时），完全吸出脓液，局部可用莫匹罗星

- 抗生素治疗
  - ✓ 指征：全身症状（发热），伴严重蜂窝织炎，多种合并症，病变位于面部
  - ✓ 轻中症：口服复方磺胺2～4片bid，米诺环素0.1g bid
  - ✓ 重症：万古霉素15mg/kg iv q12h，利奈唑胺0.6g iv/po q12h，达托霉素4mg/kg qd

骨髓炎

	急性骨髓炎	慢性骨髓炎
定义	首次起病，起病<2w，无死骨	既往治疗失败，起病>3w，持续引流或窦道，有死骨
临床表现	全身症状（发热/寒战/盗汗），局部疼痛/压痛/红肿	全身症状和疼痛较急性骨髓炎轻
易感因素	儿童（长骨为主），>50岁成人（椎骨为主），静脉吸毒者，血透，糖尿病，菌血症，镰状细胞病	
影像学	MRI最敏感：可见骨髓水肿 X光/CT：骨膜增厚，局部骨皮质变薄 骨扫描：核素高摄取	X光/CT：骨坏死，骨硬化，骨膜新骨形成
实验室	WBC、PLT、ESR、CRP↑；CRP为疗效监测指标	
感染途径 &病原学	①血源性—单病原；②邻近感染—混合感染 **获取病原学及药敏对治疗必不可少！** 可靠标本：血培养，骨穿刺/活检；不可靠标本：窦道或溃疡分泌物 阳性球菌（GPC，主要）：金葡，凝血酶阴性葡萄球菌，链球菌属，肠球菌属 阴性杆菌（GNB）：铜绿假单胞菌，其他（大肠埃希菌、沙门菌属、沙雷菌属） 少见：厌氧菌，结核分枝杆菌，真菌	
治疗原则	血播：静脉Abx 2～6w＋口服Abx，总疗程4～8w 邻近感染：外科清创＋静脉Abx≥2w＋口服Abx，总疗程6～8w	首要：彻底的外科清创 静脉Abx 4～6w＋口服Abx≥8w

	急性骨髓炎	慢性骨髓炎
Abx方案	根据培养及药敏结果制定	

静脉方案

GPC：（MSSA，链球菌）头孢曲松 2g qd；

（MRSA）万古霉素15mg/kg q12h

GNB，厌氧菌，混合感染：厄他培南1g qd

口服方案

GPC：（MSSA，MRSA）米诺环素0.1g bid/复方磺胺片2片bid±利福平0.6g qd；

（MRSA，VRE）利奈唑胺0.6g q12h

GNB：左氧氟沙星0.75g qd

厌氧菌：甲硝唑0.5g tid

Pocket Medicine，6th ed，2017.

■ 伤寒和副伤寒

1. 流行病学
- 病原学：伤寒沙门菌，甲、乙、丙型副伤寒沙门菌
- 传播途径：粪-口途径，患者及带菌者尿、便污染的食物、水源

2. 发病机制
- 伤寒菌→肠道→经肠黏膜侵入淋巴结→初次菌血症→细菌扩散至网状内皮系统大量繁殖→第二次菌血症，出现临床症状
- 细菌可扩散至全身各器官组织，尤其有亲胆囊性，经胆道进入肠道随粪便排出形成传染源（带菌者）

3. 临床症状和体征
- 持续发热，消化道症状：腹痛、便秘/腹泻
- 神经系统中毒症状：头痛、神志改变
- 典型体征：相对缓脉、玫瑰疹、肝脾肿大

4. 并发症：肠出血、肠穿孔（病程第3～4周缓解期出现）；中毒性肝炎、中毒性心肌炎等

5. 实验室检查
- 血常规（WBC N～↓，EOS↓，PLT↓）
- 血清学：肥达反应敏感性和特异性均低
- 培养病原学（**诊断金标准**）
  - ✓ 血培养：病程第1～2周采集，阳性率60%～80%
  - ✓ 骨髓培养：阳性率最高，全病程均可采集，尤对已用抗生素、其他培养阴性的疑似者
  - ✓ 便培养：病程第3～4周采集新鲜粪便立即送检，阳性率25%～60%

6. 治疗
- 一般治疗：纠正水、电解质紊乱，对症退热，少渣软食，保持大便通畅
- 抗生素治疗
  - ✓ 患者：首选环丙沙星 500mg po bid/400mg iv q12h×10～14d
    当地环丙沙星耐药率较高时：头孢曲松2g iv qd×14d，或阿奇霉素 500mg po×7d
  - ✓ 带菌者：环丙沙星500mg po bid×6w±胆囊切除术
- 并发症治疗
  - ✓ 肠出血：按下消化道出血处理，禁食，必要时输血

✓肠穿孔：急诊手术

✓脑病±休克：抗生素使用前可予大剂量地塞米松治疗

■ 肠道隔离，患者经正规治疗临床症状消失、停用抗生素1周后，连续两次便培养阴性（间隔2～3天以上）方可解除隔离

Oxford Handbook of Clinical Medicine, 8th ed.

■ 脑膜炎

1. 分类

细菌性（化脓性）	肺炎链球菌（30%~60%）>脑膜炎奈瑟菌（流脑，5%~10%）>单核增生性李斯特菌（5%~10%）>流感嗜血杆菌（<5%）
其他感染性	结核性、真菌性（隐脑）
无菌性（非化脓性）	**定义：血&CSF培养均阴性但CSF白细胞增多** ■ 病毒性（肠病毒最多，HIV、疱疹病毒属、脑炎病毒） ■ 脑膜旁感染源（脑脓肿、硬膜外脓肿、静脉窦感染性血栓静脉炎） ■ 部分治疗后的细菌性脑膜炎 ■ 少见病原体：立克次体、螺旋体 ■ 药物：磺胺、NSAIDs、IVIg、青霉素、拉莫三嗪 ■ 系统性疾病：SLE、结节病、白塞综合征、干燥综合征、RA ■ 肿瘤：颅内肿瘤，淋巴瘤性/癌性脑膜炎

■ 急性&慢性：病程4周为界

2. 临床表现
■ 常见症状：发热（77%）、头痛（87%）、颈抵抗（31%）、意识改变（即GCS<14分，69%）；95%≥2条
■ 其他症状：喷射性呕吐、痫性发作、畏光
■ 老年人或免疫缺陷者症状不典型
■ 脑膜刺激征：颈强直、Kernig征、Brudzinksi征；后两者仅有10%阳性
■ ±神经系统局灶定位体征、视盘水肿
■ 其他特征：皮肤瘀点瘀斑（流脑），口腔/生殖器溃疡（HSV）

3. 诊断手段
■ 立即血培养（抗生素前）→头CT→腰穿
■ 满足≥1条，完善头CT：>60岁，免疫缺陷，CNS病史，新发癫痫，意识改变，局灶体征，视盘水肿
■ **脑脊液送检顺序**：第1管→病原学；第2管→生化；第3管→常规

4. 脑脊液典型表现（**下肢伸直后测定颅压！！**）

	外观	颅压 （mmH$_2$O）	WBC/μl	单/ 多核	糖 mmol/L	蛋白 g/L
正常	清亮 透明	80～180	<5	单核	2.5～4.5（血 糖的50%～ 75%）	0.15～ 0.45
细菌性	混浊	↑	10^2～10^5	多核	↓↓ CSF/血<0.3	↑
无菌性	清亮	N～↑	<300	多核→ 单核	N～↓	N～↑
结核性	混浊	↑	<500	单核	↓↓	↑↑
真菌性	混浊	↑↑	<300	单核	↓	↑

注：细菌性脑膜炎三个 "2"：WBC＞2000/ul，Glu＜20mg/dl（1.1mmol/L），蛋白＞2g/L；上述均符合阳性预测值＞98%

5. 治疗
- 一般治疗：心电监护/静脉通路/气道保护/胃管、尿管/降颅压（甘露醇125～250ml iv q12h～q6h）/抗癫痫
- 外科手术：开颅减压，脑室分流
- 病因治疗：经验性治疗vs 靶向治疗

细菌性脑膜炎经验性治疗

免疫正常	- 头孢曲松2g q12～24h±万古15～20mg/kg q12h - ＞50岁/酗酒者（可疑李斯特菌）：＋氨苄西林2g q4h iv - 若青霉素过敏：TMP-SMX＋万古霉素
免疫抑制患者	氨苄西林＋头孢他啶2g q8h＋万古霉素
CSF分流、颅脑术后、脑外伤	万古霉素＋头孢噻肟

糖皮质激素：肺链脑膜炎中使用有获益
地塞米松10mg iv q6h×4d→必须在首剂抗生素前使用；降低50%神经系统致残率和死亡率；隐脑禁忌使用

其他：流脑注意呼吸道隔离，密切接触者可口服利福平预防

6. **病毒性脑膜炎**
- 病原学检查：CSF病毒抗体、PCR、二代测序
- 治疗
  ✓ HSV：阿昔洛韦10mg/kg q8h iv×2w（免疫抑制者3w）
  ✓ VZV：阿昔洛韦10mg/kg q8h iv×3w
  ✓ CMV：更昔洛韦5mg/kg iv q12h/膦甲酸钠60～120mg/

（kg·d）×3w（免疫抑制者6w）

　✓ 激素疗效不确定，影像学证实脑水肿明显时可短期使用（3～5d）

7. 隐球菌性脑膜炎

患者及病程	首选	次选	疗程
诱导期	两性霉素B 0.5～0.7mg/（kg·d）iv＋氟胞嘧啶25mg/kg qid po	两性霉素B 0.5～0.7mg/（kg·d）iv±氟康唑（400mg/d）	≥4w
巩固期	氟康唑600～800mg/d或两性霉素B 0.5～0.7mg/（kg·d）iv±氟胞嘧啶25mg/kg qid po	伊曲康唑口服液 200mg q12h或伏立康唑片 200mg q12h±氟胞嘧啶25mg/kg qid po	≥6w
维持期（仅AIDS患者）	氟康唑200mg/d	伊曲康唑400mg/d	≥1年

■ 颅高压处理：①药物降压：甘露醇、甘油果糖；②CSF引流降压：反复腰穿，置管持续外引流，Ommaya囊植入引流，VP分流

NEJM, 2011, 364: 2016.
Lancet, 2012, 380: 1684.
中华内科杂志 2018，《隐球菌性脑膜炎诊治专家共识》.

风湿性疾病

風起堂文集

■ 风湿病箴言十条

1. 必须亲自看患者！即使短短一瞥，你的想法也可能在看患者后改变

2. 只有深入理解肌肉、骨骼、血管和神经的解剖知识，才能做到风湿病的病史采集和体格检查条理分明、内容全面、重点突出

3. 选择自身抗体检查前，必须先进行广泛而精确的系统评估！没有系统损害证据支持的自身抗体阳性结果只会给你带来不必要的困扰。你的知识越多，开的检查越少

4. 除外风湿性疾病远比确诊风湿性疾病更加困难

5. 急性单关节炎患者应尽量行关节腔穿刺以除外感染性／晶体性关节炎

6. 慢性单关节炎病程＞8w而病因仍未明确的患者，应考虑滑膜活检

7. 非好发部位的骨关节炎（掌指、腕、肘、肩和踝关节），须警惕继发于其他疾病，如代谢性骨病等

8. 大多数RF阳性的患者不是RA；大多数ANA阳性的患者也不是SLE

9. CTD患者若出现发热和多系统病变，应首先除外感染或其他非风湿性疾病，而不是原发病活动

10. CTD患者死于感染者远多于死于CTD本病患者

Rheumatology secrets, 3rd ed, 2002, 1.

风湿性疾病

■ 关节痛的鉴别

1. 关节痛的诊断思路

■ 问诊：起病急缓、疼痛部位、累及关节区域及数目、是否对称、是否游走、疼痛程度，有无红肿热、晨僵、关节变形、活动后缓解、关节外表现

■ 查体：鉴别关节痛vs关节周围软组织痛；关节痛vs关节炎/骨关节炎

✓主动活动痛＞被动活动痛提示为关节周围软组织痛

✓关节红、肿、热，晨僵＞30分钟，活动后缓解提示关节炎

查体	关节痛/炎			软组织病变	
	骨关节炎	关节炎	关节痛	滑囊炎或肌腱炎	肌筋膜痛
肿	可有	有	无	有	无
红	无	可有	无	可有	无
热	无	有	无	可有	无
压痛	可有	有	可有	关节周围	有
活动度	受限	受限	正常或受限	常因疼痛受限	正常
主动或被动活动痛	均出现	均出现	均出现	主动＞被动	均出现

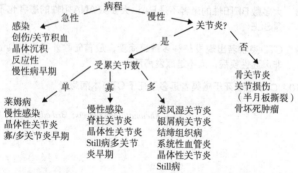

2. 关节液分析

检测	正常	炎性	感染性
外观	清亮	清亮至混浊	混浊
WBC×10^6/L	＜200	＞2000	＞2000（通常＞50000）
多核	＜25%	≥50%	≥75%
培养	（－）	（－）	（＋）
晶体	（－）	可（＋）	（－）

386

■ 抗核抗体（ANA）

- ■ 抗细胞核成分（DNA/RNA/蛋白质）的抗体，是结缔组织病的血清标志物
- ■ 检测方法：IF（免疫荧光）、ELISA（酶联免疫吸附）、IB（免疫印记）
- ■ 协助诊断（如抗dsDNA、Sm、SSA、SSB、Scl-70、Jo-1、RNP）、监测疾病活动（如抗dsDNA）
- ■ 正常人可有低滴度阳性（<1∶160）
- ■ 不同核型的ANA与疾病

ANA核型	成分	相关疾病
均质型（H）	抗组蛋白抗体	SLE、DIL（药物性狼疮）
	抗Mi-2抗体	DM（15%～20%）
核模型（P）	抗dsDNA抗体	SLE
颗粒型（S）	抗SSA抗体	pSS、SLE、SSc等
	抗SSB抗体	pSS
	抗Sm抗体	SLE
	抗RNP抗体	MCTD、SSc、SLE
	抗Ku抗体	SLE、PM/SSc
核仁型（N）	抗Scl-70抗体	SSc（20%～30%）
	抗RNA聚合酶 Ⅰ/Ⅱ/Ⅲ抗体	SSc（4%～20%）
	抗Fibrillarin（U3-RNP）抗体	SSc（8%）
	抗TH/TO抗体	CREST（5%）
	抗PM/Scl（PM-1）抗体	SSc/PM
着丝点型（C）	抗CENP抗体	CREST

- ■ 其他自身抗体（如RA相关抗体、ANCA、肌炎抗体谱）详见相关章节

■ 风湿性疾病的药物选择

1. 非甾体抗炎药 (non-steriodal anti-inflammatory drugs, NSAIDs)
■ 作用：快速缓解疼痛（数十分钟内）、持续减轻炎症
（7～10天）
■ 常见副作用

消化	消化道溃疡、消化道出血、药物性肝损、恶心、腹痛等
肾脏	肌酐升高、间质性肾炎
血液	血小板功能异常，可有骨髓抑制
皮肤	荨麻疹、多形性红斑等
神经	头痛、头晕等
呼吸	哮喘、鼻息肉等
循环	增加心梗和卒中风险（COX-2抑制剂）

■ 如何降低副作用
✓ 确定是否必须使用
✓ 选择缓解症状的最小剂量
✓ 禁止联合使用
✓ 定期评价疗效和药物副作用，3～4w无效可换药
✓ 评估风险
  » 出血风险大（>65岁、溃疡史、使用激素或抗凝药、吸
    烟）→合用PPI
  » 肾损风险大（>65岁、高血压、基础肾病）→选择短效
    药物
  » 哮喘→用药初期严密监测

2. 糖皮质激素 (glucocorticoids)
■ 多数风湿性疾病的基础治疗药物，可迅速缓解症状
■ 等效剂量

糖皮质激素	等效剂量	半衰期	糖皮质激素	等效剂量	半衰期
倍他米松	0.6mg	36～54h	泼尼松	5mg	18～36h
地塞米松	0.75mg	36～54h	泼尼松龙	5mg	18～36h
曲安耐德	4mg	18～36h	氢化可的松	20mg	8～12h
甲泼尼龙	4mg	18～36h	可的松	25mg	8～12h

注：大剂量泼尼松0.8～1.2mg/（kg·d）；中剂量0.5mg/（kg·d）；小
剂量<15mg/d；冲击剂量：甲泼尼龙≥200mg/d

■ 常见副作用

累及系统	临床表现
代谢	肥胖、脂肪分布异常；类固醇糖尿病；电解质失衡；高脂血症
感染	机会性感染：CMV、PCP、TB、真菌、隐球菌等 注意口腔、肛周卫生
肌骨	骨质疏松、骨坏死（股骨头等）、类固醇肌病 注意补充VitD、钙剂
消化	消化性溃疡、消化道出血、胰腺炎
眼	白内障、青光眼
神经	焦虑、抑郁；精神病
皮肤	表皮变薄、面部瘀斑、痤疮、"白纹"等
心血管	高血压；动脉粥样硬化
其他	水钠潴留等；下丘脑-垂体-肾上腺轴抑制

注：肥胖、类固醇糖尿病、骨质疏松、白内障、表皮变薄等，长期小剂量使用也可出现

■ 注意事项
- ✔ 没有明确诊断，尽量避免使用
- ✔ 每日晨起给药（模拟生理）
- ✔ 使用前评估患者出现副作用的风险
- ✔ 能短期用不长期用
- ✔ 需使用大剂量激素时不迟疑，病情好转时减至小剂量维持
- ✔ 使用3周以上不能直接停药（避免皮质功能不全，每周减量5%～10%）
- ✔ 用药期间监测疾病活动度、药物副作用

3. 改善病情抗风湿药物（disease modifying anti-rheumatic drugs、DMARDs）

	适应证	推荐剂量	副作用
甲氨蝶呤 MTX	RA、PM/DM（无ILD）；SpA、SLE；8～12周起效	10～15mg qw po	胃肠道反应、黏膜炎、肺损伤、肝毒性、骨髓抑制、致畸作用
来氟米特 LEF	RA、SpA、SLE等；服药1～2月起效	10～20mg qd po	腹泻、脱发、骨髓抑制、肝毒性、致畸；肝肠再循环→半衰期2w、洗脱4w，考来烯胺可加速代谢
羟氯喹 HCQ	SLE，轻度RA；服药12～24周起效	200mg bid po	胃肠道反应，视网膜毒性，皮疹，罕见心脏副作用（用药前查眼底，需监测）

	适应证	推荐剂量	副作用
柳氮磺胺吡啶 SASP	RA、SpA等；服药12周起效	0.5g bid po→1～1.5g bid po	发热、皮疹、肝功能异常；白细胞减少、精子减少、精神症状
雷公藤 TII	RA、SLE、血管炎；1～2周起效	10～20mg tid po	性腺抑制、肝肾损害、粒细胞缺乏、一过性红细胞减少、孕妇及哺乳期禁用
艾拉莫德（艾得辛）	RA	25mg bid po	肝损、白细胞减少、消化性溃疡、间质性肺炎、感染、致畸
托法替布（尚杰）	RA；JAK2抑制剂，属于合成DMARDs	5mg Bid Po 中度肝肾损伤者qd使用	感染、淋巴或粒细胞减少、肝肾损、胃肠道穿孔、恶性肿瘤及淋巴增殖性疾病

4. 免疫抑制剂

	适应证	剂量	副作用
环磷酰胺 CTX	SLE（狼肾、NPSLE）；血管炎；CTD-ILD；累积4～6g起效	口服：25～100mg/d；静脉：0.2g qod，0.4～0.6g qw，1g qm	骨髓抑制（用药1～2周最重）；出血性膀胱炎（冲击剂量风险更大）；性腺毒性、致畸；致癌风险
霉酚酸酯 MMF	狼疮肾炎，血管炎 3个月起效	0.5～1.0g bid po	消化道症状、骨髓抑制、机会性感染
环孢素 CsA	SLE、炎性肌病、RA、血管炎 2～3周起效	3～5mg/（kg·d），分2次口服 浓度：100～200ng/ml	肝肾毒性、神经损害、高血压、感染、肿瘤、胃肠道反应、多毛症、齿龈增生等
FK506	同CsA	0.15～0.3mg/（kg·d）浓度3～10ng/ml	基本同CsA
硫唑嘌呤 AZA	SLE、炎性肌病、血管炎、RA	25～50mg qd，逐渐加量至1.5～2.5mg/（kg·d），最大150mg/d	白细胞减少（TMPT活性降低时禁忌）、胃肠道反应、药物过敏

5. 生物制剂

	适应证	禁忌	用法	不良反应
TNFα抑制剂				
依那西普 Etanercept	RA、PsA、AS	活动性感染、过敏	25mg 每周2次/50mg 每周1次 皮下注射	注射部位反应;过敏;感染;自身抗体;恶性肿瘤
英夫利昔单抗\ Infliximab	RA、PsA、AS、CD		3~5mg/kg,第0、2、6周及之后每8周1次,静脉注射	输液反应;迟发性超敏反应;自身抗体;感染;肝损;恶性肿瘤;狼疮样综合征;心衰
阿达木单抗 Adalimumab	RA、AS		40mg,每2周1次,皮下注射	感染;过敏;恶性疾病;自身抗体;肝酶升高
IL-6抑制剂				
托珠单抗 Tocilizumab	RA	同上	4~8mg/kg,每4周1次,静脉注射	感染;胃肠穿孔;输液反应;过敏;自身抗体;恶性肿瘤;中性粒或血小板减少;肝损;血脂升高
抗CD20单抗				
利妥昔单抗 Rituximab	RA、SLE、MPA、GPA	同上	RA&SLE:1g d1\d15;MPA&WG:375 mg/m² qw×4	感染;输注相关反应;白细胞减少、贫血;心血管事件;IgG减低

■ 类风湿关节炎

1. 定义与流行病学

- 以侵蚀性关节炎为主要临床表现的自身免疫病
- 病理为滑膜炎、血管翳形成
- 我国发病率为0.42%，可发生于任何年龄，女：男＝4：1

2. 临床表现

关节	■ 病变关节红肿热痛、活动受限、晨僵>1小时 ■ 多关节炎（小关节60%，大关节30%，两者10%），早期可单关节 ■ 关节畸形：尺侧偏斜、天鹅颈征、纽扣花征 ■ 颈椎不稳（C1-C2）→颈髓压迫症状；气管插管前行颈椎相
皮肤	类风湿结节（病理为肉芽肿），见于关节伸面，可见于肺、心、巩膜；雷诺现象、坏疽性脓皮病、皮肤血管炎
肺脏	肺间质病变（UIP最常见），Caplan综合征（尘肺＋类风湿结节） 胸腔积液（低葡萄糖）、胸膜炎；肺动脉高压；气道受累
心脏	心包炎、心肌炎、心律失常、冠脉病变；心脏事件致死风险↑
肾脏	肾小球肾炎（系膜增生性肾小球肾炎多见）；肾病综合征（继发于AA型淀粉样变）；药物相关性肾脏损伤（NSAIDs）
眼科	巩膜炎/巩膜外层炎；溃疡性角膜炎；干眼症
血液	慢性病贫血；Felty综合征（1%）：粒细胞缺乏、RF＋、脾大，需鉴别大颗粒淋巴细胞白血病；非霍奇金淋巴瘤；淀粉样变
神经	多发性单神经炎/多神经炎；中枢血管炎；脑卒中；局部神经压迫
血管	中、小血管炎，累及皮肤（溃疡、紫癜等）、心包、眼及神经等脏器
全身	乏力、消瘦、发热

3. 实验室检查

■ 血液检查

- ✓ ESR、CRP↑；ANA 40%⊕；活动期球蛋白↑；贫血
- ✓ RF：抗IgG Fc段的IgM，60%～80%⊕，早期<40%，可见于其他风湿病、慢性感染和5%健康人
- ✓ Anti-CCP：80%⊕，敏感性>70%，特异性>90%，早期诊断指标

■ 影像检查

- ✓ X线：骨质疏松、骨质破坏、关节畸形、间隙缩小、关节强直
- ✓ MRI：发现早期滑膜增生、骨髓水肿和轻微关节面侵蚀
- ✓ 超声：发现早期关节积液、囊肿、滑膜炎症和骨侵蚀

4. 诊断标准

1987年ACR分类标准（7条满足4条以上，1～4条至少持续6周）

- 多关节炎：14个关节区累及超过3个（PIP、MCP、MTP、

腕、肘、膝、踝）

- 手关节炎：腕、MCP、PIP中至少累及一个关节区
- 对称性关节炎：累及两侧相同关节区，PIP、MCP及MTP不要求绝对对称
- 晨僵超过1小时；
- 类风湿结节；
- RF阳性；
- 手和腕X片典型改变

2010年ACR/EULAR分类标准（每一分类相加，总分≥6分可诊断）

关节炎数#	分	血清检查	分	急性期反应物	病程	分
1，中-大关节	0	RF及anti-CCP阴性	0	ESR及CRP正常	<6周	0
2~10，中-大关节	1	低滴度RF或anti-CCP	2	ESR或CRP升高	≥6周	1
1~3，小关节	2	高滴度RF或anti-CCP	3			
4~10，小关节	3					
>10，至少1个小关节	5					

- 关节炎定义为关节肿胀或压痛；不包括第1跖趾关节、第1腕掌关节和DIP
- 大关节包括：肘、肩、踝、膝、髋关节
- 小关节包括：第2~4跖趾关节、掌指关节、近端指间关节、腕关节
- 低滴度：<3倍正常上限

5. 疾病活动度评估
- DAS28：根据①28个靶关节（双侧PIP、MCP、腕、肘、肩、膝）中肿胀/压痛的数目；②关节疼痛评分（VAS 0~100）；③患者及医师对疾病的整体评价（VAS 0~100）；④急性炎症指标（ESR or CRP），通过公式计算得出
- CDAI/SDAI：肿胀关节数＋压痛关节数＋患者评价＋医师评价/＋CRP（SDAI）

6. 治疗原则：早期、规范治疗，定期检测与随访
- 治疗目标：达到疾病缓解或低疾病活动度，即达标治疗（Treat to Target，T2T），最终目的为控制病情、减少致残率，改善患者的生活质量

- 病情缓解：DAS28≤2.6；低疾病活动度：2.6＜DAS28≤3.2
- 注意生活方式调整，包括禁烟、控制体重、合理饮食和适当运动
- 治疗前：血常规、肝肾功；筛查HBV、HCV、TB（bDMARDs 和JAK2i）

7. 诊疗流程

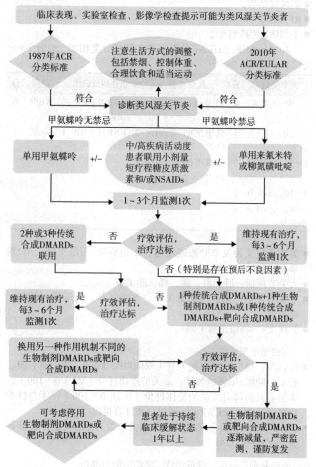

Ann Rheum Dis, 2010, 69; 976 & 987.
2018中国类风湿关节炎诊疗指南.

■ 脊柱关节炎

1. 概述
- 分为5种亚型：①强直性脊柱炎（AS）；②反应性关节炎（ReA）；③银屑病关节炎（PsA）；④肠病性关节炎（IBD-A）；⑤未分化脊柱关节病（uSpA）
- 分为中轴型（骶髂关节）和外周型（附着点炎、非对称下肢大关节滑膜炎）
- 病理：附着点炎→局部侵蚀→肉芽组织→局部钙化、新骨形成、韧带骨化

2. 流行病学和发病机制
- HLA-B27（＋）患病风险高
- 环境因素可能为发病的重要因素（如感染）
- 患病率在世界范围内为0.5%～2%

脊柱关节炎的流行病学和特点

AS	男：女 3：1，青春期或20～30岁发病（40岁后少见）	进行性颈、胸、腰椎活动受限"竹节样变"
ReA	男≫女，20～40岁发病，易感者在泌尿或肠道感染*后10～30天发病	"Reiter综合征"：关节炎＋尿道炎＋结膜炎；1年内自限
PsA	男≈女，45～54岁发病，20%～30%银屑病患者	13%～17%关节炎早于银屑病；与银屑病活动无关
IBD-A	男≈女，20%IBD患者，CD＞UC	Ⅰ型<5个关节，IBD相关Ⅱ型>5个/中轴，IBD无关

注：*泌尿感染：衣原体、解脲脲原体；肠道感染：志贺菌、沙门菌、耶尔森菌、空肠弯曲菌、难辨梭菌

3. 临床表现
- 炎性下腰痛：隐匿起病；夜间痛；40岁前发病；活动后减轻；休息无改善
- 脊柱强直：X线表现为竹节样变，由于棘韧带钙化伴桥状韧带骨赘形成
- 外周关节炎：非对称性寡关节受累，大关节为主（下肢>上肢），也可表现为对称性对关节炎，尤其是银屑病关节炎
- 附着点炎：肌腱/韧带附着于骨的部位出现炎症，如跟腱炎、足底筋膜炎
- 指/趾炎："腊肠指"，病变指/趾弥漫性肿胀（关节炎＋腱鞘炎）

- 葡萄膜炎：关节外最常受累，表现为单侧眼痛、视物模糊、流泪、畏光
- 皮肤表现
  - ✓ 银屑癣：界限清楚、高出皮面的丘疹，覆有银白色鳞屑
  - ✓ 旋涡状龟头炎：龟头与尿道口的无痛性浅表溃疡
  - ✓ 溢脓性皮肤角化症：足底、阴囊、手掌、躯干及头皮皮肤的过度角化
  - ✓ 结节红斑：胫前分布的红斑，可触及痛性结节，为脂膜炎；需鉴别特发性感染、结节病、药物、血管炎、IBD、淋巴瘤
  - ✓ 坏疽性脓皮病：嗜中性皮病→紫红色边界清的痛性溃疡；需鉴别特发性、IBD、RA、髓系白血病

4. 分类标准
- 中轴型SpA分类标准（2009 ASAS标准）：腰痛≥3个月，年龄<45岁
  影像学上骶髂关节炎* + ≥1个SpA特点**；或HLA-B27 + ≥2个其他SpA特点

■ 影像学上骶髂关节炎	■ SpA特点（11条）
✓ MRI上活动性（急性）炎症高度提示SpA相关骶髂关节炎	✓ 腰痛
	✓ 关节炎
✓ 按照修订纽约标准有肯定放射学骶髂关节炎	✓ 附着点炎
	✓ 葡萄膜炎
	✓ 指（趾）炎
	✓ 银屑病
	✓ SpA家族史
	✓ HLA-B27（+）
	✓ CRP升高
	✓ 克罗恩病/结肠炎
	✓ NSAIDs反应好

- 外周型SpA分类标准：关节炎，或附着点炎，或指（趾）炎，加上

≥1个以下脊柱关节炎特点		≥2个以下脊柱关节炎特点
■ 虹膜睫状体炎		■ 关节炎
■ 银屑病		■ 附着点炎
■ 克罗恩病/溃疡性结肠炎	或	■ 指（趾）炎
■ 前驱感染史		■ 炎性腰背痛
■ HLA-B27（+）		■ 脊柱关节炎阳性家族史
■ 影像学骶髂关节炎		

脊柱关节炎各亚型临床特点

特点	中轴为主	外周为主		
	AS	PsA	ReA	IBD-A
中轴受累	100%	20%～40%	40%～60%	5%～20%
骶髂关节	对称	非对称	非对称	对称
外周受累	少见（～50%）	常见	常见	常见
外周分布	下肢＞上肢	上肢＞下肢	下肢＞上肢	下肢＞上肢
HLA-B27	80%～90%	20%	50%～80%	5%～30%
附着点炎	常见	常见	常见	罕见
指/趾炎	少见	多见	多见	少见
眼	25%～40%葡萄膜炎	结膜炎、葡萄膜炎、巩膜外层炎	结膜炎、葡萄膜炎、角膜炎	葡萄膜炎
皮肤	无	银屑癣；甲凹陷、甲脱离	旋涡状龟头炎、溢脓性皮肤角化症	结节红斑、坏疽性脓皮病
影像	竹节样变	DIP笔套征	非对称性韧带骨赘	非破坏性外周受累
其他	心血管病↑；主动脉炎；主动脉瓣反流；传导系统异常	心血管病↑	尿道炎；主动脉瓣反流；传导系统异常	

5. 临床评估

■ 中轴关节查体：Schober试验（髂棘水平向上10cm、向下5cm的两处标记，从直立到弯腰时增加＜5cm阳性）；枕-墙距（直立时枕骨结节与墙的距离）；胸廓活动度（＜5cm异常）；4字试验（骶髂关节）

■ HLA-B27：正常人6%～8%阳性，在临床高度可疑、影像学阴性时有意义

■ 影像学：MRI在病程早期可发现炎症；X线可见到晚期改变

■ ReA行感染筛查：尿常规、尿道及生殖道拭子衣原体PCR、便培养、CDAB，阴性结果不能排除；菌痢感染后ReA可出现无菌性尿道炎

6. 治疗

■ 延误治疗可导致不可逆结构损伤及功能破坏

■ 早期功能锻炼非常重要

- NSAIDs：缓解疼痛，改善病情；2～4周评价疗效，至少尝试2种
- 关节腔内激素注射或SASP口服：仅在外周关节受累为主时选用
- 生物DMARDs：中轴受累或外周受累为主但对激素或SASP治疗欠佳时采用；首选TNFα抑制剂；12周评价疗效，如控制不满意，换用另一种TNFα抑制剂或IL-17抑制剂，直至控制满意
- 其他：ReA中如有活动性感染需使用抗生素，复发可延长疗程；眼部受累时请眼科医师协助，必要时使用激素滴眼或眼内注射；治疗IBD

Ann Rheum Dis, 2017, 0: 1-14.

■ 痛风

1. 定义和流行病学
- 尿酸结晶在关节腔及软组织内沉积导致的反复发作性关节炎症
- 男：女 9:1, 40~50岁高发；绝经前女性少见（雌激素促进尿酸排泄）
- 发病率0.3%, 20%有阳性家族史

2. 高尿酸血症的常见病因

	尿酸生成增加（90%）	尿酸排泄减少（10%）
原发性	特发性 遗传性酶缺乏（HGPRT、PRPP） 遗传变异	特发性
继发性	■ 摄入过度：肉类、海鲜、酒精 ■ 代谢增加：淋巴增殖性疾病、溶血性贫血、银屑病、无效造血、化疗、过度运动、肥胖、外伤	■ CRF、饥饿、脱水、甲减、甲旁亢 ■ 药物：利尿剂、吡嗪酰胺、乙胺丁醇、环孢素、水杨酸类 ■ 酮症或乳酸酸中毒

- 痛风≠高尿酸；尿酸剧变→痛风
- 只有10%~25%高尿酸血症出现痛风；至少10%痛风患者尿酸正常

3. 诊断标准

2015年EULAR/ACR诊断标准

步骤	内容
第一步：以下标准仅适用于满足准入标准者	外周关节和滑囊至少一次表现为肿胀、疼痛或压痛的发作
第二步：充分标准（若满足，可直接诊断痛风而无须应用下述标准）	关节、滑囊或痛风石找到**尿酸盐结晶**（偏振光显微镜下双折光晶体）
第三步：标准（如不满足充分标准）	（≥8分可诊断痛风）
发作时累及关节/滑囊	
踝关节或足中段关节受累，无MTP-1受累的单关节炎或寡关节炎	1
MTP-1受累的单关节炎或寡关节炎	2

步骤		内容	
发作特征：关节表面发红；关节触痛或压痛；难以行走或关节活动受限			
发作时间特点：（≥2条称为1次典型发作）达到最痛的时间<24h；症状在≤14d内缓解；发间间隙完全缓解（回到基线水平）			
1个特征	1	一次典型发作	1
2个特征	2	反复典型发作	2
3个特征	3		
痛风石证据：菲薄皮肤表面附有血管，破溃后可向外排出白粉笔样的尿酸盐结晶，主要位于：关节、耳朵、鹰嘴滑囊、指垫、肌腱			4
血尿酸（mg/dl）：在发作后>4周、降尿酸治疗前检测，可重复，计最高值			
尿酸	<4	4~6 6~8 8~10	≥10
分值	-4	0 2 3	4
滑液分析：发作关节或者滑囊（应有有经验的医师进行）			
未检查	0	尿酸钠晶体阴性	-2
尿酸盐沉积的影像学证据：超声示双轨征或双能CT示尿酸盐沉积			4
痛风侵蚀的影像学证据：普通X线示手/足至少一个关节侵蚀			4

- 急性关节炎是典型表现，也可出现发热、乏力等全身症状
- 可累及肾脏，40%出现肾结石，可出现尿酸性肾病、急性梗阻性肾病

4. 急性期治疗

药物	用法	注意
NSAIDs	足量2~5天→2周逐渐减停（症状消失至少2天）	警惕药物副作用；不同NSAIDs药效相同；降尿酸治疗后建议继续服用以预防复发
秋水仙碱	发作24小时内用药；小剂量服用，0.5mg tid，禁用于肝功能不全、胆道梗阻、腹泻难以耐受者	易出现胃肠道不适；肾功能不全需减量；可出现骨髓抑制、肌病或神经病变；0.5mg bid长期使用预防复发、需联合降尿酸药物
糖皮质激素	关节腔注射；泼尼松30 mg qd×3d→2周内减停	除外感染！疗效与安全性与NSAIDs类似

5. 慢性期治疗

- 生活方式改变（低嘌呤饮食、避免饮酒），避免使用升高尿酸药物（噻嗪类利尿药、袢利尿剂）；控制危险因素（高血压、肥胖）
- 预防治疗：持续≥6个月；秋水仙碱（急性发作风险↓50%）或NSAIDs
- 降尿酸治疗时机：发作>2次/年，有痛风石、骨质破坏、尿酸性肾病；需在急性发作后2~4周开始，同时使用预防药物
- 目标UA<6mg/dl，严重痛风或痛风石形成者目标UA<5mg/dl

药物	机制	用法
别嘌醇	黄嘌呤氧化酶抑制剂	一线用药；小剂量起始，2~5周调量，至UA达标；一般100mg→300mg qd；副作用包括皮疹、DRESS、腹泻、骨髓抑制、肝损，无肾毒性；肾功能不全时需减量
非布司他	非嘌呤类黄嘌呤氧化酶抑制剂	用于别嘌醇不耐受者；副作用：肝损、皮疹、关节痛等；40mg qd，最大120mg/d；（eGFR>30无需调量）
苯溴马隆	排尿酸药	较少用，有肾结石风险；50~100mg qd

Ann Rheu Dis, 2015, 74: 1789-1798.
2016年中国痛风诊疗指南.

■ CPPD（焦磷酸钙）沉积症

- CPPD结晶沉积于肌腱、韧带、关节（假性痛风）、软骨（软骨钙沉积症）
- 好发于老人，多为特发性；但应考虑有无存在基础疾病，尤其是青年患者
  - ✓代谢性：3H（血色病、甲减、甲旁亢）；糖尿病、低镁血症、碱性磷酸酶缺乏症、家族性低尿钙性高钙血症、痛风、Gitelman综合征，X连锁低磷血症性佝偻病
  - ✓关节创伤（包括手术）
  - ✓家族性软骨钙沉积症（常显）
- 软骨细胞受刺激或遗传缺陷水解ATP增多→焦磷酸盐↑→CPPD结晶→激活Cryopyrin炎性小体→IL-1β→炎症（同痛风）
- 临床表现：假性痛风、假性RA、早发OA
- 诊断检查
  - ✓关节腔穿刺、偏光显微镜→菱形正性双折光晶体（轴线平行方向呈蓝色）vs 尿酸盐结晶 针状负性双折光晶体（轴线平行方向呈黄色）
  - ✓筛查代谢病：钙、镁、TSH、铁、糖、尿酸
  - ✓X线：软骨钙沉积症表现为关节软骨、半月板、腕软骨、指关节、耻骨联合内的点状和线状高密度影
- 治疗：急性期治疗同痛风，但秋水仙碱效果差
  慢性期治疗为控制诱因，小剂量秋水仙碱可用于预防

■ 系统性红斑狼疮

1. 定义与流行病学
- 多系统受累的自身免疫性疾病
- 发病率20~150/10w；女性＞男性：儿童3：1，成年7~15：1，老年8：1
- 发病年龄：高峰为20~40岁，16~65岁 65%，＜16岁 20%，＞65岁 15%

2. 临床表现

	SLICC分类诊断标准	其他
全身症状 （84%）		发热、乏力、食欲减低、消瘦
皮肤黏膜/口/眼 （81%）	1. 急性或亚急性皮疹 2. 慢性皮疹 3. 口腔或鼻腔溃疡 4. 非瘢痕性脱发	急性皮疹（蝶形红斑、大疱性狼疮、TEN、光过敏）；亚急性皮疹（环形红斑、丘疹鳞屑性、多形红斑样）；慢性皮疹（盘状红斑、疣状狼疮、狼疮脂膜炎、冻疮样狼疮、扁平苔藓）；血管炎；雷诺现象；甲褶微循环改变；干燥综合征；结膜炎；巩膜外层炎
骨骼肌肉 （85%~95%）	5. 关节炎：滑膜炎、关节痛、晨僵≥2个关节	关节痛、肌痛 缺血性骨坏死
心肺 （33%）	6. 浆膜炎：胸膜炎（37%）或胸腔积液，心包炎（29%）或心包积液	肺炎、肺间质病变、肺萎缩、肺动脉高压、肺泡出血；心肌炎、冠心病；Libman-Sacks心内膜炎
肾脏 （77%）	7. 蛋白尿（＞0.5g/24h）或红细胞管型	肾病综合征、狼疮肾炎（**见肾脏疾病：肾小球疾病**）
神经 （54%）	8. 无其他病因的癫痫或精神症状	癫痫、精神障碍、多发性单神经病、脊髓炎、脑神经或周围神经病、急性意识模糊状态
消化 （~30%）		浆膜炎（腹膜炎、腹水）、血管炎（出血、梗阻、穿孔）、肝炎、胰腺炎

	SLICC分类诊断标准	其他
血液	9. 溶血性贫血 10. 白细胞减少 （<4×10⁹/L） 或淋巴细胞减少 （<1×10⁹/L） 11. 血小板减少 （<100×10⁹/L）	还可能出现：慢性病贫血、抗磷脂综合征、脾大、淋巴结肿大
免疫	12. ANA⊕ 13. 抗dsDNA⊕ 14. 抗Sm⊕ 15. 抗磷脂抗体谱⊕ 16. 补体↓ 17. Coombs试验⊕且无溶血性贫血证据	↑ESR/CRP；抗SSA/SSB抗体⊕；抗RNP抗体⊕；RF⊕

✓2012 SLICC SLE分类诊断标准：①满足4条以上，包括至少1条临床标准和1条实验室标准；②肾穿病理诊断狼疮肾炎同时ANA或抗dsDNA⊕

✓此标准不是诊断标准，是分类诊断标准

SLEDAI-2000：适用于10d内的症状和检查、评估疾病活动度
总分：≤6分轻度活动；7～12分中度活动；>12分为重度活动

8分	癫痫发作、精神症状、器质性脑病、视觉障碍、颅神经病、狼疮头痛、脑血管意外、血管炎
4分	关节炎、肌炎、管型尿、血尿、蛋白尿、脓尿
2分	脱发、皮疹、溃疡、胸膜炎、心包炎、补体↓、抗dsDNA↑
1分	发热、血小板减少、白细胞减少

3. SLE的自身抗体

	阳性率	临床表现
ANA	95%～99%	发病前数年即可出现
抗ds-DNA	70%	**特异性抗体**；疾病活动、狼疮肾炎、血管炎、AIHA
抗SSA	30%～40%	新生儿狼疮、皮肤病变、平滑肌受累、继发干燥
抗SSB	10%～15%	新生儿狼疮、胎儿房室传导阻滞
抗Sm	30%	**标记性抗体**
抗rRNP	10%～40%	神经精神狼疮
抗U1-RNP	40%	雷诺现象；肺动脉高压；狼疮肾炎比例低

4. 实验室检查

■ 血常规、血涂片、肝肾功、电解质、心肌酶谱、尿常规＋沉

渣、24h尿蛋白

- ESR、hsCRP、补体、免疫球蛋白、ANA、抗dsDNA、抗ENA、抗磷脂抗体谱、Coombs'试验
- 胸腹盆CT、超声心动图、肺功能、眼底、头增强MRI＋腰穿（疑诊NPSLE）
- 冲击治疗前：便常规＋潜血、血糖、血脂、排除活动性感染

5. 治疗策略

非药物治疗：避免紫外线照射、合理饮食、运动、预防接种、戒烟等	
轻度活动	HCQ、小剂量糖皮质激素
中度活动	中/大剂量糖皮质激素［泼尼松0.5～1.0mg/（kg·d）］、免疫抑制剂（CTX、MMF、CsA、FK506、AZA）
重度活动	糖皮质激素冲击治疗、CTX、MMF、CsA、FK506、AZA

- 关节、肌肉：NSAIDs、MTX
- 皮肤病变：HCQ
- 肾脏：CTX、MMF、CsA、FK506、AZA
- 血管炎、NPSLE：CTX
- 血小板减少、自免溶贫：CsA、FK506、CD20单抗

6. 预后
- 5年生存率＞90%，10年生存率＞80%
- 主要死因：感染、肾衰、狼疮脑病、心血管事件、血栓栓塞事件

7. 神经精神狼疮（NP-SLE）
- 临床表现多样，诊断困难；疑诊NPSLE时应行腰穿、头增强MRI
- 腰穿可表现为：压力↑、WBC↑、PRO↑、寡克隆条带⊕
- 治疗选择激素冲击＋免疫抑制剂；DEX＋MTX鞘注（各10mg qw×3～6次）

8. 糖皮质激素冲击治疗
- 适应证：SLE重要脏器受累病情危重或大剂量激素效果不佳病情仍活动者
  ✓ 狼疮急症：NPSLE、DAH、RPGN、TMA、心脏、重度PLT↓、重度溶贫
- 相对禁忌：活动感染、活动GIB、严重心衰、青光眼、未经控制的糖尿病
- 并发症：感染、GIB、高血压、高血糖、电解质紊乱、水钠潴留、精神症状

Ann Rheum Dis, 2008, 67（2）：195.
Arthritis Rheum, 2012, 64（8）：2677.

■ 系统性硬化症

1. 定义和流行病学

- **硬皮病scleroderma**：皮肤呈厚、硬、萎缩等改变
- **局灶性硬皮病localized scleroderma**：硬斑病、线状硬皮病
- **系统性硬化症systemic sclerosis，SSc**：硬皮病＋脏器受累
  局限型SSc（limitied）：CREST综合征为其中一特殊亚型
  弥漫型SSc（diffuse）：快速进展，累及皮肤及一个或多个内脏器官
  无硬皮的SSc：内脏受累而无皮肤受累，罕见
- 女：男＝8：1，好发于30～50岁，发病率为1～2/100000
- **发病机制**：内皮细胞免疫性损伤和氧自由基的产生→持续性氧化应激→血管周围炎症→成纤维细胞活化、纤维化。细胞因子、生长因子、遗传因素、环境因素和自身抗体（抗PDGF受体、抗内皮细胞、抗成纤维细胞）均参与

2. 临床表现

系统性硬化症（局限型&弥漫型）	
皮肤	■ 局限型：肘、膝关节远端，包括头面部 ■ 弥漫型：肘、膝关节近端，包括躯干部，皮肤病变进展较快 ■ 经历3期：肿胀期→硬化期→萎缩期；病变呈对称性 ■ 腊肠指、面具脸、口周皱纹消失、鼻毛细血管扩张、色素沉着和脱失、甲周红斑、指端凹陷性瘢痕
血管	■ 雷诺现象（80%）、指端缺血或内脏缺血
肾脏	■ 硬皮病肾危象（SRC）：严重高血压＋肾损伤＋微血管病性溶贫，尿常规（-），病理可见微血管"洋葱皮样"表现；5%～10%患者可出现，66%发生在第1年；泼尼松＞15mg/d时风险增加；25%病死率
消化道 （＞80%）	■ 食管：反流性食管炎、吞咽困难、误吸 ■ 胃：早饱、胃潴留 ■ 小肠：腹泻、吸收不良
关节肌肉	■ 多关节痛/关节炎、肌炎、关节僵硬、肌腱摩擦音
心	■ 心肌纤维化、心包炎、传导异常
肺	■ 肺间质病变（发病4年内）、肺动脉高压（发病多年后）
其他	■ 神经系统：三叉神经痛、腕管综合征、周围神经病等（多见于局限型SSc） ■ 甲状腺：慢性淋巴细胞性甲状腺炎

3. 实验室检查
- 自身抗体
  - ✓ ANA⊕ 90%～95%
  - ✓ 抗RNP⊕10%，与肺高压相关
  - ✓ 抗Scl-70（拓扑异构酶Ⅰ）⊕：弥漫型 40%，局限型15%；与ILD相关
  - ✓ 抗着丝点抗体⊕：局限型60%～80%，弥漫型＜5%；与指端缺血和PAH相关
  - ✓ 抗RNA聚合酶Ⅲ⊕：弥漫型；与肾危象和肿瘤相关
- 基线评估
  - ✓ 监测BP
  - ✓ BUN、Cr、尿常规
  - ✓ 肺功能（通气＋容量＋弥散）
  - ✓ 胸部HRCT（肺间质病变）
  - ✓ UCG（肺高压）
  - ✓ RHC（如有肺高压可能）
  - ✓ 其他：BNP、Holter、24小时食管pH监测、消化道造影
- 每年评估肺功能、超声心动图

4. 诊断标准（2013年ACR/EULAR标准，总分≥9分可诊断）

双手指皮肤增厚并渐近至掌指关节		9
手指皮肤增厚 （仅计最高评分）	手指肿胀	2
	指端硬化（不及MCP但渐近PIP）	4
指端损害 （仅计最高评分）	指尖溃疡	2
	指尖凹陷性瘢痕	3
毛细血管扩张		2
甲襞毛细血管异常		2
肺动脉高压和/或间质性肺病 （最高2分）	肺动脉高压	2
	间质性肺病	2
雷诺现象		3
SSc相关抗体 （最高3分）	抗着丝点抗体 抗Scl-70抗体 抗RNA聚合酶Ⅲ抗体	3

- 需除外导致皮肤增厚的其他原因：糖尿病、甲减、肾源性系统性纤维化、嗜酸性筋膜炎、淀粉样变、移植物抗宿主病、药物或毒物；皮肤活检可鉴别

5. 治疗
- 慎用糖皮质激素，可诱发肾危象

- 肺脏：ILD→CTX/MMF、HSCT；PAH：靶向治疗（见呼吸疾病：**肺动脉高压**）

- 肾危象：ACEI（卡托普利可达400mg/d），72小时内将血压降至基线

- 消化道：GERD→PPI；动力不足→促动力；假性肠梗阻→对症支持治疗
- 心脏：NSAIDs或激素治疗心包炎
- 关节炎：NSAIDs、HCQ、MTX
- 肌炎：MTX、AZA、激素

- 皮肤硬化：MTX可在弥漫型系统性硬化症早期使用；硬斑病→局部紫外线治疗、外用激素或他克莫司；瘙痒→润肤剂、外用糖皮质激素

- 雷诺现象：保暖；硝苯地平、PDE-5抑制剂、静脉前列环素
- 指端溃疡：静脉前列环素、PDE-5抑制剂，波生坦可预防新发

Ann Rheum Dis, 2013, 72: 1747.
Ann Rheum Dis, 2017, 0: 1.

■ 干燥综合征

1. 定义和流行病学

- 淋巴/浆细胞浸润引起的慢性外分泌腺功能障碍
- 分为原发和继发（继发于RA、SLE、SSc、MCTD、PM、甲减、HIV等）
- 总发病率为0.5%～2%，女性：男性＝9：1，好发于40～60岁

2. 临床表现

- 口干、眼干、腮腺肿大、猖獗齿
- 皮肤：高球蛋白血症、皮肤血管炎（可触性紫癜）、雷诺现象
- 肺脏：肺间质病变（NSIP常见）、肺动脉高压
- 肾脏：间质性肾炎、I型肾小管酸中毒、肾性尿崩
- 神经：颅神经、周围神经病变、视神经脊髓炎样表现
- 消化：胰腺炎、吸收不良、萎缩性胃炎、转氨酶升高、胆汁淤积
- 其他：心包炎、鼻干、阴道干涩、关节痛、关节炎等

3. 实验室检查

- ESR↑、Ig↑
- ANA⊕（95%）
- RF⊕（原发52%，继发98%）
- 抗SSA⊕（56%），抗SSB⊕（30%）
- 眼科：BUT（＜10s）、Schirmer试验、角膜荧光染色⊕
- 口腔：唾液流率、腮腺造影、灶性淋巴浸润（50个淋巴细胞/4mm^2）

4. 诊断标准（2016 ACR/EULAR分类标准 ≥4分可诊断）

唇腺、唾液腺灶性淋巴细胞性涎腺炎，灶性指数≥1个/4mm^2	3
抗SSA抗体⊕	3
至少一只眼睛OSS≥5（或VB得分≥4）（角膜荧光染色阳性）	1
至少一只眼睛Schirmer试验≤5mm/5min	1
非刺激性全唾液流率（UWS）≤0.1ml/min	1

准入标准：①眼干或口干症状（≥1项）：白天持续的、令人烦恼的眼干症状≥3个月；眼睛反复出现沙砾感；人工泪液使用次数＞3次/天；口干≥3个月；吞咽干性食物需要频繁饮水辅助；②ESSDAI至少1项为阳性

排除标准：已诊断头颈部放疗、HCV、HIV、结节病、移植物抗宿主病、淀粉样变、IgG4相关疾病

5. 治疗原则

- 去除加重干燥不适感的诱因（药物、环境等）
- 缓解口眼干症状的局部用药（人工泪液）&刺激腺体分泌药物（环戊硫酮）
- 免疫抑制治疗指征：高免疫球蛋白血症、脏器受累
- 常用药物：NSAIDs、糖皮质激素、DMARDs
- 继发淋巴瘤的风险为正常人的20～44倍

Ann Rheum Dis, 2017, 76: 9-16.
Rheumatology, 2017, 56: 24-48.

■ 炎性肌病

1. **定义和流行病学**
- 炎症性肌肉病变致肌无力、伴肌肉外表现，包括以下四种
  - ✓ 多发性肌炎（PM）：40～50岁发病，女＞男
  - ✓ 皮肌炎（DM）：伴有特殊皮疹，儿童期也可发病
  - ✓ 免疫介导坏死性肌炎（IMNM）：成年发病，病毒感染或他汀使用后
  - ✓ 包涵体肌炎（IBM）：50岁以上发病，男＞女，常被误诊为PM

2. **临床表现**
- 全身：乏力、消瘦、发热等
- 关节：对称性小关节炎，罕见关节破坏
- 肌肉：对称性近端肌无力、压痛
- 皮肤：向阳疹、眶周水肿、V字征、披肩征、Gottron征、技工手等
  - ✓ 无肌病皮肌炎（ADM）：有典型皮疹，缺乏肌肉症状/肌酶正常，约20%
- 脏器：
  - ✓ 肺：呼吸肌受累、ILD、吸入性肺炎、肺血管炎
  - ✓ 胃肠：吞咽困难、GERD、腹胀、便秘
  - ✓ 心脏：心律失常、心衰、心包炎、PAH等
  - ✓ 抗合成酶综合征（ASS）：IIM、ILD、关节炎、雷诺、发热、技工手、抗合成酶抗体阳性

3. **实验室检查**
- CK↑，多为正常值5～50倍；CK水平与疾病活动度不完全平行；AST、LDH↑
- **肌炎特异性抗体（MSA）**
  - ✓ 抗合成酶抗体，包括抗Jo-1、PL-7、PL-12、EJ、OJ抗体等
  - ✓ 抗Mi-2→典型皮疹
  - ✓ 抗TIFγ→肿瘤相关
  - ✓ 抗NXP2→皮下钙化、肿瘤相关
  - ✓ 抗MDA5→ADM＋快速进展ILD，严重皮疹
  - ✓ 抗SAE→典型皮疹
  - ✓ 抗SRP：IMNM、心脏受累，预后不良
  - ✓ 抗HMGCR→IMNM
- 肌电图：自发电位↑、肌肉收缩时波幅↓、出现多相波
- 肌活检：均有肌纤维坏死、变性和再生
  - ✓ PM：肌内膜炎症（CD8＋T）包绕未坏死的肌纤维，MHC I↑

✓ DM：血管、肌束膜周围炎症（CD$_4$＋T和B）

✓ IMNM：肌纤维坏死，炎性细胞、肌束膜浸润不明显

✓ IBM：与PM相同，有镶边空泡和嗜酸性包涵体

■ MRI：肌组织内弥漫或片状信号增强（水肿）

4. 诊断标准：（1975年Bohan/Peter分类诊断标准）

■ ①对称性、进行性近端肌无力；②肌活检示肌肉坏死、再生、炎症等改变；③血清肌酶升高；④肌电图可见肌源性损害；⑤典型皮疹

■ PM：符合4条确诊，3条可能，2条可疑；DM＝PM＋5

✓ 排除其他原因所致肌病：药物性（激素、可卡因、秋水仙碱），内分泌（甲亢、甲减、低钾、低钙），感染（HIV、EBV、CMV），神经肌肉病，肌营养不良病，糖原贮积病，线粒体肌病，淀粉样变等

5. 治疗：筛查潜在恶性肿瘤！

■ 大剂量激素［1mg/（kg·d）］＋MTX or CTX/CsA/FK506（有ILD时）or AZA（有肝损时）

■ 呼吸肌、吞咽肌、心肌受累等重症患者可采用激素冲击、早期使用IVIG

■ 初始治疗无效选用IVIG、血浆置换、CD20单抗等

Neuromuscular Disorders, 2004, 14: 337-345.
2010年中国多发性肌炎和皮肌炎诊断及治疗指南.

■ 血管炎

1. 定义：一组以血管壁炎症（炎症细胞浸润和/或血管壁坏死）引起的系统性、异质性疾病

2. 分类：2012 年 Chapel Hill 分类

大血管炎（LVV）	巨细胞动脉炎、大动脉炎
中血管炎（MVV）	结节性多动脉炎、川崎病
小血管炎（SVV）	ANCA相关血管炎（MPA、GPA、EGPA）、免疫复合物性血管炎（抗GBM病、HSP、冷球蛋白血管炎、抗C1q血管炎）
变异性血管炎（VVV）	白塞综合征、Cogan综合征
单一器官血管炎	皮肤白细胞碎裂性血管炎、原发中枢血管炎
系统性疾病相关血管炎	SLE、RA、结节病等
已知病因血管炎	感染（HBV、HCV、梅毒）、药物、肿瘤等

3. 血管炎诊断思路

■ 第一步：临床怀疑血管炎（SKLEN）

✓ 多器官、多系统累及

✓ 不明原因发热，无法解释的全身非特异炎性症状

✓ 反常的缺血事件（青年人血栓、多部位和/或少见部位缺血的症状、体征）

✓ 迅速进展的脏器功能衰竭，如肺-肾综合征

✓ 皮肤病变（S）：**可触性紫癜**、持续>24小时的荨麻疹、皮下结节、溃疡、网状青斑、坏疽、指端梗死和裂片状出血

✓ 肾脏病变（K）：肾小球源性镜下血尿、蛋白尿、RPGN等

✓ 肺脏病变（L）：肺内浸润、肺泡出血、呼吸衰竭

✓ 五官病变（E）：鼻窦炎、肉芽肿形成

✓ 突发神经系统病变（N）：脑脊髓炎、视网膜炎、癫痫、卒中、**多发单神经病**

■ 第二步：**明确受累血管的范围**

血管类型	血管分布	临床症状、体征
大血管	■ 颈动脉颅外分支	颞部头痛（颞动脉）、单侧失明（眼动脉）、间歇下颌活动障碍（咀嚼肌供血动脉）
	■ 主动脉及一级分支	肢体活动障碍、无脉征、双侧血压不等、大血管杂音、胸主动脉瘤
中血管	■ 皮肤小动脉	皮肤坏死及溃疡；甲襞栓塞、皮下结节、网状青斑

血管类型血管分布		临床症状、体征
	■ 神经滋养血管	多发单神经病变；多神经病
	■ 颅内动脉、静脉	TIA、卒中、CNS弥漫性、局灶性病变、颅内静脉窦血栓
	■ 肠系膜动脉	腹痛、胃肠道穿孔、出血、肠缺血
	■ 腹腔干分支	肝、脾、胰腺梗死
	■ 肾动脉	肾功能不全、高血压、肾梗死
	■ 冠状动脉	ACS、冠状动脉瘤、缺血性心肌病、心衰
	■ 肺小动脉	肺空洞、咯血、肺动脉瘤
	■ 眼耳鼻喉小动脉	视网膜血管炎、缺血性视神经病变、鼻出血、鼻窦炎、感音神经性耳聋、喘鸣、声嘶
小血管	■ 皮肤毛细血管	可触性紫癜、荨麻疹、网状青斑
	■ 肾小球毛细血管	血尿、红细胞管型、蛋白尿、肾功能不全
	■ 肺脏毛细血管	肺泡出血、咯血、肺部阴影、肺间质病变
	■ 其他小血管	心包炎、脑膜炎、关节炎/痛、附睾炎

- **第三步：除外类似血管炎的疾病和继发血管炎**：感染性心内膜炎、动脉栓塞、凝血障碍（易栓症）、结缔组织病继发血管炎等
- **第四步：确定诊断**
  - ✓ 特征性临床表现
  - ✓ 特征性实验室检查：ANCA、嗜酸细胞、IgE、冷球蛋白、抗GBM抗体
  - ✓ 影像学：血管超声、CT/MRI动脉/静脉成像、血管造影、PET-CT
  - ✓ 组织病理证据：组织活检
- **第五步：评估系统受累范围和严重程度**
  - ✓ 尿常规＋沉渣、血肌酐
  - ✓ 胸部影像
  - ✓ 腰穿
  - ✓ 肌电图、肌酶

Arthritis Rheum, 2013, 65: 1-11.

大动脉炎（Takayasu arteritis, TAK）

- 好发于育龄期亚裔女性，<50岁，女：男＝9：1
- 累及主动脉及其一级分支的肉芽肿性血管炎；锁骨下&头臂干>颈>肾>肺

- **临床表现**
  - ✓ 分为4型：头臂动脉型、胸腹主动脉型、广泛型、肺动脉型
  - ✓ 全身炎症：发热、疲劳、关节痛、消瘦
  - ✓ 血管炎症：血管疼痛、压痛，脉搏减弱，脉搏不对称，血管杂音，间歇性跛行，肾血管性高血压（＞50%）、晕厥、主动脉瘤和主动脉瓣关闭不全
  - ✓ 炎症消退→纤维化期（血管狭窄）
- **实验室检查**
  - ✓ ESR↑、CRP↑
  - ✓ 血管造影：血管闭塞、狭窄、形态不规则及动脉瘤形成
  - ✓ BUS、TCD、CTA、MRA、PET/CT（早期）等评估血管受累范围
  - ✓ 病理：局灶性全层动脉炎，炎症细胞浸润，可见肉芽肿和巨细胞
- **诊断标准**（1990年ACR分类标准≥3/6，敏感性90.5%，特异性97.2%）
  - ✓ 发病年龄＜40
  - ✓ 肢体间歇性跛行
  - ✓ 一侧或双侧上肢动脉搏动减弱
  - ✓ 双上肢收缩压相差10mmHg以上
  - ✓ 锁骨下动脉、腹主动脉有血管杂音
  - ✓ 血管造影显示主动脉及其一级分支、四肢近端动脉狭窄或闭塞（除外动脉栓塞、肌纤维营养不良等原因）
- **治疗**：激素、MTX、AZA、CTX、TNFαi、IL-6i、ASA、外科或介入下血管再通
- **监测**：ESR/CRP、BUS、CT、MRA或PET/CT

Arthritis Rheum, 1990, 33: 1129.
Ann Rheum Dis, 2009, 68: 318-323.

巨细胞动脉炎（Giant cell arteritis，GCA）
- 主要累及主动脉弓发出的动脉分支，特别是颞动脉
- 老年发病，90%＞60岁，高峰70～80岁，＜50岁少见；女：男＝3：1
- **临床表现**
  - ✓ 全身症状：低热、乏力、消瘦、风湿性多肌痛症状
  - ✓ 颞动脉→头痛、头皮触痛，颞动脉突出、搏动消失
  - ✓ 眼动脉（20%）→视神经炎、复视、一过性黑矇、失明
  - ✓ 面动脉→间歇性下颌运动障碍
  - ✓ 大血管炎→肢体间歇性跛行、胸主动脉瘤

- **实验室检查**
  - ✓ ESR↑、CRP↑、Hb↓
    - » ESR＞100mm/h鉴别肿瘤（尤其MM）、血管炎、ESRD、心内膜炎、TB等
  - ✓ 颞动脉超声：70%⊕；MRI、PET/CT可评估病变血管范围
  - ✓ 颞动脉病理：血管炎呈节段性分布，血管病理见肉芽肿、巨细胞等
- **诊断标准**（1990年ACR分类标准：≥3/5，敏感性93.5%，特异性91.2%）
  年龄≥50岁；新出现头痛；颞动脉触痛或搏动减弱；ESR＞50mm/h；颞动脉活检发现肉芽肿/血管炎
- **治疗**
  - ✓ NSAIDs可缓解症状
  - ✓ 激素：泼尼松40～60mg qd，如有失明风险可激素冲击
  - ✓ 随诊监测ESR/CRP，2年约1/3复发
- **风湿性多肌痛**（Polymyalgia rheumatica，PMR）
  - ✓ 50%GCA伴有PMR，15%PMR进展为GCA
  - ✓ 诊断标准（2012年EULAR/ACR标准）
    基本条件：①＞50岁；②双肩胛部疼痛；③CRP和/或ESR升高；同时满足以上3项的前提下对患者进行评分

评分项目	分值 （不含超声）	分值 （含超声）
晨僵＞45min	2	2
髋部疼痛或受限	1	1
RF或抗CCP抗体阴性	2	2
不伴有其他关节受累	1	1
超声检查标准：		
1. 至少一侧肩部存在三角肌下滑囊炎和/或肱二头肌腱鞘炎和/或盂肱关节滑膜炎（后侧或腋窝处），同时至少一侧髋部存在滑膜炎和/或转子滑囊炎	—	1
2. 双肩均存在三角肌下滑囊炎、肱二头肌腱鞘炎或盂肱关节滑膜炎	—	1
分值范围	0～6	0～8

注：不包括超声检查结果时，评分≥4分诊断，敏感性和特异性为68%和78%；如包括超声检查结果时，评分≥5分诊断，敏感性和特异性为66%和81%

  - ✓ 治疗：起始泼尼松12.5～25mg qd；反应不佳、复发、不良

反应者可加MTX

Arthritis&Rheum, 1990, 33: 1122.
Arthritis&Rheum, 2012, 4（64）: 943-954.

结节性多动脉炎（polyarteritis nodosa，PAN）

- 坏死非肉芽肿性血管炎症，影响中-小肌性动脉
- 男＞女，好发于50岁左右，与HBV感染相关（～10%）
- **临床表现**
  - ✓ 全身症状（80%）：乏力、消瘦、**发热**
  - ✓ 神经（79%）：**多发单神经病**、外周神经病、卒中
  - ✓ 肌骨（64%）：**肌痛**、关节痛、关节炎
  - ✓ 肾脏（51%）：**高血压**、血尿、蛋白尿、肾衰、肾梗死，**肾小球肾炎少见**
  - ✓ 消化（38%）：**腹痛**、消化道出血/梗死、胆囊炎、肠梗阻
  - ✓ 皮肤（50%）：**网状青斑**、紫癜、痛性结节、雷诺现象
  - ✓ 眼睛（9%）：视网膜血管炎、视网膜渗出、结膜炎、葡萄膜炎
  - ✓ 心脏（22%）：冠状动脉炎、心肌病变、心包炎
  - ✓ 其他（25%）：卵巢、睾丸区域疼痛
  - ✓ **如有肺受累，考虑其他血管炎**
- **实验室检查**
  - ✓ WBC↑、CRP↑、ESR↑、HbsAg⊕30%，ANCA⊖
  - ✓ 影像检查：血管造影、CTA、MRA可见肝、肾、肠系膜血管动脉瘤、狭窄、闭塞等
  - ✓ 肌电图：神经源性损伤
  - ✓ 组织活检：病变部位（如腓肠神经、皮肤、肌肉等）见局灶性纤维素样坏死性病变，累及血管全层；神经病变为轴索变性和纤维缺失
- **诊断标准**（1990年ACR分类标准：≥3/10，敏感性82%，特异性87%）
  体重下降4kg；网状青斑、睾丸疼痛/压痛；肌痛、无力、下肢压痛；单神经病或多发单神经病；舒张压＞90mmHg；尿素氮水平升高40mg/dl或SCr＞1.5mg/dl；HBV表面抗原或抗体阳性；血管造影异常（发现动脉瘤、血管闭塞等）；活检发现中小动脉血管炎表现
- **治疗**
  - ✓ 非HBV感染：糖皮质激素＋CTX
  - ✓ HBV感染：糖皮质激素＋抗病毒药物；不常规使用CTX

Arthritis Rheum, 1990, 33: 1088.
2011年中国结节性多动脉炎诊断和治疗指南.

ANCA相关血管炎

■ ANCA分型与ANCA相关血管炎

	阳性率	ANCA分型	肉芽肿病变	肺受累	肾受累	哮喘
GPA	90%	c-ANCA（抗PR3）	+	90%	80%	-
MPA	70%	p-ANCA（抗MPO）	-	50%	90%	-
EGPA	50%	p-ANCA（抗MPO）	+	70%	45%	+

- ANCA阴性不能除外ANCA相关血管炎
- ANCA阳性可见于其他疾病：药物相关血管炎、非血管炎性风湿性疾病、炎症性肠病、原发性硬化性胆管炎、感染性心内膜炎、囊性纤维化等

肉芽肿性多血管炎（granulomatosis with polyangiitis，GPA）

- 即韦格纳肉芽肿，坏死性肉芽肿为病理表现
- 男＞女；各个年龄段均可发病，青、中年发病率高
- 临床表现
  - ✓ **呼吸道（90%）**：鼻窦炎、中耳炎、口鼻溃疡、鞍鼻畸形；胸膜炎、肺部阴影/空洞、咯血
  - ✓ **肾脏（80%）**：RPGN（无免疫复合物型）、肾小球源性血尿
  - ✓ 眼（50%）：巩膜炎、葡萄膜炎、眼球突出
  - ✓ 神经：颅神经和外周神经病、多发单神经炎
  - ✓ DVT、发热、乏力、盗汗、关节痛、心包炎、可触性紫癜、网状青斑
- 实验室检查
  - ✓ ANCA⊕90%（80%PR3）
  - ✓ 尿沉渣
  - ✓ 胸HRCT、鼻窦CT
  - ✓ 肺活检：寡免疫复合物性血管炎，血管壁有肉芽肿和组织坏死
    肾活检：坏死性新月体肾炎（血管炎、肉芽肿少见）
- 诊断标准（1990年ACR分类标准：≥2/4，敏感性88.2%，特异性92%）
  - ✓ 鼻或口腔炎症（脓性/血性鼻腔分泌物、痛性/无痛性口腔溃疡）
  - ✓ 胸片异常（结节、浸润、空洞）
  - ✓ 尿沉渣异常（镜下血尿、红细胞管型）
  - ✓ 活检显示肉芽肿性炎症（血管壁、血管周围肉芽肿形成）

- 治疗
  - ✓诱导缓解：重要脏器受累予激素1mg/（kg·d）＋CTX［2mg/（kg·d）po或0.6mg/m² q2w×2次→q4w×4次 iv］或CD20单抗（375mg/m² qw×4w）；难治者CTX和CD20单抗互换；危及生命者可激素冲击；轻型可使用激素＋MTX/MMF；RPGN或弥漫肺泡出血联合血浆置换
  - ✓维持治疗：小剂量激素联合AZA、CD20单抗、MTX或MMF至少2年
  - ✓TMP-SMX可预防PCP及减少复发

Arthritis Rheum, 1990, 33: 1101.
Ann Rheum Dis, 2016, 75: 1583-1594.

嗜酸粒细胞性肉芽肿性血管炎（eosinophilic GPA，EPGA）

- 即Churg-Strauss综合征，血管外肉芽肿形成和嗜酸性粒细胞浸润为病理表现的累及全身中小血管的系统性血管炎
- 男：女=1.4：1；任何年龄，好发于35岁前后（15～69岁）
- 病程分为3个阶段：①前驱期平均为4年，90%出现哮喘；②嗜酸性粒细胞升高期，可有肺部、消化道浸润；③系统性血管炎期
- 临床表现
  - ✓前驱期：**哮喘**、过敏性鼻炎（成人新发哮喘需警惕）
  - ✓嗜酸性粒细胞浸润期：一过性**肺浸润**、胃肠炎或食管炎
  - ✓系统性血管炎期：**多发单神经病变**、肾小球肾炎、紫癜、瘀点、皮下结节；**心脏**：冠状动脉炎、心包炎、心肌病变、充血性心衰、瓣膜功能不全
- 实验室检查
  - ✓ANCA⊕40%～60%，MPO＞PR3
  - ✓EOS（5～10×10⁹/L，80%～100%）
  - ✓胸部HRCT
  - ✓肺功能
  - ✓鼻窦CT
  - ✓肌电图
  - ✓病理活检：小肉芽肿形成；纤维素样坏死、小动脉/静脉周围嗜酸细胞浸润伴血栓形成
- **诊断标准**（1990年ACR分类标准≥4/6，敏感性 85%，特异性99.7%）
  - ✓哮喘
  - ✓嗜酸性粒细胞比例＞10%
  - ✓单发/多神经病变

- ✓ 游走性肺部浸润影
- ✓ 鼻窦病变
- ✓ 活检可见血管外嗜酸性粒细胞浸润
- **治疗**：见GPA。诱导缓解中CD20单抗证据更弱

Arth Rheum, 1990, 33: 1094.
Medicine, 2009, 88: 236.

显微镜下多血管炎（microscopic polyangiitis，MPA）

- 男＞女；50岁左右发病
- **临床表现**
  - ✓ 类似WG，但无上呼吸道受累
  - ✓ 肾脏（近100%）：多为RPGN
  - ✓ 肺（50%）：肺毛细血管炎、肺间质病变
  - ✓ 皮疹（50%）：紫癜
- **实验室检查**
  - ✓ 70% ANCA⊕（60% p-ANCA）
  - ✓ 病理：累及小血管的无**免疫复合物沉积**的**坏死性血管炎**，**无肉芽肿形成**
- **治疗**：见GPA

过敏性紫癜（Henoch-Schönlein purpura，HSP）

- 好发于儿童（＞95%），高峰为3～15岁，男＞女；春、秋、冬季发病率高
- **病因**：感染（特别是上呼吸道感染）；药物（青霉素、磺胺）等
- **临床表现**
  - ✓ 皮肤：可触性紫癜，好发于受压部位，如下肢、臀部等
  - ✓ 关节：游走性、非致畸形寡关节痛；好发于下肢关节
  - ✓ 消化：恶心、呕吐、腹绞痛；消化道出血、肠套叠
  - ✓ 肾脏：血尿、蛋白尿、肌酐升高（成人更多）
- **实验室检查**
  - ✓ IgA：60%～70%轻度升高
  - ✓ 病理：皮肤活检：真皮内小血管→白细胞碎裂性血管炎，IgA和补体沉积
    肾脏活检：轻度系膜增生→新月体肾炎，IgA沉积
- **诊断**（2008年ELUAR/PRES标准）
  - ✓ 强制标准：主要位于下肢的紫癜样皮疹，无血小板计数及凝血功能异常
  - ✓ 至少满足其中一条：①腹痛（急性、弥漫性）；②关节炎/痛（急性）；③肾脏（血尿、蛋白尿）；④病理：白细胞

碎裂性血管炎/增生性肾小球肾炎，IgA沉积
- **治疗**
  - ✓支持治疗：休息；多饮水；缓解疼痛
  - ✓药物治疗：NSAIDs：缓解腹痛、关节痛；消化道出血、肾功不全慎用；糖皮质激素：减轻炎症、缓解症状（缩短腹痛时间、降低肠套叠风险）；尚无大规模试验证实CTX、CsA、AZA、IVIG、血浆置换对肾脏有益

Ann Rheum Dis, 2010, 69: 798-806.

白塞综合征（Behcet's disease，BD）

- 累及全身大、中、小动脉及静脉的系统性血管炎
- 男＞女，好发于25～35岁；与HLA-B51相关；"丝绸之路"沿线发病率高
- **临床表现**
  - ①复发性口腔阿弗他溃疡，每年发作3次以上
  - ②复发性外阴溃疡（男性常见于阴囊，女性常见于阴唇）
  - ③眼部病变：葡萄膜炎、巩膜炎、视网膜血管炎、视神经炎等
  - ④皮肤病变：结节红斑、痤疮样皮疹、毛囊炎
  - ⑤神经病变：中脑实质受累，周围神经病变少见
  - ⑥血管表现：浅静脉炎、血管闭塞、血栓形成、动脉瘤
  - ⑦针刺试验阳性
  - 其他：关节炎（对称、非破坏）、消化道溃疡（回盲部）、发热、乏力等
- **诊断**：2014年ICBD国际标准（上述1～3条2分，4～7条1分）总分≥4分符合
- **实验室检查**
  - ✓ESR↑、CRP↑
  - ✓ANCA、ANA⊖
  - ✓溃疡拭子除外HSV感染
  - ✓眼科
  - ✓病理：累及全身各级动静脉；血管周围淋巴单核浸润，血栓、动脉瘤形成
- **治疗**
  - ✓皮肤黏膜：局部激素、秋水仙碱、AZA、沙利度胺、α干扰素、TNFαi
  - ✓眼：局部或全身激素、免疫抑制剂（AZA或CsA）、TNFαi、α干扰素
  - ✓静脉血栓：激素＋免疫抑制剂（AZA、CTX、CsA）±抗凝

（除外肺动脉瘤）

✓动脉：激素＋CTX，难治者应用TNFαi，必要时手术或者支架

✓胃肠：激素＋5ASA或AZA、沙利度胺，难治者考虑TNFαi，必要时手术

✓神经：激素＋AZA，严重者TNFαi，避免CsA；颅内静脉血栓形成可抗凝

✓关节：秋水仙碱、局部激素、AZA、α干扰素、TNFαi

J Eur Acad Dermatol Venereol, 2014, Mar; 28（3）: 338-347.

Ann Rheum Dis, 2018, 0: 0-11.

■ 成人斯蒂尔病

诊断标准（Yamaguchi标准，符合其中5条标准，至少有2条主要标准）

主要标准	次要标准
■ 发热（＞39℃）大于1周	■ 咽痛
■ 关节炎/痛大于2周	■ 淋巴结肿大
■ WBC＞10×10⁹/L，粒细胞＞80%	■ 肝/脾肿大
■ 发热时出现于躯干和四肢的淡红色非瘙痒性皮疹	■ 肝功异常，ALT、LDH升高为主 ■ ANA、RF阴性

■ **AOSD为除外性诊断！** 除外感染、恶性肿瘤、其他风湿性疾病

■ 混合性结缔组织病

诊断标准（Kahn标准：符合血清学标准、雷诺现象和其他3项中至少2项）

血清学	存在高滴度抗U1RNP抗体，相应斑点型ANA滴度≥1：1200
临床标准	手指肿胀 滑膜炎 肌炎 雷诺现象

■ 复发性多软骨炎

McAdam诊断标准	Damiani修订诊断标准
1. 双侧耳软骨炎 2. 非侵蚀性血清阴性的多关节炎 3. 鼻软骨炎 4. 眼部炎症（结膜炎、角膜炎、巩膜炎、巩膜外层炎、葡萄膜炎） 5. 呼吸道软骨炎（喉和/或气管软骨） 6. 耳蜗或前庭功能障碍：感觉神经性耳聋、耳鸣和/或眩晕	1. 具备上述3条以上表现者 2. 至少具备1条表现并经组织学检查证实者 3. 2个以上不同解剖部位的软骨炎，且对激素和/或氨苯砜治疗有效 *气道塌陷为RPC急症，必要时气切！
≥3/6条临床表现可诊断RPC	≥1/3条可诊断RPC

■ IgG4相关性疾病

2012年日本IgG4相关性疾病的分类标准

---

1. 一个或多个器官出现弥漫性/局限性肿胀或肿块的临床表现

2. 血清IgG4浓度≥1350mg/L

3. 组织病理学检查：①显著的淋巴细胞、浆细胞浸润和纤维化；②IgG4阳性细胞浸润；IgG4阳性/IgG阳性细胞>40%，且IgG4阳性浆细胞>10个/高倍视野

确定诊断：1＋2＋3；很可能诊断：1＋3；可能诊断1＋2

■ 特别注意和肿瘤、类似疾病的鉴别诊断，包括干燥综合征、原发性硬化性胆管炎、Castleman病、继发性腹膜后纤维化、肉芽肿性多血管炎、结节病、嗜酸性肉芽肿性多血管炎等；若符合器官特异性的IgG4相关性疾病分类标准，即使不满足综合分类标准亦可诊断

内分泌疾病

■ 垂体前叶功能减退症

1. 病因——下丘脑或垂体的各种类型病变

占位性病变（良性或恶性肿瘤）、中枢放疗、垂体瘤手术、浸润性疾病（结节病、LCH、自身免疫性垂体炎、血色病）、感染（结核性脑膜炎）、梗死（希恩综合征、卒中）、颅脑外伤、遗传性疾病、空泡蝶鞍

2. 诱因

创伤、手术、感染、呕吐、腹泻、脱水、寒冷、饥饿；应用镇静、安眠药、麻醉剂、胰岛素或口服降糖药；腺垂体功能减退者药物不合理或突然停药

3. 临床表现

取决于疾病进展的速度、激素缺乏的严重程度和垂体前叶细胞受累的数量

促激素-靶腺激素轴	临床症状
GH-IGF-1轴 （IGF-1↓、胰岛素低血糖兴奋试验）	儿童期身材矮小，成人症状隐匿，可有脂肪量增加、去脂体重减轻、BMD降低、死亡率增加
垂体-性腺轴 （女性月经周期紊乱，男性睾酮水平↓，LH无相应升高）	FSH↓、LH↓→低促 女性月经不规律、闭经、不孕、阴道萎缩、潮热、乳房组织萎缩、BMD降低 男性睾酮↓、精力不足、性欲减退，长时间也可骨密度降低
垂体-甲状腺轴 （T$_4$、T$_3$、FT$_4$↓，TSH不升高，可正常）	甲减：常见症状有疲劳、畏寒、食欲减退、便秘、颜面水肿、皮肤干燥、心动过缓、深部腱反射迟缓、贫血，替代治疗后TSH变化不大
垂体-肾上腺皮质轴 血F↓，ACTH正常或↓	倦怠、疲劳、厌食、体重减轻、性欲减退、低血糖、低血钠、嗜酸比例增高、体位性低血压、心动过速。与Addison不同之处：①易低血糖；②无明显盐皮质激素缺乏，无体液丢失和高钾；③因ACTH缺乏，不引起色素过度沉着
泌乳素缺乏 （PRL正常不能除外）	单纯PRL缺乏罕见，大多存在其他垂体激素缺乏，可表现为分娩后不能泌乳

- 可同时合并其他症状：如垂体卒中、垂体瘤压迫症状，尿崩症少见

4. 替代治疗

- 氢化可的松15～25mg/d分2～3次给予，或泼尼松5～7.5mg qd，疾病状态或应激时加量至原剂量2～3倍，之后减至原剂

427

量。血F不能反映替代的充分性

- L-T$_4$小剂量起始，监测TT$_4$、FT$_4$，调整剂量，使其维持在正常中值

  （**切勿在补充糖皮质激素前先补充甲状腺激素，容易加重GC缺乏**）

- LH、FSH缺乏：男性，无生育要求，睾酮替代；有生育要求，GnH/GnRH治疗。女性，无生育要求，雌、孕激素替代；有生育要求，GnH/GnRH治疗

- GH缺乏：rhGH治疗，具有剂量依赖效应和个体差异，成年发病的GH缺乏患者可考虑rhGH小剂量替代治疗，不推荐对所有成年发病的GH缺乏患者采用rhGH常规治疗

5. 希恩综合征

- 严重产后出血、休克史（妊娠期垂体生理性肥大，对缺血缺氧敏感）

- 分娩后几日或几周出现嗜睡、厌食、体重减轻、不能泌乳，数周和数月无法恢复月经，性毛脱落

- 激素缺乏顺序通常是：PRL-GH-GnH-TSH-ACTH，尿崩症罕见

- 垂体变小，MRI示空泡蝶鞍，垂体危象的发生可能滞后数年至数十年

■ 甲功的解读

1. 甲状腺激素（TT$_4$、TT$_3$、FT$_4$、FT$_3$）

- T$_4$（甲状腺素）全部由甲状腺分泌；T$_3$（三碘甲状原氨酸）20%来自甲状腺，80%在外周由T$_4$转化而来
- 循环中大于99%的T$_3$、T$_4$与特异的血浆蛋白相结合，结合型（TT$_3$, TT$_4$）是激素的贮存和运输形式
- 游离型（FT$_3$, FT$_4$）是甲状腺激素在组织中的生物活性形式
- 循环中大于99%的T$_3$、T$_4$与特异的血浆蛋白相结合
- FT$_4$、FT$_3$直接反映甲功状态，不受血清TBG浓度影响

2. 血清促甲状腺素（TSH）

- 监测原发性甲减L-T$_4$替代治疗
- 监测分化型甲状腺癌（DTC）L-T$_4$抑制治疗

3. 甲状腺自身抗体（TPOAb、TgAb、TRAb）

- TPO、TgAb用于诊断自身免疫性甲状腺疾病
- TPO可能对甲状腺细胞有细胞毒性作用，而TgAb认为对甲状腺无损伤
- TRAb：诊断初发Graves病及甲功正常的Graves眼病；预测ATD药物治疗后甲亢复发；Graves病妊娠妇女，可预测胎儿或新生儿甲亢的可能性

4. 甲状腺球蛋白（Tg）

- 评估甲状腺炎的活动性，炎症活动期Tg↑
- 诊断口服外源甲状腺激素所致的甲状腺毒症（特征为血清Tg不增高）
- 用于甲状腺分化癌术后监测复发，敏感性和特异性高

内分泌疾病

5. 降钙素（CT）

■ 甲状腺髓样癌（MTC）最重要的肿瘤标志物，与肿瘤大小正相关

甲功/甲状腺疾病	甲状腺激素				TSH	甲状腺自身抗体		
	TT_4	TT_3	FT_4	FT_3		TPOAb	TgAb	TRAb
中枢性甲亢	↑	↑	↑	↑	↑→	−	−	−
Graves病	↑	↑	↑	↑	↓↓	+/−	+/−	+
中枢性甲减	↓	↓	↓	↓	↓→	−	−	−
原发性甲减	↓	↓→	↓→	↓→	↑	+/−	+/−	−
亚甲炎	先↑后↓	先↑后↓	先↑后↓	先↑后↓	变异较大	+	+	−
慢甲炎	→	→	→	→	→	++	++	−
影响因素	受TBG影响		胺碘酮、肝素→FT_4↑；苯妥英钠、利福平→FT_4↓					

中国甲状腺疾病诊治指南（2017年版）.

■ 甲亢危象

1. 诊断要点

- 原有甲亢病史，往往未获有效控制，近日有精神刺激、感染、手术、创伤等诱因，原甲亢症状和体征加剧
- 临床表现：**体温**升高，先中度热后高热，可达40℃或更高，**消化系统症状**（恶心、呕吐、腹痛、腹泻），**心脏症状**（HR>160bpm、心衰、肺水肿），**精神症状**（躁动、兴奋、谵妄、昏迷），大汗，体重锐减，严重水、电解质紊乱
- 实验室检查：甲状腺激素（TT_3、TT_4、FT_3、FT_4）极度升高，超敏TSH测定值极低

2. 发病诱因

内科性诱因	外科性诱因
■ 感染：常见，占4/5的内科性危象 ■ 应激：精神极度紧张、过度劳累、高温、饥饿、药物反应（过敏、洋地黄中毒等）、心绞痛、心衰、糖尿病酸中毒、低血糖、高钙血症、PE、分娩、中毒等均可导致甲状腺突然释放大量TH ■ 不适当停用ATD：主要见于突然停用碘剂 ■ 少见原因：放射性碘治疗甲亢引起的放射性甲状腺炎，甲状腺活检、过多过重触摸甲状腺	■ 甲亢未被控制而行手术（包括非甲状腺手术） ■ 甲状腺手术术中释放甲状腺激素

内分泌疾病

3. 处理

- 甲亢危象病死率在20%以上，危象恢复后，继续根治，注意碘逸脱可能
- PTU可在外周组织抑制T_4转变为T_3
- 常规治疗效果不佳时，可考虑行腹透、血透或血浆置换迅速降低血浆甲状腺激素浓度

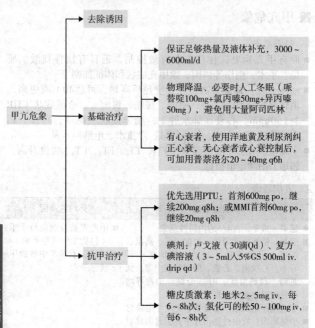

甲亢危象 ──→ 去除诱因

基础治疗 ──→ 保证足够热量及液体补充，3000~6000ml/d

物理降温、必要时人工冬眠（哌替啶100mg+氯丙嗪50mg+异丙嗪50mg），避免用大量阿司匹林

有心衰者，使用洋地黄及利尿剂纠正心衰，无心衰者或心衰控制后，可加用普萘洛尔20~40mg q6h

抗甲治疗 ──→ 优先选用PTU：首剂600mg po，继续200mg q8h；或MMI首剂60mg po，继续20mg q8h

碘剂：卢戈液（30滴Qd）、复方碘溶液（3~5ml入5%GS 500ml iv. drip qd）

糖皮质激素：地米2~5mg iv，每6~8h次；氢化可的松50~100mg iv，每6~8h次

Endocrinol Metab Clin North Am，2006，35：663.
Thyroid，2012，22：661.
中国甲状腺疾病诊治指南（2007年版）.

内分泌疾病

■ 糖尿病诊断及分型

1. 糖尿病的诊断标准

诊断标准	静脉血浆葡萄糖（mmol/L）或HbA1c
典型糖尿病症状（烦渴多饮、多尿、多食、不明原因的体重下降）加上以下任意一条：	
随机血糖	≥11.1mmol/L（200mg/dl）
空腹血糖	≥7.0mmol/L（126mg/dl）
葡萄糖负荷后2h血糖	≥11.1mmol/L（200mg/dl）
HbA1c	≥6.5%
无典型糖尿病症状者，需改日复查确认	

注：空腹状态指至少8h未进食热量

2. 分型

■ **DM分4种类型：T1DM（免疫介导性、特发性）、T2DM、妊娠糖尿病、特殊类型糖尿病**

 ✓1型和2型DM的区别

	1型	2型
主要发病机制	胰岛B细胞破坏	胰岛素抵抗
发病年龄	年轻	中老年
酮症倾向	多见	少见
体型	消瘦	肥胖
T1DM相关抗体	多阳性	阴性
家族史阳性	少见	多见
治疗	胰岛素	口服药或胰岛素

 ✓ **特殊类型DM**：按病因及发病机制分为8种亚型
 ✓ **妊娠糖尿病**：妊娠期初次发现任何程度的IGT或DM，不包括原来已有DM而现在合并妊娠者

3. 并发症（急性、慢性）

■ **需完善的检查**：血糖谱（空腹/三餐后/睡前）、OGTT试验、血脂、血压、三大常规、肝肾功、HbA1c、GA%、眼底检查、肌电图、大动脉超声（下肢动脉、颈动脉＋椎动脉、TCD）、ACR、8hUAE、24小时尿蛋白定量
■ **初诊**：血皮质醇、ACTH、GH、IGF-1、甲功

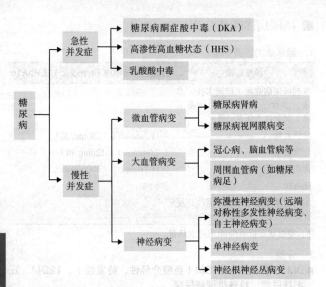

中国2型糖尿病防治指南（2020年版）

■ 口服降糖药及胰岛素使用

1. **糖尿病的综合治疗**：饮食、运动、教育和心理治疗、血糖监测、药物
- 饮食治疗：少量多餐、规律分餐、规律饮食、适当热量摄入（一般每日4～5两主食）
- 运动：慢性有氧运动（如慢跑、快步走、游泳）
- 生活习惯改变：戒烟戒酒、生活规律
- 合并疾病的治疗：控制血压、血脂等危险因素

2. **中国2型糖尿病综合控制目标**

指标	目标值
末梢血糖（mmol/L）	
空腹	4.4～7.0
非空腹	<10.0
糖化血红蛋白（%）	<7.0
血压（mmHg）	<130/80
低密度脂蛋白胆固醇（mmol/L）	
未合并动脉粥样硬化性心血管疾病	<2.6
合并动脉粥样硬化性心血管疾病	<1.8
BMI（kg/m²）	<24.0

3. **口服降糖药选择**

种类	代表药物	作用机制	适用范围	副作用/禁用
促泌剂 磺脲类 格列奈类	格列本脲 格列美脲 格列齐特 瑞格列奈 那格列奈	刺激胰岛β细胞分泌胰岛素	T2DM	低血糖 体重增加
双胍类	二甲双胍	抑制肝糖原产生和输出；增加外周组织利用葡萄糖；抑制食欲	肥胖T2DM首选；血糖波动大或胰岛素用量大的T1DM	胃肠道反应、乳酸酸中毒；eGFR<45ml/min、肝功能不全、严重感染、缺氧或接受大手术的患者禁用
α-葡萄糖苷酶抑制剂	阿卡波糖 伏格列波糖	抑制小肠黏膜α-葡萄糖苷酶，延缓碳水化合物在小肠上段的吸收	2型DM；尤其是餐后高血糖者	胃肠道反应如腹胀、排气等

种类	代表药物	作用机制	适用范围	副作用/禁用
DPP-4 抑制剂	西格列汀 沙格列汀 利格列汀 维格列汀 阿格列汀	通过抑制DPP-4 而减少GLP-1在 体内的失活， 使内源性GLP-1 水平升高	T2DM	单独使用时不增 加低血糖发生风 险；肾功能不全 患者需减量
噻唑烷二 酮衍生物 类	罗格列酮 吡格列酮	通过增加靶细 胞对胰岛素的 敏感性而降低 血糖	T2DM	体重增加和水肿； 可能增加骨折和 心衰的风险
SGLT2 抑制剂	达格列净 恩格列净 卡格列净	降低肾糖阈， 抑制肾小管中 对尿糖的重吸 收，促进尿糖 排泄	T2DM； T1DM	生殖泌尿道感 染；在中度CKD 患者减量使用， 重度CKD患者不 建议使用
GLP-1R 激动剂	艾塞那肽 利拉鲁肽 利司那肽 贝那鲁肽	通过激动GLP-1 受体而发挥降 糖的作用	T2DM合并 肥胖者，显 著降低体 重，改善 TG、血压	胃肠道症状（恶 心、呕吐），心 率稍增快

4. T2DM高血糖治疗简易路径

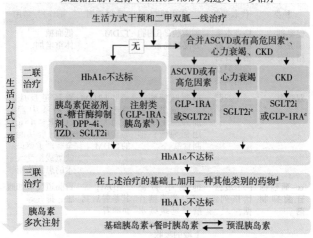

如血糖控制不达标（HbA1c≥7.0%）则进入下一步治疗

生活方式干预和二甲双胍一线治疗

合并ASCVD或有高危因素[a]、心力衰竭、CKD

二联治疗

HbA1c不达标

胰岛素促泌剂、α-糖苷酶抑制剂、DPP-4i、TZD、SGLT2i

注射类（GLP-1RA、胰岛素[b]）

ASCVD或有高危因素

GLP-1RA 或SGLT2i[c]

心力衰竭

SGLT2i[c]

CKD

SGLT2i 或GLP-1RA[c]

HbA1c不达标

三联治疗

在上述治疗的基础上加用一种其他类别的药物[d]

HbA1c不达标

胰岛素多次注射

基础胰岛素+餐时胰岛素 ⇄ 预混胰岛素

生活方式干预

5. 胰岛素的使用

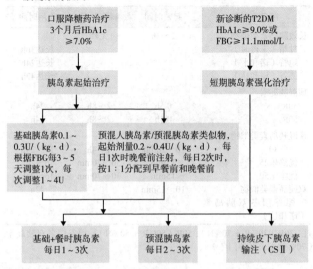

■ 胰岛素加量方式
  ✓ 个体化原则、小剂量开始
  ✓ 初始日剂量可0.2U/kg，若仅用3次，将胰岛素日总剂量除以3，午餐前减2U加到早餐前，例如18U（8、4、6）或24U（10、6、8）
  ✓ 常规加量方法：根据血糖每3～5日加量，每次调整不超过1～4U
  ✓ 快速加量方法：D1→从小剂量开始，根据血糖追加胰岛素；D2→计算D1追加量＋常规使用量，作为今日胰岛素使用量，将总量平均至每餐餐前
■ 胰岛素种类和作用时间

胰岛素制剂	起效时间	峰值时间	作用时间
短效胰岛素（RI）	15～60min	2～4h	5～8h
速效胰岛素类似物（门冬、赖脯、谷赖）	10～15min	1～2h	4～6h
中效胰岛素（NPH）	2.5～3h	5～7h	13～16h
长效胰岛素（PZI）	3～4h	8～10h	长达20h

胰岛素制剂	起效时间	峰值时间	作用时间
长效胰岛素类似物	2～3h	无峰	
甘精（来得时）			长达36h
地特（诺和平）			长达24h
德谷（诺和达）			长达42h
预混胰岛素			
30R	0.5h	2～8h	24h
50R	0.5h	2～8h	24h
预混胰岛素类似物			
门冬30	10～20min	1～4h	14～24h
优泌乐25	15min	30～70min	16～24h
优泌乐50	15min	30～70min	16～24h
双胰岛素类似物	10～15min		42h
德谷门冬双胰岛素			
（诺和佳）			

注：30R（30%R＋70%N）；50R（50%R＋50%N）；德谷门冬双胰岛素（70%德谷＋30%门冬）

■ 糖尿病酮症酸中毒

1. 诱因
急性感染、胰岛素不适当减量或突然中断治疗、饮食不当、胃肠疾病、脑卒中、心肌梗死、创伤、手术、妊娠、分娩、精神刺激等

2. 临床表现
- 发病前数天可有多尿、烦渴、乏力的加重
- 失代偿阶段出现恶心、呕吐、腹痛、烦躁、嗜睡、呼吸深快、呼气烂苹果味（丙酮）
- 进一步加重可出现严重失水，尿量减少、皮肤黏膜干燥、眼球下陷、血压下降、四肢厥冷
- 晚期出现反射迟钝甚至消失，昏迷

3. DKA严重程度分类

DKA	血糖 （mmol/L）	动脉血 pH	HCO$_3$ （mmol/L）	尿 酮体	血清 酮体	AG （mmol/L）	精神 状态
轻度	>13.9	7.25~ 7.30	15~18	阳性	阳性	>10	清醒
中度	>13.9	7.00~ <7.25	10~15	阳性	阳性	>12	清醒/ 嗜睡
重度	>13.9	<7.00	<10	阳性	阳性	>12	木僵/ 昏迷

4. 处理（见下页图）

5. 治疗中应注意
- 监测：每1~2小时测尿糖、尿酮，每2~4小时检测血糖、电解质。尿酮消失后，根据患者进食情况，逐渐恢复规律的胰岛素皮下注射治疗
- 其他DM急性并发症：HHS需更积极补液；乳酸酸中毒补碱应较积极

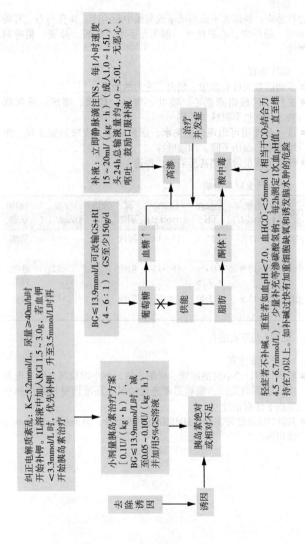

■ 低血糖症

1. 症状

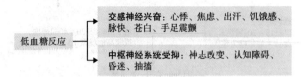

- 低血糖反应
  - **交感神经兴奋**：心悸、焦虑、出汗、饥饿感、脉快、苍白、手足震颤
  - **中枢神经系统受抑**：神志改变、认知障碍、昏迷、抽搐

- 老年患者发生低血糖时可表现为行为异常或其他非典型症状

2. 诊断
- 低血糖定义：非DM患者，血糖<2.8mmol/L（50mg/dl），或接受药物治疗的糖尿病患者，血糖≤3.9mmol/L（70mg/dl）
- Whipple三联征：低血糖症状（交感神经兴奋及中枢神经系统受抑制），发作时测血糖低于2.8mmol/L，进食后症状缓解

3. 病因及机制

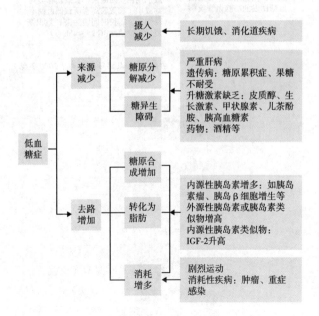

- 低血糖症
  - 来源减少
    - 摄入减少 ← 长期饥饿、消化道疾病
    - 糖原分解减少
    - 糖异生障碍
      - 严重肝病
      - 遗传病：糖原累积症、果糖不耐受
      - 升糖激素缺乏：皮质醇、生长激素、甲状腺素、儿茶酚胺、胰高血糖素
      - 药物：酒精等
  - 去路增加
    - 糖原合成增加
    - 转化为脂肪
      - 内源性胰岛素增多：如胰岛素瘤、胰岛β细胞增生等
      - 外源性胰岛素或胰岛素类似物增高
      - 内源性胰岛素类似物：IGF-2升高
    - 消耗增多
      - 剧烈运动
      - 消耗性疾病：肿瘤、重症感染

4. 处理流程

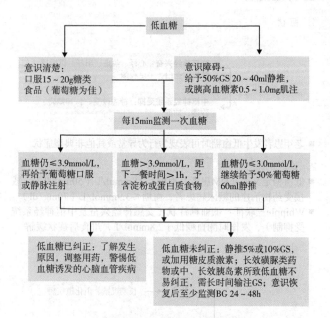

低血糖

意识清楚：
口服15~20g糖类
食品（葡萄糖为佳）

意识障碍：
给予50%GS 20~40ml静推，
或胰高血糖素0.5~1.0mg肌注

每15min监测一次血糖

血糖仍≤3.9mmol/L，
再给予葡萄糖口服
或静脉注射

血糖>3.9mmol/L，距
下一餐时间>1h，予
含淀粉或蛋白质食物

血糖仍≤3.0mmol/L，
继续给予50%葡萄糖
60ml静推

低血糖已纠正：了解发生
原因，调整用药，警惕低
血糖诱发的心脑血管疾病

低血糖未纠正：静推5%或10%GS，
或加用糖皮质激素；长效磺脲类药
物或中、长效胰岛素所致低血糖不
易纠正，需长时间输注GS；意识恢
复后至少监测BG 24~48h

中国2型糖尿病防治指南（2020年版）.

442

■ 肾上腺皮质功能减退

1. 临床表现
■ **乏力、精神差、食欲缺乏、低血糖、低血钠、消瘦、皮肤黏膜色素沉着**

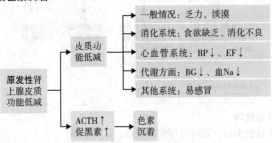

2. 诊断
■ **常用检查**：血F、血ACTH、24hUFC、血PRA、AII、ALD、血电解质、血糖、胰岛素低血糖兴奋试验、ACTH兴奋试验、双肾上腺CT＋增强、鞍区MRI＋增强；注意BP
   ✓ 血F（基础值）<3μg/dl→确诊；>20μg/dl→除外诊断
   ✓ 胰岛素低血糖兴奋试验：10am静注胰岛素0.1U/kg，于0、15、30、45、90分钟测BG、ACTH、血F。BG≤40mg/dl＋血F≥20μg/dl→除外诊断。有风险，必要时做，癫痫和冠心病者尤其小心
   ✓ 血ACTH可区分原发或继发
   ✓ 血PRA、AII、ALD正常→继发性；ALD↓＋PRA↑→原发性
   ✓ 肾上腺和鞍区影像学检查可得到直接证据

3. 病因及机制

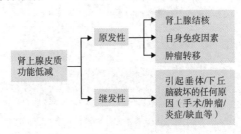

4. 处理

■ **急性期**

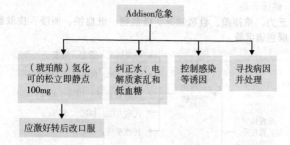

```
                    Addison危象
                        │
      ┌─────────┬───────┴───────┬─────────┐
      ▼         ▼               ▼         ▼
  （琥珀酸）氢化  纠正水、电      控制感染    寻找病因
  可的松立即静点  解质紊乱和      等诱因      并处理
  100mg        低血糖
      │
      ▼
  应激好转后改口服
```

■ **非急性期**
   ✓ 饮食偏咸，定时服用皮质激素，定期监测
   ✓ 原发性者用氢化可的松，继发性可用泼尼松，泼尼松龙用于肝功能异常
   ✓ 感冒、手术等应激，可将皮质激素加至原剂量2～3倍。过后减至原剂量
   ✓ 糖皮质激素的生理剂量：泼尼松7.5mg qd

常用糖皮质 激素种类	氢化 可的松	泼尼松	泼尼 松龙	甲泼 尼龙	地塞 米松
等效剂量（mg）	20	5	5	4	0.75

注：实际应用时，应考虑不同种类糖皮质激素的半衰期不同，适当调整相应的激素用量

■ 骨质疏松症

1. 分类
- **原发性**：绝经后（Ⅰ型）、老年性（Ⅱ型）和特发性（包括青少年型）
- **继发性**：由任何影响骨代谢的疾病、药物及其他明确病因导致的骨质疏松

2. 临床表现
- 腰背痛或全身骨痛；身高变矮或驼背；骨折，常见部位为椎体、髋部、前臂远端、肱骨近端、骨盆等；心理状态及生活质量受影响

3. 辅助检查
- 血钙、血磷、ALP、β-CTX、PINP、24hUCa/Pi、25（OH）D_3、1, 25（OH）$_2D_3$、骨密度、胸腰椎侧位片、其他继发性骨松的鉴别检查（PTH、甲功、血皮质醇、ACTH、性激素、血/尿免疫固定电泳、血沉、RF、RA相关自身抗体等）

4. 诊断标准

骨质疏松症的诊断标准（符合以下三条中之一者）
■ 髋部或椎体脆性骨折
■ DXA测量的中轴骨骨密度或桡骨远端1/3骨密度的T值≤-2.5
■ 骨密度示低骨量（-2.5<T值<-1.0）+肱骨近端、骨盆或前臂远端脆性骨折

5. 危险因素（见下页图）

6. 治疗
- **调整生活方式**：加强营养，充足日照，运动，戒烟，限酒，避免过量饮用咖啡、碳酸饮料，避免或少用影响骨代谢的药物
- **骨健康基本补充剂**：钙剂，成人元素钙800mg/d，≥50岁1000～2000mg/d。维生素D，成人400IU/d，≥65岁600IU/d，不推荐用活性D纠正VD缺乏，治疗中注意监测24小时尿钙、肾脏超声、骨转换指标，每1～2年监测骨密度变化
- **抗OP药物**：骨吸收抑制剂（双膦酸盐、降钙素、雌激素、SERMs等）；骨形成促进剂（PTH类似物）；其他机制（活性D、维生素K_2、锶盐）；中药等

OP危险因素

- 不健康生活方式：过量饮酒、体力活动少、咖啡、吸烟、钙或VD缺乏

- 内分泌疾病：甲旁亢、垂体前叶功能减退、早绝经、库欣、性腺功能减退症、DM、甲亢、神经性厌食、雄激素抵抗综合征

- 胃肠道疾病：IBD、胃肠道旁路手术、PBC、胰腺疾病、乳糜泻

- 血液系统疾病：MM、白血病、淋巴瘤、血友病、镰状细胞贫血

- 风湿免疫性疾病：RA、SLE、强直性脊柱炎

- 神经肌肉疾病：癫痫、卒中、肌萎缩、帕金森病、脊髓损伤、MS

- 其他疾病：慢性代酸、ESRD、器官移植后、COPD、充血性心衰、结节病、特发性脊柱侧凸、抑郁、肠外营养、艾滋病

- 药物：糖皮质激素、抗癫痫药、芳香化酶抑制剂、GnRH类似物、化疗药物、PPI、甲状腺激素、肝素、铝剂、噻唑烷二酮类、抗病毒药物

原发性骨质疏松症诊疗指南（2017年版）.

■ 常见内分泌功能试验

■ 垂体功能评价

✓ GH葡萄糖抑制试验

目的：确诊GH是否高分泌

方法：禁食8～10h，口服葡萄糖75g（儿童1.7g/kg），测定0、30、60、90、120、180min的GH、血糖、（胰岛素）

结果判读：正常情况下服糖后GH谷值应低于1ng/ml

✓ GH兴奋试验

目的：判断是否为GH缺乏

方法：**胰岛素低血糖GH兴奋试验**0.1～0.2U/kg RI（Ⅳ），BG<40mg/dl或降低50%；**精氨酸GH兴奋试验** 0.5g/kg（Max 30g），ivdrip<30min；**左旋多巴兴奋试验**Wt<30kg 0.25g，Wt≥30kg 0.5g，0、30、60、90、120min查GH

结果判读：儿童-GH峰值<5ng/ml GHD；GH峰值<10ng/ml 部分性GHD

✓ 曲普瑞林兴奋试验

目的：判断性腺轴启动情况

方法：曲普瑞林100μg肌注，分别测量前0min、60min的LH、FSH

结果判读：女性-LH峰值<6mIU/ml 青春期前，6～18mIU/ml 青春启动，>18mIU/ml 发育成熟；男性-LH峰值<4mIU/ml 青春期前，4～12mIU/ml 青春启动，>12mIU/ml 发育成熟

✓ PRL标本抽取：早晨8点前进食碳水化合物为主的早餐，保证抽血时无饥饿感，10AM开始静坐休息半小时以上，11AM抽血

✓ 禁水试验

目的：尿崩症定性诊断

结果判读：禁水后尿渗不能达到血渗的2.5倍以上，而血渗升高（>305mOsm/kg·H_2O终止试验）为尿崩症

完全性尿崩症　尿渗<血渗

部分性尿崩症　尿渗>血渗

当禁水试验难以区分精神性多饮与部分性尿崩症时，主动限水2～4周后重复试验

■ 肾上腺功能评价

✓ 经典地塞米松抑制试验（Liddle法）

	第1天	第2天	第3天
24hUFC或血F	√	×	√
服用Dex	×	√	√

经典小剂量DST：Dex剂量为0.5mg q6h，被抑制标准为低于正常值下限，用于库欣综合征定性

经典大剂量DST：Dex剂量为2.0mg q6h，被抑制标准为小于对照值的50%，用于鉴别库欣病与异位ACTH（CRH）综合征

✓ 卡托普利抑制试验

目的：原醛确诊试验

方法：试验前一天留24h尿K、Na，试验日空腹8AM测血压，卧位取血测血K、Na、ALD、PRA、AT II，口服卡托普利25mg，静卧2小时后，10AM再抽血查ALD、PRA及AT II及测血压

结果判读：口服卡托普利后，原醛症患者血醛固酮水平仍＞11ng/de，ARR仍在46以上，为阳性

神经疾病

神经衰弱

■ 神经系统查体

1. 普通患者

一般情况	意识、言语（有无失语、言语错乱等）、高级智能（定向力、计算力、记忆力等）
脑神经	
Ⅱ视	视力（必要时用指数、手动、光感描述）、视野（有无象限缺损或偏盲）、眼底
Ⅲ动眼/Ⅳ滑车/Ⅵ外展	双侧眼裂、眼睑（睑裂大小是否一致、是否遮瞳），瞳孔（大小、形态、位置、直接及间接对光反射等），眼球位置、活动，有无复视、眼球震颤（水平、垂直、旋转）
Ⅴ三叉	面部针刺觉及触觉：周围性（眼支、上颌支、下颌支）、核性（洋葱皮样）损害的鉴别；颞肌、咬肌（肌力、萎缩情况）、张口下颌有无偏斜；下颌反射
Ⅶ面	检查额纹、皱眉、闭目、示齿、鼓腮、吹哨
Ⅷ前庭蜗	粗测听力，Rinne试验、Weber试验*
Ⅸ舌咽/Ⅹ迷走	构音是否清晰，有无吞咽困难、饮水呛咳，腭垂位置（是否居中）、软腭动度（是否对称）、咽反射
Ⅺ副	转颈、耸肩运动（胸锁乳突肌及斜方肌肌力、肌肉萎缩情况）
Ⅻ舌下	舌肌有无萎缩及肌束颤动，伸舌有无偏斜
运动系统	肌容积、肌力（0～5级、轻瘫试验#）、肌张力、有无不自主运动、震颤（静止性、姿势性）
感觉系统¶	浅感觉（痛、触、温度觉）、深感觉（运动觉、位置觉、震动觉）、复合觉等
反射	深反射（肱二头肌、肱三头肌、桡骨膜、膝腱、跟腱、Hoffmann征、踝阵挛）、浅反射（腹壁反射等）、病理反射（掌颏反射、Babinski征、Chaddock征、Oppenheim征等）
共济运动	指鼻试验、快速轮替、跟-膝-胫试验、闭目难立征
姿势步态	痉挛步态、慌张步态、醉酒步态、跨阈步态等
脑膜刺激征	颈项强直（去枕）、Brudzinski征、Kernig征
自主神经	皮肤（营养状态、皮温、出汗情况等）、毛发和指甲、卧立位血压、皮肤划痕试验等

神经疾病

Rinne试验与Weber试验

	正常	传导性耳聋	感音性耳聋
Rinne试验	气导>骨导	骨导>气导	气导>骨导
Weber试验	居中	偏患侧	偏健侧

#肌力分级

0级	肌肉无收缩活动	3级	肢体可抬起而对抗重力
1级	肌肉有收缩但肢体不能运动	4级	可对抗部分阻力
2级	肢体在有支撑的情况下可平移	5级	正常肌力

轻瘫试验

· 上肢：患者平伸上肢、手心向下（上），数十秒后轻瘫侧上肢逐渐降低、前臂旋前、掌心向外（内）

· 下肢：患者仰卧，双侧膝、髋关节屈曲呈直角，数秒后轻瘫侧下肢逐渐下落

感觉查体：需用大头针（针刺觉）、棉絮（触觉）、冷热水（温度觉）、音叉（震动觉），注意左右侧、内外侧、远近端对比，注意对患者保护

2. 意识障碍（昏迷或觉醒障碍）患者

意识水平	格拉斯哥昏迷等级（GCS）评分*
脑神经	瞳孔（大小、形状、位置、对称性、光反射） 眼球运动（静息位置、眼球自发性运动） 角膜反射、吞咽反射、头眼反射、眼前庭反射
运动系统	肌张力 自发运动有无目的性 疼痛刺激试验（可压迫眶上、挤压斜方肌、按压胸骨柄、按压指甲等，注意保护患者，不要用力过猛） 肢体坠落试验、下肢外旋征 去皮层状态（上屈下伸）、去大脑状态（全伸）
反射	深反射、病理反射
脑膜刺激征	颈项强直

神经疾病

格拉斯哥昏迷等级（GCS）评分

睁眼反应 （E, eye opening）	4分：自然睁眼（spontaneous） 3分：呼唤会睁眼（to speech） 2分：疼痛刺激会睁眼（to pain） 1分：刺激无反应（none） C分：如因眼肿、骨折等不能睁眼，以 "C"（closed）表示
言语反应 （V, verbal response）	5分：说话有条理（oriented） 4分：答非所问（confused） 3分：可说出单字（inappropriate words） 2分：可发出声音（unintelligible sounds） 1分：无任何反应（none） T分：因气管插管或切开而无法正常发声，以 "T"（tube）表示 D分：平素有言语障碍史，以 "D"（dysphasic）表示
肢体运动 （M, motor response）	6分：可依指令动作（obey commands） 5分：疼痛刺激可定位（localize） 4分：疼痛刺激有反应，肢体会回缩（withdrawal） 3分：疼痛刺激有反应，肢体会弯曲（decorticate flexion）：呈 "去皮质强直" 姿势 2分：疼痛刺激有反应，肢体会伸直（decerebrate extension）：呈 "去脑强直" 姿势 1分：无任何反应（no response） #运动评分左侧右侧可能不同，用较高的分数进行评分

神经疾病。

453

■ 癫痫与癫痫持续状态

1. 定义

- **病性发作Seizure**：因大脑皮质神经元高度同步化的异常放电而引起的一过性神经功能失常
- **癫痫Epilepsy**：一种以具有持久性致痫倾向为特征的脑部疾病，发病率0.5%~1.0%。诊断需要有至少2次（间隔>24h）的癫痫发作，或1次发作合并明确的致痫倾向，或诊断为癫痫综合征
- **癫痫持续状态**：临床实用操作定义为全面性惊厥发作超过5min，或者非惊厥性发作或部分性发作持续超过15min，或者5~30min内2次发作，间歇期意识未完全恢复
- **惊厥性癫痫持续状态**（convulsive status epilepticus，CSE）：所有癫痫持续状态发作类型中最急、最重，表现为持续肢体强直、阵挛或强直-阵挛，伴意识障碍（意识模糊、嗜睡、昏睡、昏迷）

2. 常见病因（ABCDE）

神经疾病

Alcohol withdraw	■ 酒精戒断
Brain abnormalities	■ 脑肿瘤、外伤、感染、免疫病、皮质发育障碍 ■ 神经系统遗传代谢病、神经系统变性病等
Cerebral vascular diseases	■ 脑血管病（出血性、缺血性、脑血管畸形）
Drugs	■ 青霉素、喹诺酮类、链霉素、两性霉素、异烟肼 ■ 茶碱或氨茶碱 ■ 利多卡因、吩噻嗪类、哌替啶、可卡因、苯丙胺 ■ 中药马钱子、杀鼠剂毒鼠强
Electrolytes & other metabolics	■ 低钠、低钙、低镁、低血糖、低氧 ■ 肝衰、肾衰 ■ 中毒（CO、重金属）、VitB$_{12}$缺乏 ■ 恶性高血压、Wernicke脑病、甲状旁腺功能低下

3. 治疗

- **抗癫痫药物（AEDs）：首选方案**
  - ✓ 治疗时机：诊断明确，短时间内第2次发作后（以下情况首次发作后即可开始治疗：脑功能缺陷、脑电图明确痫样放电、不能承受再次发作风险、头颅影像检查显示脑结构损害）

- ✓ 药物选择：主要根据发作类型、癫痫综合征、药物治疗反应、合并用药、共患病、患者年龄、生活方式、经济条件等个体化治疗
- ✓ 用药剂量：小剂量开始，逐渐增加，直到有效控制，避免明显副作用
- ✓ 终止治疗：根据不同发作类型而定，发作完全控制至少2年后才可考虑
- 外科治疗：药物难治性癫痫；脑结构病变相关性癫痫
- 其他：生酮饮食、神经调控治疗等
- 癫痫发作时
  - ✓ 绝大多数癫痫发作为一过性，发作时注意关注**瞳孔、意识状态、气道、生命体征**，肢体强直、阵挛伴意识障碍者尽量侧卧位避免误吸，情况允许予压舌板等以避免舌咬伤，但无须强行塞物入口造成不必要的伤害。若发作持续不缓解或频繁发作，处理流程见下页
- 癫痫发作停止后
  - ✓ 注意**误吸性肺炎、酸中毒、横纹肌溶解、脑水肿**等严重并发症
  - ✓ 根据病因制定长期治疗方案

■ 惊厥性癫痫持续状态处理推荐流程图

（如果未终止发作进入下一阶段）

观察期 （0～5min）	评估及维持气道通畅（备气管插管/机械通气） 尽量使患者处于侧卧位避免误吸 生命体征监测 鼻导管或面罩吸氧 建立静脉通路 血常规、血糖、血生化、动脉血气分析，血尿药物、毒物筛查
第一阶段 （5～20min） 初始治疗	**有静脉通路** 静脉推注地西泮：10mg（2～5mg/min），可间隔10min重复一次 **无静脉通路** 肌内注射咪达唑仑：10mg
第二阶段 （20～40min） 二线治疗	地西泮：10mg（2～5mg/min）静脉推注，续4mg/h静脉泵入维持 丙戊酸：15～45mg/kg［＜6mg/（kg·min）］静脉推注，续1～2mg/（kg·h）静脉泵入维持 苯巴比妥：15～20mg/kg（50～100mg/min）静脉推注
第三阶段 （40～60min） RSE（难治性癫痫持续状态） 三线治疗	转入ICU，气管插管/机械通气，持续脑电监测，保护重要器官系统和维持内环境稳定 **丙泊酚**：2～3mg/kg负荷静注，可追加1～2mg/kg直至发作控制，然后4～10mg/（kg·h）维持（注意：持续应用可致丙泊酚输注综合征） **咪达唑仑**：0.2mg/kg负荷静注，续0.05～0.4mg/（kg·h）静脉泵入维持 脑电图痫样放电消失后继续药物维持24～48h
Super-RSE（超级难治性癫痫持续状态）	选择以下手段（可联用） 静脉用氯胺酮、电休克、低温、生酮饮食

■ 癫痫持续状态（CSE）终止后

✓ 终止标准：临床发作停止、脑电图痫样放电消失和患者意识恢复

✓ 建议持续脑电监测直至痫样放电停止 24～48h，发作终止24～48h后向常规治疗过渡，首选同种AEDs静脉/肌内注射剂或口服剂过渡，备选其他AEDs（左乙拉西坦等），注意药物种类、剂型、血药浓度等，避免复发

Epilepsia. 2014, 55（4）: 475-482.
中华神经科杂志, 2014, 47（9）: 661-666.
国际神经病学神经外科学杂志, 2018, 45（1）: 1-4.
临床诊疗指南癫痫病分册. 北京: 人民卫生出版社, 2015.

神经疾病

■ 脑血管病

脑梗死

1. 病因（TOAST分型）
- 大动脉粥样硬化
- 心源性栓塞
- 小动脉闭塞
- 其他明确病因（易栓症、夹层、血管炎、血管痉挛、遗传病等）
- 病因不明（未完整评估病因、评估后未发现病因、评估后发现两种或多种可能病因但不能确定哪种为实际病因者）

2. 临床表现
急性突发，多表现为神经功能缺损（常见症状如下），症状或体征持续时间不限（影像学见责任病灶）或持续24h以上（缺乏影像学责任病灶时）
- 一侧肢体（伴或不伴面部）无力或麻木
- 说话不清或理解语言困难
- 双眼向一侧凝视
- 一侧或双眼视力丧失或模糊
- 眩晕伴呕吐
- 既往少见的严重头痛、呕吐
- 意识障碍或抽搐

3. 诊断
- **病史采集**
  - ✓ 起病时间（最后表现正常的时间，尽可能精确，推算溶栓时间窗）
  - ✓ 神经功能缺损症状的发生及进展特征
  - ✓ 心脑血管疾病危险因素（高血压、糖尿病、高血脂、吸烟、房颤等），近期卒中/心梗/手术/创伤/出血史、用药史（抗凝药等）等
- **体格检查**：一般体格检查（气道、呼吸、循环）和神经系统查体
- **病情评估**：NIHSS评分
- **辅助检查（时间窗内）**
  - ✓ 头CT平扫：排除脑出血，鉴别非血管性病变（如脑肿瘤）
  - ✓ 实验室检查：血常规、肝肾功能、电解质、血糖、ECG及心肌酶、凝血功能、氧饱和度
  - ✓ 其他影像学：头MRI（含DWI、ADC）（可早期发现小梗死灶及后循环梗死，不适合危重或急需治疗者）、血管灌

457

注检查（CT/ MRI灌注、MRI-DWI，不适用于发病6h内，可用于距最后正常时间6~24h的前循环大动脉闭塞者以评估适合机械取栓患者）

- 诊断流程：

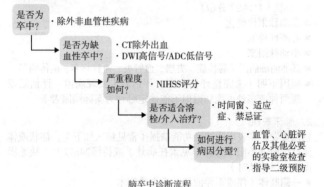

脑卒中诊断流程

4. 急性期治疗
- **一般治疗**
  - ✓ 监测生命体征，必要时予气道支持及辅助通气
  - ✓ 血压控制尚缺乏可靠研究证据，目前观点如下
    - » 准备溶栓/桥接血管内取栓者：SBP＜180mmHg、DBP＜100mmHg
    - » 持续SBP≥200mmHg或DBP≥110mmHg，或伴有心肌梗死、严重心功能不全、主动脉夹层、高血压脑病者，可缓慢静脉降压
    - » 卒中数天后血压平稳者可恢复/开始启动降压药物治疗
    - » 卒中后低血压者应积极寻找原因，必要时可扩容升压
  - ✓ 血糖控制于正常范围
- **特异治疗**
  - ✓ 溶栓/血管内治疗（time is brain! 符合适应证，除外禁忌证）
    - » 静脉溶栓：首选！rt-PA＜4.5h，尿激酶＜6h
    - » 机械取栓：发病后6h内可完成股动脉穿刺（ⅠA）、前循环大血管闭塞且符合DEFUSE3或DAWN试验入组条件者6~16h（ⅠA）；前循环大血管闭塞且符合DAWN试验入组条件者16~24h（ⅡB）
    - » 动脉溶栓：前提为不适合静脉溶栓或未能机械取栓者，大脑中动脉闭塞所致严重卒中＜6h（ⅠB），后循环动脉闭塞致严重卒中＜24h（ⅢC）；若静脉溶栓或机械取栓

未实现血管再通，补救性动脉溶栓＜6h（ⅡB）

✓ **抗血小板**：口服阿司匹林150～300mg/d（溶栓者于溶栓后24h开始；不能耐受阿司匹林者，可选用氯吡格雷）；NIHSS≤3分者，可予阿司匹林＋氯吡格雷双抗治疗；替格瑞洛及替罗非班（取栓后）目前为个体化应用，尚需更多证据

✓ **降脂稳定斑块**：动脉粥样硬化型缺血性卒中患者，推荐使用他汀类药物

✓ **其他辅助治疗**：丁基苯酞、依达拉奉等

■ **防治并发症**

✓ **脑水肿与颅高压**：抬高床头，避免增加腹压或颅压动作，脱水药［甘露醇、甘油果糖、呋塞米（速尿）］，必要时行减压术

✓ **出血转化**：停用致出血药物，病情稳定后10日至数周后开始抗栓治疗

✓ **癫痫**：对症抗癫痫治疗

✓ **吞咽困难**：饮水试验评估吞咽功能，必要时鼻饲补充营养

✓ **肺炎**：早期处理吞咽困难，避免误吸，及时使用抗生素治疗

✓ **排尿困难及泌尿系感染**：必要时留置导尿管，尿路感染者给予抗生素

✓ **深静脉血栓形成（DVT）和肺栓塞**：鼓励尽早活动、抬高下肢，避免瘫痪侧静脉输液，已形成血栓者给予抗凝，有禁忌给予阿司匹林治疗

✓ **康复治疗**：轻到中型神经功能障碍可于卒中发生24h后起始康复

Stroke, 2018, 49: e46-e110.
中华神经科杂志, 2018, 51: 666-682.

脑出血

1. 病因

■ **原发性脑出血**：高血压（80%以上，基底节、小脑、脑干）、脑淀粉样血管病（CAA，脑叶）

■ **继发性脑出血**：血管畸形、动脉瘤、凝血功能障碍、血液病、肿瘤、药物（抗板/抗凝/溶栓后）、梗死后出血、静脉窦血栓形成、血管炎、外伤等

2. 临床表现

常在活动、情绪激动、突然用力时发病，急性起病，局灶神经功能缺损症状，伴头痛、恶心、呕吐、血压升高、不同程度意识

障碍

3. 诊断
- **病史采集**
  - ✓ 发病时间、首发症状及症状进展情况
  - ✓ 心脑血管病的危险因素（高血压、糖尿病、吸烟、酗酒、缺血性脑卒中史）
  - ✓ 有无合并痴呆（CAA）、肝脏、肿瘤及血液系统疾病
  - ✓ 外伤史、用药史（有无抗栓药物）、近期手术史（如颈动脉内膜剥脱术后高灌注）等
- **体格检查**：生命体征（尤其血压）、详细神经系统查体
- **病情评估**：NIHSS评分、GCS评分
- **辅助检查**
  - ✓ 影像学：头CT平扫（首选！）、CTA/增强CT（"点征"预测血肿扩大风险，ⅡB）、脑血管检查（CTV、MRA、MRV、DSA、GRE-T2*或SWI、增强MRI，根据需要选择，ⅡB）
  - ✓ 实验室检查：血常规、肝肾功能、电解质、血糖、心电图及心肌缺血标志物、凝血指标（必要时妊娠试验）
- **诊断流程**：①是否为卒中？②是否为脑出血？③严重程度如何？④部位/病因分型？

4. 治疗
内科治疗
- **一般原则**：监测生命体征，必要时予呼吸循环支持
- **控制血压**：急性期降压目标与速度尚无共识
  - ✓ SBP＞220mmHg，积极静脉降压（拉贝洛尔、尼卡地平），密切监测血压，SBP目标值为160mmHg（ⅡD）
  - ✓ SBP 150～220mmHg，如无急性降压禁忌，数小时内降至130～140mmHg是安全的（ⅡB）
  - ✓ 严密监测血压，每5～15min 1次，随时调整降压速度
- **控制血糖**：正常范围
- **控制体温**：注意鉴别中枢性及感染性发热，必要时抗感染治疗
- **止血治疗**：rFⅦa、氨甲环酸等疗效尚不确切，不推荐常规或无选择使用
- **病因治疗**
  - ✓ 使用抗栓药物发生脑出血，应立即停药（ⅠB）
  - ✓ 华法林相关性脑出血患者可考虑将PCC作为FFP的一种替代选择（ⅡA），同时静脉应用维生素K（ⅠC）；对新型口服抗凝药物（达比加群、阿哌沙班、利伐沙班）相关脑

出血，有条件者可应用相应拮抗药物（如依达赛珠单抗）（ⅡC）

✓ 不推荐rFⅦa单药治疗口服抗凝药相关性脑出血（ⅣD）

✓ 对普通肝素相关性脑出血，推荐使用硫酸鱼精蛋白治疗（ⅡC）

✓ 对溶栓药物相关脑出血，可选择输注凝血因子和血小板治疗（ⅡB）

✓ 对于使用抗血小板药物相关性脑出血，不推荐常规输注血小板治疗（ⅠA）

- **并发症治疗**

  ✓ **降低颅内压**：抬高床头（30～45°），镇痛镇静，脱水药（甘露醇、高渗盐水、甘油果糖、呋塞米、白蛋白等），脑室引流（脑积水者）

  ✓ **控制癫痫**：有发作者予抗癫痫治疗；不推荐预防性治疗

  ✓ **DVT和肺栓塞**：一般预防原则同脑梗死。对易发生DVT的高危患者（排除凝血功能障碍所致的脑出血患者），血肿稳定后可考虑发病后1～4d皮下注射小剂量低分子肝素或普通肝素预防DVT，但应注意出血的风险（ⅡB）。当患者出现DVT或肺栓塞症状时，可使用系统性抗凝治疗或下腔静脉滤器植入（ⅡC）；治疗方案的选择取决于出血时间、血肿稳定性、出血原因及全身情况等多因素（ⅡC）

外科治疗

- 适应证及术式由出血量、出血部位及病因决定
- CT影像估算出血量＝0.5×最大截面长轴×短轴×层面数×层厚

Stroke, 2015, 46: 2032-2060.
中华神经科杂志, 2019, 52: 994-1005.

蛛网膜下腔出血（SAH）

1. 病因

- 外伤性SAH
- 自发性SAH：动脉瘤（85%）、非动脉瘤性中脑周围出血、血管畸形、硬脑膜动静脉瘘、夹层动脉瘤、血管炎、颅内静脉系统血栓形成、结缔组织病、颅内肿瘤、血液病、凝血障碍性疾病及抗凝治疗并发症、吸食可卡因、垂体卒中等（以下主要针对自发性SAH）

2. 临床表现

突发剧烈头痛、恶心、呕吐，意识障碍、癫痫，脑膜刺激征阳性（颈强直）

3. 诊断

- 病史采集：危险因素（高血压、吸烟、酗酒、药物滥用史、家族史等）
- 体格检查：重点关注生命体征（血压等）、GCS评分、瞳孔、脑膜刺激征
- 辅助检查：①疑诊者首选头CT（蛛网膜下腔高密度影），若CT阴性，行腰穿；②确诊者尽早行DSA明确有无动脉瘤（若不能及时实施，可予CTA/MRA）
- 病情评估和临床分级：Hunt-Hess量表（手术参考）、改良Fisher量表（血管痉挛风险）、WFNS/PAASH量表（预后评估）

4. 治疗

一般治疗	卧床休息（4~6周），镇痛镇静，监测生命体征
特异（病因）治疗	动脉瘤者，行介入栓塞/外科手术治疗（避开血管痉挛高发期：出血后3d~2w） 控制血压：收缩压<160mmHg，平均动脉压>90mmHg
并发症防治	预防血管痉挛：持续泵入/口服尼莫地平 控制癫痫：原则同脑出血 处理脑积水：脑室外引流术/分流术 抗纤溶药物：氨基己酸、氨甲环酸等 处理其他并发症：低钠血症、发热等

■ 自发性蛛网膜下腔出血诊疗流程

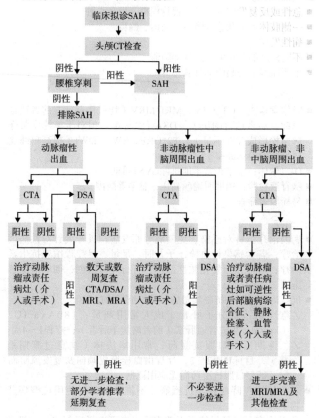

CTA：CT血管造影；DSA：数字减影血管造影；MRA：磁共振血管造影

N Eng J Med. 2017, 377: 257-266.
中华神经科杂志. 2019, 52: 994-1005.

颅内静脉系统血栓形成（CVST）

1. 病因
- 感染性：头面部或其他部位化脓性感染或非特异性炎症
- 非感染性：高凝状态（血液系统疾病、遗传性血栓形成性疾病、自身免疫病、妊娠、产后或口服避孕药等）、血液淤滞、血管壁损伤、颅内压过低等

2. 临床表现

■ 急性或反复发作的头痛、视物模糊、视盘水肿
■ 一侧肢体无力和感觉障碍、失语、偏盲
■ 痫性发作
■ 不同程度的意识障碍或认知障碍
■ 不明原因的硬脑膜动静脉瘘等

3. 诊断

■ 影像学检查：CT/CTV、MRI/MRV（均可作首选，前者适合急症，后者适合随访）、DSA（金标准，但对于单纯皮层静脉血栓形成存在不足）、T2*GRE、SWI、DWI（提高单纯皮层静脉血栓诊断率）
■ D-二聚体：水平正常不能排除CVST可能
■ 脑脊液检验：辅助明确颅高压、感染等病因
■ 易栓因素筛查

4. 治疗

■ 病因治疗：针对感染、免疫病等原发病积极开展针对性病因治疗；若为感染性血栓，予及时、足量、足疗程敏感抗生素治疗；若存在原发化脓性部位，可行外科清创，彻底清除感染源
■ 抗凝治疗：除外抗凝禁忌后尽早予抗凝治疗
  ✓ 急性期：低分子肝素［成人常用剂量：180Axa IU/（kg·d）］或普通肝素（前者略优于后者），疗程1～4周
  ✓ 急性期后：口服抗凝药，常用华法林（注意过渡期重叠），目标INR2～3，疗程由血栓形成倾向及复发风险而定；新型口服抗凝药尚无应用证据
■ 对症治疗：降颅压、抗癫痫（不推荐预防性使用抗癫痫药物）等
■ 介入治疗：经足量抗凝无效重症患者可选择局部溶栓、机械取栓治疗

中华神经科杂志, 2015, 10: 819-829.

内科会诊

■ 术前心脏评估及干预

（非心脏手术）

1. 概述
■ 内科会诊医师在术前评估中，主要起到识别内科疾病、降低手术风险的作用，必要时建议暂缓手术，优先处理内科病

2. 冠心病术前评估*

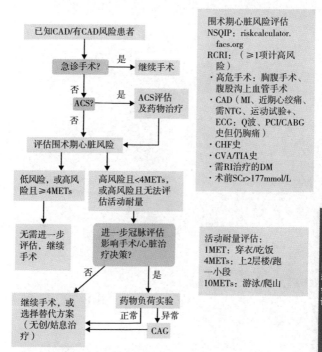

围术期心脏风险评估
NSQIP: riskcalculator.
　facs.org
RCRI: （≥1项计高风险）
· 高危手术：胸腹手术、腹股沟上血管手术
· CAD（MI、近期心绞痛、需NTG、运动试验+、ECG: Q波、PCI/CABG史但仍胸痛）
· CHF史
· CVA/TIA史
· 需RI治疗的DM
· 术前SCr>177mmol/L

活动耐量评估：
1MET：穿衣/吃饭
4METs：上2层楼/跑一小段
10METs：游泳/爬山

注：*针对其他心脏不稳定情况：失代偿CHF、严重心律失常（高度AVB、持续VT、>100bpm的PSVT、有症状心动过缓）、严重瓣膜病，考虑推迟手术，心内科专科会诊

3. 围术期心脏相关治疗
■ 术前是否行再血管化治疗需咨询专科医师
■ 支架植入后4～6周内进行的急诊手术，应继续双抗血小板治疗，除非经评估出血风险超过支架内血栓风险
■ 择期手术如需停用抗血小板药物，原则上应安排在冠脉造影

内科会诊

后2周/裸支架植入后1个月/药物洗脱支架植入后1年

- 支架植入术后长期双抗血小板患者如需手术，尽量继续原用药；如手术必须停用，应术后尽早恢复
- β受体阻滞剂：因基础病长期使用者，围术期应继续
- 他汀类药物：长期服用者应继续，高危/血管手术患者，术前加用可有益

Circulation, 2014, 130: 2215.

内科会诊

■ 术前肺功能评估及干预

1. 围术期肺部并发症危险因素

	确定的		可能的
患者因素	■ 年龄>65 ■ COPD ■ 充血性HF ■ 血ALB<30g/L	■ ASA分级>2 ■ 不能自理	■ 术前8周内吸烟 ■ $PaCO_2$>45mmHg ■ CXR异常 ■ 上呼吸道感染
手术因素	■ 急诊手术 ■ 手术时间>3h ■ 术中使用长效肌松药 ■ 上腹部，胸部，头颈部，主动脉和神经外科手术		■ 全麻 ■ 术后留置鼻胃管

2. 术前评价
- 病史与查体：肺功能评价的基石，关注基础肺疾病是否稳定
- 肺功能：用于明确气道疾病患者评估病情，或活动耐量下降患者鉴别诊断
- 动脉血气分析：对于明确低通气基础疾病，或发现低氧/高碳酸血症患者，有助于评估病情

3. 常见合并症的药物选择
- COPD及哮喘患者应继续原长期控制药物，如有近期加重，在手术时机允许的前提下充分治疗有助于减少术后并发症
- COPD（见**呼吸疾病：COPD**）：
  - ✓ SABA：首选治疗，如沙丁胺醇 1～2揿 tid～qid 吸入
  - ✓ SAMA：可合并使用，如异丙托溴铵 1揿 tid～qid 吸入
  - ✓ 糖皮质激素及抗生素：特殊情况可考虑使用
- 哮喘（见**呼吸疾病：哮喘**）
  - ✓ SABA：首选治疗，按需使用
  - ✓ 糖皮质激素：必要时及早起始，如泼尼松60mg qd po

Ann Intern Med, 2006, 144 (8)：575, 581.
2018 GINA指南.
2018 GOLD指南.

内科会诊

■ 围术期抗凝

1. 评估血栓的风险

风险	机械瓣	房颤	血栓栓塞（VTE）
极高危	■ 任何MV ■ 球形或盘阀式AV ■ 中风/TIA（6个月内）	■ CHA_2DS_2-$VASc^*$ >6分（或 $CHADS_2^*$ 5~6分） ■ 中风/TIA（3个月内） ■ 风心病	■ VTE（3个月内） ■ 严重易栓症（如PC、PS缺乏、APS）
高危	■ 二叶型AV+≥1个危险因素（Af、中风/TIA史、HTN、DM、充血性HF、>75岁）	■ CHA_2DS_2-$VASc$ 4~5分（或$CHADS_2$ 3~4分）	■ VTE（>3个月、≤12个月） ■ 非严重易栓症（如Leiden突变的杂合子） ■ 反复VTE ■ 恶性肿瘤（治疗6个月内/姑息治疗）
中危	■ 二叶型AV+无危险因素	■ CHA_2DS_2-$VASc$ 2~3分（或$CHADS_2$ 0~2分）	■ VTE（>12个月、无危险因素）

注：*见心脏疾病：房颤

2. 评估出血的风险

- 高风险手术：CABG、换瓣手术、颅内/脊柱手术、主动脉瘤修补术、双膝关节置换术、TUPR、肿瘤根治术、PEG置入、手术时间大于45min等
- 低风险手术：胆囊切除、子宫切除、膝/髋置换、疝修补、痔疮手术、皮肤/膀胱/前列腺/甲状腺/乳腺/淋巴结活检、白内障手术等

3. 是否中断口服抗凝药物

出血 血栓	低风险	高风险
中危		■ 中断抗凝±过渡
高/极高危	■ 继续抗凝	■ 推迟择期手术 ■ 中断抗凝+过渡 ■ 中断抗凝+下腔静脉滤网

内科会诊

4. 中断抗凝时机

华法林*	达比加群	利伐沙班
■ 术前5d	■ CrCl>80: 术前1~2d ■ CrCl 50~80: 术前1~3d ■ CrCl 30~50: 术前2~4d	■ CrCl>30: 术前1~2d ■ CrCl<30: 术前2~4d

注: *可使用INR监测, 必要时予VitK拮抗

5. 过渡抗凝
■ 通常仅用于华法林抗凝患者
■ LMWH: 如依诺肝素100IU/kg q12h, 术前24小时停用
■ UFH泵入: 术前4小时停用

Blood 2012, 120: 2954.
Chest 2012, 141 (2 Suppl): e326S.
BJH 2016, 175: 602.

内
科
会
诊

■ 围术期免疫抑制药物使用

1. 糖皮质激素
■ 围术期是否替代需同时考虑患者HPA轴抑制情况及手术应激程度

原激素使用	HPA轴抑制情况	替代方案
■ 泼尼松≤5mg qd* ■ 或总疗程<3w	无抑制	无须替代
■ 泼尼松5～20mg qd	不明确	必要时先评估HPA轴
■ 泼尼松≥20mg qd且总疗程 >3w ■ Cushing综合征	明确抑制	考虑替代

注:*或等效剂量其他糖皮质激素

■ 替代方案
  ✓ 轻微应激:如疝修补术,可继续原每日激素剂量,无需额外替代
  ✓ 中等应激:如关节置换术,术前氢化可的松50mg,术后增加25mg q8h×1d
  ✓ 较大应激:如开胸心脏手术,术前氢化可的松100mg,术后增加50mg q8h×1d,每日剂量减半至维持剂量
■ 对于原发病(如SLE/大动脉炎)控制情况、对激素需求参考**风湿性疾病**相关章节

2. 免疫抑制剂
■ DMARDs类药物:如MTX、HCQ、LFT等,通常无需调整
■ SLE:重症SLE围术期继续原免疫抑制治疗(MMF、AZA、CsA等),轻症SLE术前暂停1周
■ 生物制剂:如阿达木单抗、利妥昔单抗等,通常推迟手术至下一周期时,术后至少2周,伤口愈合良好无感染迹象再恢复用药

Cochrane Database Syst Rev, 2012, 12: CD005367.
Arthritis Care Res, 2017, 69: 1111.

操　　作

See one, do one, teach one!

■ 鼻胃管置入术

1. **适应证**
■ 胃肠减压（肠梗阻、急性胰腺炎、严重呕吐、插管患者）
■ 鼻饲营养、给药（口服药、造影剂、低体温患者复温）
■ 洗胃
■ 消化道出血

2. **禁忌证**
■ 颌面部外伤（特别是怀疑颅底骨折的患者）
■ 食管病变：食管狭窄、食管静脉曲张、腐蚀性食管炎等
■ 昏迷/呛咳反射消失：置入胃管前可能需要先气管插管

3. **物品清单**：手套、鼻胃管（内含导丝、甘油纱布、鼻胃管）、引流袋、25ml注射器、听诊器、胶布

4. **操作步骤**
■ 体位：坐位（亦可卧位，成功率较坐位低），头稍后仰
■ 检查鼻腔：避免选择损伤、出血、息肉或解剖异常的鼻腔
■ 放置深度：成人贲门距门齿35~40cm，放置深度应超过该距离10~20cm。初始放置深度不超过鼻尖→耳屏→剑突的距离
■ 置管：使用甘油涂抹鼻胃管尖端，缓慢从鼻腔置入导管，管尖平行鼻道向后进入而不应向上，当遇到阻力增大（到达咽部时）时嘱患者低头、吞咽，置入拟定深度后停止，确定导管位置后拔除导丝
■ 固定：Y字形胶带，记录置管深度和日期

5. **确认置管位置**
■ 抽吸胃液，观察是否引流出胃液（性状、pH $\leqslant$ 5.5）
■ Whoosh test：使用25ml注射器向胃管内注射空气，听诊上腹正中是否有气体声，但该方法并不精准
■ 拍摄X线片

6. **提示**
■ 若放置胃管时阻力非常明显或患者呛咳、咳嗽、无法言语、声嘶，立即停止操作，退出导管
■ 昏迷患者放置胃管前可先吸痰；胃管插入14~16cm时，可用手托住患者头部使下颌靠近前胸，并可用另一只手伸入患者口中刺激咽反射，帮助胃管通过咽部
■ 拔导丝时一般阻力较明显，可每拔出10cm左右调整导丝、胃管的相对位置

操作

N Engl J Med, 2006, 354: e16.
Oxford Handbook of Clinical Medcine, 9th ed, 773.

■ 导尿术

1. 适应证
- 急、慢性尿潴留；尿失禁
- 危重、麻醉患者的尿量监测
- 特定手术围术期
- 特殊检查、检验需求（如膀胱尿道测压等）
- 膀胱内灌注治疗、膀胱冲洗

2. 禁忌证
- 绝对禁忌证：尿路损伤
- 相对禁忌证：尿道狭窄、近期尿道手术以及人工尿道括约肌、无法配合

3. 物品清单：一次性导尿包（消毒盘×2、消毒液棉球×2包、无菌手套×2、无菌洞巾、甘油纱布、导尿管、10ml含水注射器、引流袋）

4. 操作步骤
- 导尿管选择：多为Foley导尿管（气囊导尿管），通常选择双腔（14~16F）用于短期的留置导尿，三腔（20~24F）可用于膀胱冲洗或膀胱内灌注治疗

	男性	女性
体位	平卧位	截石位
消毒铺巾	外→内：消毒阴阜阴囊，提起阴茎，暴露冠状沟 内→外：尿道口→龟头冠状沟	外→内：消毒阴阜→阴唇 上→下：尿道口、阴道口、肛门
再次消毒	戴无菌手套 由内→外再次消毒	
导尿	充分润滑导管前端，均匀用力将导尿管送入尿道	
	左手握住阴茎，向上提起，将尿管向下置入，轻插15~20cm见到尿液后再插入2cm	左手分开阴唇，右手置入尿管，方向略向上，轻插4~6cm见到尿液后再插入5~7cm
固定	确认尿管在膀胱内，从侧管注入10ml水充起气囊并向外轻拉尿管至稍有阻力（气囊靠在膀胱颈部），连接引流袋	

5. 并发症
- 感染、血尿、膀胱结石、膀胱穿孔、尿道狭窄、尿失禁
  - ✓ 无症状菌尿应首先考虑是否可拔除尿管，而不是局部或全身抗生素治疗

操作

6. 提示

- 单次导尿量应不超过1000ml，以免出现膀胱充血和腹内压骤然变化

- 操作过程中如出现置管困难、患者疼痛难忍，应立即停止，请泌尿外科会诊

- 男性患者导尿前可向尿道口内注入少量局麻药物缓解疼痛及紧张情绪

- 为前列腺肥大患者留置尿管，可尝试选用更大管径导尿管、加强导管润滑、遇到阻力时旋转进管，严重者需膀胱造瘘

- 尿管插入足够深度后没有尿液流出（**不见尿不打水囊！**）
  - ✓ 无尿/少尿：轻压耻骨上缘/向尿管内注射20ml生理盐水再回抽可见尿液
  - ✓ 女性可能误入阴道

- 尿袋放置位置应低于膀胱，避免尿液反流

N Engl J Med, 2006, 354: e22.
CUA.导尿护理指南（2013版）.
卫生部.常用临床护理技术服务规范（2010版）.
Oxford Handbook of Clinical Medicine, 9th ed, 776.

操作

■ 腰椎穿刺

1. 适应证

- 诊断：颅压测定，中枢神经系统感染、炎症、肿瘤、代谢、出血（SAH等）性疾病
- 治疗：脊髓麻醉、鞘注药物
- 紧急穿刺指征：疑似CNS感染或SAH

2. 禁忌证（无绝对禁忌，但以下情况需谨慎）

- 高脑疝风险：占位效应所致颅内压高、颅后窝占位。如怀疑应先完善眼底及头CT/MRI，予甘露醇降颅压
- 高出血风险：溶栓、抗凝或抗板药物、凝血异常、血小板减少等
- 穿刺局部感染、脊柱异常；心肺功能异常、难以配合

3. 准备清单：帽子、口罩、络合碘、利多卡因、腰椎穿刺包（无菌手套、5ml注射器、无菌洞巾、无菌纱布、消毒盘及纱球、腰穿针、测压管、标本瓶、无菌敷料）

4. 操作步骤

- 嘱患者先排尿/便
- 体位：侧卧位，屈颈、屈髋（膝胸位，可双手抱膝），腰部平行并紧邻于床沿，背部垂直于床面
- 定位：双侧髂嵴最高点连线对应L4棘突，选择L3～4或L4～5椎间隙与后正中线交点为穿刺点
- 消毒铺巾：以穿刺点为中心消毒3次，消毒范围直径约15cm，铺无菌洞巾
- 麻醉：1%利多卡因皮内注射出皮丘后垂直进针逐层麻醉（麻醉前回抽以免误入血管）
- 穿刺：从穿刺点垂直于后背（或可偏向头侧15°、指向脐部）穿刺，穿刺针斜面向腰侧上（避免切割硬膜），逐步进针（棘上韧带→棘间韧带→黄韧带→硬膜→蛛网膜下腔）至有突破感后抽出针芯可见脑脊液流出
  - ✓ 测压：连接测压管进行测压（正常值80～180mmH$_2$O）
  - ✓ 采样：按需以病原-生化-细胞学-其他的顺序留取脑脊液送检，不应尝试抽吸脑脊液
  - ✓ 给药：留取标本后进行，以进1ml退0.5ml的按摩式方法注射药物
- 插回针芯、拔针、压迫止血

5. 并发症

- 腰穿后头痛：最常见，多见于穿刺后24~48小时，直立位加重；减少穿刺次数（≤4次），穿刺针斜面向患者腰侧可减少发生风险。治疗：卧床、补液、喝可乐，使用简单的止痛药，严重时可考虑硬膜外自体血补片治疗

- 出血：脊髓血肿予地塞米松。若出现进展性神经功能缺失，尽快手术减压

- 脑疝

- 感染：脊髓炎少见；椎间盘炎和椎骨骨髓炎罕见，多由皮肤正常菌群所致

6. 提示

- **正确的体位是穿刺成功最重要的因素！**

- 穿刺出血性脑脊液：留取3管脑脊液，如颜色逐渐变淡→穿刺损伤；如颜色均一→蛛网膜下腔出血

- 颅压明显升高或冒管而出：留取标本宜缓慢，量不宜过多，警惕脑疝

- 穿刺过程中下肢过电样疼痛：穿刺针偏向了疼痛侧椎间孔，应予调整方向

- 脑脊液流出不畅：可尝试转动穿刺针方向；可能为颅压过低引起

Alzheimers Dement. 2017; 8: 111-126; N Engl J Med. 2006, 355: e12.
Thromb Res 2001; 101: V141; AJNR Am J Neuroradiol 2006, 27: 468.

■ 骨髓穿刺及骨髓活检

1. 适应证
■ 各种血液系统疾病的诊断及评估
■ 可疑骨髓转移癌、特殊感染（寄生虫、伤寒）等的诊断

2. 禁忌证（无绝对禁忌，但以下情况需谨慎）
■ 严重出血性疾病：如严重血友病、DIC等
■ 穿刺处皮肤异常：感染或创伤

3. 准备清单：帽子、口罩、无菌手套、络合碘、利多卡因、生理盐水、甲醛溶液、25ml注射器、5ml注射器、骨髓穿刺针、骨髓活检针、无菌敷料、治疗包（内含消毒盘、无菌纱球、无菌洞巾）、载玻片

4. 操作步骤
■ 体位：俯卧位或侧卧位（髂后上棘、棘突），仰卧位（髂前上棘、胸骨）
■ 定位
   ✓ 胸骨：禁活检，胸骨柄或胸骨角相对于第1、2肋间隙的位置，偏离中线；建议请血液科专科医师操作
   ✓ 髂前上棘：髂前上棘后1~2cm
   ✓ 髂后上棘：骶椎两侧，臀部上方突出部位（下有平坦的骨质）
   ✓ 腰椎棘突：腰椎棘突突出处
■ **消毒铺巾**：见**操作：腰椎穿刺**
■ 麻醉："米"字形多点麻醉，加强骨膜麻醉
■ 骨髓穿刺：执穿刺针垂直于皮肤进针至骨膜，固定后退出针芯，连接注射器抽吸0.2~0.5ml骨髓血涂片，可继续抽骨髓液送其他检查
■ 骨髓活检：使用活检针穿刺至皮质骨，固定后连接活检针上的接柱，继续向前进针15~20mm，反方向退针，取出活检组织

5. 标本制备
■ 骨髓液涂片：推片一端蘸取骨髓液少许，成30°~45°角置于载玻片的一端，沿玻片的全长快速将其均匀铺开，片尾形成富含骨髓小粒的羽状边缘
■ 活检滚片/印片：将新鲜的活检样本置于2张载玻片中间压住，来回滚动

操作

6. 提示

- 麻醉进针后左手固定于皮肤表面不动，可保证穿刺/活检针进针部位为麻醉最为充分的部位
- 骨髓取材情况的现场判断
  - ✓取材满意：部分患者可有抽吸瞬间酸痛感；抽出的骨髓液中有较多黄色小粒（多为骨髓小粒，亦有脂肪）
  - ✓稀释：涂片骨髓小粒少或不见
  - ✓避免方法：避免抽吸过于用力、抽取量过多（建议0.2~1.0ml之间）、同一点反复抽吸、穿刺过浅、过深或穿破较大静脉血窦
  - ✓干抽：骨髓增生异常活跃、骨髓纤维化等情况可出现骨穿时干抽。可退针至皮下，重新定位穿刺，或利用针芯表覆骨髓液涂片，或制备滚片
- 抽吸骨髓前应将25ml注射器预先抽空气5ml，以便观察是否抽出骨髓

N Engl J Med, 2009, 361: e28.
临床血液学检验（第5版），56.

操　作

■ 腹腔穿刺

1. 适应证

■ 诊断

- ✓ 急腹症患者穿刺明确有无胃肠穿孔、异位妊娠、脏器破裂等
- ✓ 腹腔积液诊断不明

■ 治疗

- ✓ 大量腹腔积液时减压以减轻症状
- ✓ 腹腔内注射药物（抗生素、化疗药物等）

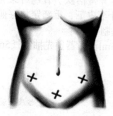

腹腔穿刺点示意图

2. 禁忌证（无绝对禁忌，但以下情况需谨慎）

- ■ 高出血风险
- ■ 表面皮肤异常：感染、血肿、静脉曲张、瘢痕
- ■ 腹腔脏器异常：腹腔脏器异常肿大、肠粘连

3. 准备清单：帽子、口罩、无菌手套、络合碘、利多卡因、25ml 或50ml注射器、胸/腹腔穿刺包（5ml注射器、无菌洞巾、无菌纱布、消毒盘及纱球、腹腔穿刺针）、无菌敷料、引流袋、标本瓶；如置管，备中心静脉导管、刀片、针线

4. 操作步骤（以腹腔积液为例）

- ■ 嘱患者排空膀胱
- ■ 体位：仰卧位或半卧位，略转向穿刺侧
- ■ 定位：左侧髂前上棘内上方向4～5cm（反麦氏点）；脐与耻骨联合连线中点上方1.0cm偏左或偏右1.5cm处；侧卧位在脐水平线与腋前线或腋中线之延长线相交处；积液量少尤其有包裹性分割时需在B超定位/引导下穿刺
- ■ 消毒铺巾：见**操作：腰椎穿刺**
- ■ 麻醉：见**操作：腰椎穿刺**，回抽见积液后停止进针并原位加强麻醉

- 穿刺：垂直于穿刺点穿刺，Z字形并保持负压进针，直至抽出腹腔积液后停止进针（必要时置管）
- 采样：留取足够标本送检，引流腹腔积液

5. 并发症
- 腹腔穿刺后循环障碍、感染、出血、腹壁下动脉损伤
- 腹腔积液持续渗漏。预防：Z字形进针，置管时尽量不扩皮；处理：局部加压（纱布卷压迫、腹带包扎等），渗液吸收贴，人工肛袋盛接

6. 提示
- 肝硬化患者单次腹腔积液引流不超过3000ml
- 大量放腹腔积液后应当监护，必要时腹带加压，警惕血流动力学不稳定
- Z字形进针方法：一只手将皮肤向下拉并绷紧固定，另一只手垂直进针。核心为皮肤和腹腔积液的针道非直线
- 血性腹腔积液和穿刺出血的鉴别：暂停抽液，穿刺液于试管中静置，评估血液凝固速度，如很快凝固可能是血管损伤引起出血，反之为血性腹腔积液

N Engl J Med, 2006, 355: e21.
N Engl J Med. 2004, 350: 1646-1654.
Oxford Handbook of Clinical Medicine, 9th ed: 778.

■ 胸腔穿刺

1. 适应证
■ 诊断
  ✓ 胸腔积液诊断不明
■ 治疗
  ✓ 大量胸腔积液时减压以减轻症状
  ✓ 气胸闭式引流
  ✓ 胸腔内注射药物

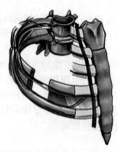

胸腔穿刺局部解剖示意图

2. 禁忌证（无绝对禁忌，但以下情况需谨慎）
■ 高出血风险
■ 表面皮肤异常：感染或创伤
■ 血流动力学不稳定、无法配合者

3. 准备清单：帽子、口罩、无菌手套、络合碘、利多卡因、25ml
   或50ml注射器、胸腔穿刺包（5ml注射器、无菌洞巾、无菌
   纱布、消毒盘及纱球、胸腔穿刺针）、无菌敷料、引流袋、标
   本瓶；如置管，备中心静脉导管、刀片、针线

4. 操作步骤（以胸腔积液为例）
■ 体位
  ✓ 端坐位（后入路：可嘱患者将双上肢环抱于身前桌上以作
    支撑）
  ✓ 平卧（腋中线入路）
  ✓ 半高侧卧位（腋后线入路）
■ 定位：尽量先超声定位（要求穿刺医师亲自观看患者定位时
  的体位和标记，确保标记的是最佳位置）并叩诊验证；穿刺
  点至少应在积液最高点以下1个肋间（尽量避免在肩胛线第9

肋以下进行穿刺）。肋骨上缘穿刺（避免损伤肋间血管、神经，见示意图）

- 消毒铺巾：见**操作：腰椎穿刺**
- 麻醉：见**操作：腰椎穿刺**，回抽见积液后停止进针并原位加强麻醉，记住针头的深度。可先朝向下位肋骨穿刺直至触及骨质，然后调整方向麻醉胸膜
- 穿刺：再次确认穿刺点位于肋骨上缘，垂直于穿刺点并保持负压进针，直至抽吸出胸腔积液后立即停止（必要时置管）
- 采样：留取足够标本送检，引流胸腔积液（单次引流不超过600~1000ml）
- 拔针：嘱患者深呼气后屏气，拔出穿刺针

5. 并发症
- 气胸：处理见值班：气胸
- 出血（如血肿、血胸或腹腔积血）、腹腔脏器损伤、空气栓塞、感染
- 胸膜反应。处理：立即停止操作，嘱患者平卧，观察血压脉搏的变化；必要时皮下注射0.1%肾上腺素0.3~0.5ml，或静脉注射葡萄糖液
- 复张性肺水肿

6. 提示
- 若积液量少或有包裹，应考虑超声或CT引导下穿刺
- 穿刺时左手应稳定地扶住穿刺针，避免患者体位变换后造成损伤
- 大量引流胸腔积液时可考虑在监护下进行
- 中止操作指征：吸出空气、胸痛、腹痛或呼吸困难加重

N Engl J Med 2006; 355: e15.

Clinical Procedures in Emergency Medicine, 4th ed: 171-186.

■ 中心静脉穿刺

1. 适应证

- 建立给药通路：外周静脉通路不足（如快速补液）、外周静脉通路输注可引起静脉炎的药物（如血管活性药物、高渗液体）
- 建立到达中心循环及心脏内的通路：血流动力学监测、Swan-Ganz导管、测混合静脉血氧饱和度、临时起搏器放置
- 建立静脉通路：放置静脉装置和静脉干预（下腔静脉滤器或支架置入、静脉溶栓治疗）
- 建立体外治疗通路：透析及血浆置换等

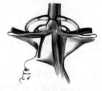

颈内静脉穿刺　　　**锁骨下静脉穿刺**　　　**股静脉穿刺**

2. 禁忌证

- 患者无法配合
- 出血倾向：溶栓、抗凝或抗板药物、凝血异常、血小板减少（应尽量避免锁骨下静脉途径）
- 穿刺部位及附近感染、解剖异常、血管内装置、血管损伤、血栓形成
  - ✓ 颈内静脉：无法耐受气胸、机械通气呼气末气道压力高、颈椎损伤、颈动脉粥样硬化
  - ✓ 锁骨下静脉：无法耐受气胸、机械通气呼气末气道压力高
  - ✓ 股静脉：腹部外伤（可能伤及下腔静脉）

3. 物品清单

- 中心静脉导管包（穿刺针、导丝、测压器、扩皮器、刀片、中心静脉导管、固定器）
  - ✓ 导管选择：单腔，单一通路且管径较细，目前少用；双腔，常用，可用于引流及给药；三腔，提供回路且管径较粗，适合血液透析/滤过等，但因导管相关感染风险高，其他情况不常规使用
- 帽子、口罩、无菌手套、500ml生理盐水、肝素钠1~2支、利多卡因、换药盘、纱球、治疗巾/洞巾、5ml注射器×3、缝线

4. 穿刺前准备

- 知情同意；持续心电、血压、血氧监测

- ■ 静脉选择
  - ✓ 首选右侧颈内静脉（右侧颈内静脉直径粗，进入上腔静脉的路径更为直接，右胸膜顶更低，右侧无胸导管，适合右利手操作）
  - ✓ 严重单侧肺部疾病的患者若行颈内或锁骨下静脉穿刺，选择受损肺的同侧建立静脉通路
  - ✓ 股静脉为备选部位，因为血栓、感染发生风险相对较高，心脏停搏时置管率高（股静脉距心脏较远），但凝血异常或患者不配合时，可选股静脉
- ■ 备皮

5. 操作步骤：

步骤	颈内静脉	锁骨下静脉	股静脉
体位	仰卧头低位，头稍后仰、偏向对侧	仰卧头低位，展胸，头略偏对侧	平卧位/头高位，穿刺侧下肢外展外旋
定位	胸锁乳突肌锁骨头与胸骨头之间 颈内动脉的前外侧	锁骨中内1/3交界处，锁骨后	腹股沟韧带下1～2cm，股动脉内侧约1cm处
消毒	耳至锁骨，肩膀至气管	胸骨切迹至锁骨肩峰端，耳至乳头	穿刺点周围至少15cm皮肤
铺巾	铺无菌洞巾，可借助治疗巾扩大无菌范围		
准备	按照使用顺序排列器具，使用无菌生理盐水冲洗所有导管腔及穿刺针以确保通畅		
麻醉探寻	充分麻醉表面皮肤后，使用麻醉针探寻深静脉位置		
	中路（首选）：SCM锁骨头与胸骨头交界点为穿刺点（约在环状软骨水平，颈内动脉外侧），向同侧乳头，45°进针 前路：SCM前缘下1/3，触诊动脉外侧穿刺，向同侧乳头进针 后路：SCM后缘的下1/3处穿刺，向胸骨切迹进针	锁骨下：锁骨中内1/3交汇处下缘，锁骨下1cm，平行胸壁，向锁骨上切迹进针 锁骨上：SCM锁骨头外侧1cm，锁骨上1cm；低于冠状平面针尖向上10°～15°，向对侧乳头或胸骨切迹进针	腹股沟韧带下1～2cm，股动脉内侧约1cm处，朝向头侧，与平面呈30°～45°进针
穿刺	沿麻醉路线使用穿刺针穿刺，左手始终感受颈动脉搏动	沿麻醉路线使用穿刺针穿刺	沿麻醉路线使用穿刺针穿刺，深度为2～3cm
确认	使用测压器确认穿刺针位于静脉内		

487

- 置管
  - ✓ 缓慢将导丝放入穿刺针，置导丝深度15～30cm（注：穿刺针长15cm）
  - ✓ 退出穿刺针，使用扩皮器或刀片扩大穿刺点，缓慢沿导丝置入导管
    - » 颈内静脉置管：右侧为8cm+K，左侧为11cm+K，K为穿刺点至锁骨头上缘距离（cm）
    - » 锁骨下静脉置管：右侧16cm，左侧20cm
    - » 股静脉置管：一般为18cm
  - ✓ 固定导管同时撤出导丝
  - ✓ 使用注射器从导管抽取液体，再次确定置管位置，封管
    - » 根据管路用途、患者出血风险高低选择肝素或生理盐水封管
  - ✓ 敷贴保护，标注置管日期
  - ✓ 颈内静脉、锁骨下静脉置管后需拍摄胸片确认位置：导管尖端位于第2、3前肋水平，上腔静脉内
- 超声定位方法
  - ✓ 灰阶图像：静脉壁较薄、受压更易变形，可能存在可以显示的静脉瓣且缺乏动脉的搏动
  - ✓ 多普勒：动脉波形伴陡峭上升支，静脉波形呈波浪状（几乎不随呼吸和心动周期产生变化）；心脏收缩时，动脉血流呈搏动性、声音尖锐，静脉血流呈较为稳定的"嗡嗡"声
- 判断是否为静脉
  - ✓ 一般为暗红色、非搏动性血液（氧饱和度低、低血压患者动脉血亦可为上述表现）
  - ✓ 测压针
  - ✓ 穿刺针接静脉输液管路，测血流压力
  - ✓ 回抽血液送检血气分析

6. 并发症
- 感染、出血（皮下血肿、血胸）、气胸、血栓、心律失常、心肌/神经损伤、胸导管损伤
- 气栓。预防方法：避免血容量过低，头低脚高位（颈内），插拔导管时嘱患者呼气，操作过程密闭中心静脉导管

N Engl J Med, 2010, 363: 796-797.
N Engl J Med, 2010, 362: e57.
N Engl J Med, 1994, 331: 1735-1738.
Procedures in Primary Care（2nd），529-541.

■ 吸痰术

1. 目的：清除上气道分泌物；维持呼吸道通畅；抢救窒息；获取痰标本送检

2. 操作步骤
- 负压选择：成人吸痰压力<200mmHg
- 吸痰管选择：小于气管内径1/2，成人常用12 F、14F
- 预氧合：予纯氧或提高氧浓度，氧流量1~2分钟
- 准备：手套戴于操作手（以右手为例），执握吸痰管，左手取吸引头与吸痰管连接
- 置管：左手拇指控制吸引器侧孔调整负压，暂闭负压，将吸痰管经口/鼻插至气道或人工气道远端
- 吸引：左手拇指打开负压，右手拇指和示指旋转上提吸痰管，吸痰管在气道内时间不超过15秒，避免反复在气道内插、提
- 更换吸痰管，分别抽吸口、咽和鼻腔分泌物
- 抽吸完毕后继续吸氧，待患者血氧饱和度恢复后，调整氧浓度、氧流量至原值

3. 并发症
- 低氧血症。预防方法：适当管径吸痰管、预氧合、咳嗽时暂停操作、避免反复刺激隆突、控制吸痰时间
- 呼吸道黏膜损伤
- 感染。预防方法：遵循无菌操作原则、稀释痰液、加强口腔护理
- 气道痉挛。预防：气道高敏感患者可少量滴入1%利多卡因；处理：β受体激动剂
- 阻塞性肺不张
- 心律失常。预防方法：避免低氧

AARC .Endotracheal Suctioning of Mechanically Ventilated Patients With Artificial Airways, 2010 .

卫生部.常用临床护理技术服务规范（2010版）.

■ 快速顺序诱导插管

1. **适应证**：多用于急诊抢救（非空腹，镇静下，±短效肌松药物）
- 患者无法保证通气和换气（呼吸停止、大气道梗阻、缺氧、急性CO_2潴留等）
- 患者无法自主保护气道（深昏迷、球麻痹、呛咳反射消失）
- 特殊情况须尽早插管（严重创伤、感染性、休克、大面积烧伤）

2. **禁忌证**
- 气道损伤→手术管理气道
- 颌面部病变、严重喉头水肿、喉部病变→气管切开
- 不稳定颈椎损伤→非绝对禁忌，但需助手全程固定颈椎

3. **插管前评估**（如果有时间）
- 评估气道
  - ✓困难气道。**若评估为困难气道，提前安排替代方案**（备可视喉镜/支气管镜等设备；麻醉科会诊；耳鼻喉科会诊评估气管切开）
- 评估误吸风险：上次进食时间、呕吐、肠梗阻、意识障碍
- 口腔局部：**是否有松动的牙齿，若有可拆卸义齿需在插管前摘除**
- 心脑血管疾病、凝血功能障碍

4. **准备清单**
喉镜（我院常规应用**弯头喉镜**）、气管导管（男性7.5~8号，女性7~7.5号）＋管芯、注射器、听诊器、口咽通气道、负压吸引器、面罩＋简易呼吸器、镇静±肌松药物、有创呼吸机、胶布、手套、口罩、帽子

5. **操作步骤**（7个P）

Preparation	■ 监护、氧源、静脉通路，插管用物，检查喉镜、导管及气囊，管芯插入导管（不要超过导管尖端）
Preoxygenation	■ 插管前给予高FiO_2通气数分钟（e.g.纯氧×3min） 意识障碍者提下颌开放气道，舌后坠者放置口咽通气道
Pretreatment	■ 镇静（咪达唑仑0.05~0.10mg/kg，注意呼吸抑制和低血压；丙泊酚0.5mg/kg，注意低血压；芬太尼3μg/kg，禁用于高颅压和严重肝病）
Paralysis	■ 肌松（琥珀酰胆碱1.5mg/kg，注意高钾血症、恶性高热） **肌松后自主呼吸消失，必须有把握控制气道才能给药！！！**

Position& Protection	■ 垫高枕部＋推头抬颏→颈前屈头后仰"嗅花位" ■ Sellick手法：助手全程向后上右压迫环状软骨（↓误吸）
Placement with Proof	■ 左手持喉镜从正中置入（舌体肥大者可从右侧口角置入→将舌体拨向左侧至正中位） ■ 直视喉镜片穿过腭垂，见会厌后稍深入至会厌根部，挑起会厌（**不要以患者牙齿为支点转动手腕，应握紧喉镜柄根部沿喉镜柄向斜上发力**），暴露声门，直视下右手持气管导管插入，至气囊过声门后拔除管芯 ■ 插管深度：男性21～23cm，女性20～22cm ■ **打气囊并确认气管导管位置** 视诊胸廓起伏、听诊双侧呼吸音、听诊胃泡鼓音、观察机械通气波形、监测呼气末CO_2（正常为35～45mmHg）
Postintubation Management	■ 固定气管、床旁胸片（导管尖端位于隆突上4cm左右） ■ 镇静、镇痛、制定机械通气方案

6. 并发症

气管插管最严重的并发症是误插入食管→误吸、呼吸衰竭甚至死亡；吸入性肺炎；心动过缓、喉痉挛、支气管痉挛；牙齿、嘴唇、声带损伤；颈椎损伤加重

Chest, 2007, 131: 608.
N Engl J Med, 2007, 356: e15.

附　　录

■ 职业暴露处理流程

1. 北京协和医院利器损伤或皮肤黏膜暴露后处理
■ 处置报告流程

职业暴露
（利器损伤/不完整皮肤及黏膜，体液、血液喷溅等）

伤口紧急处理
1. 从近心端向远心端挤压，尽可能挤出损伤处的血液
2. 用肥皂水和流动水清洗暴露皮肤，清水或生理盐水冲洗暴露黏膜
3. 用消毒液消毒（75%乙醇或0.5%碘伏）并包扎伤口

暴露评估	**职业暴露报告**
工作日：感染科会诊医师 夜班或节假日：内科总值班 指导抽血、预防性用药	登录HIS，在医政或患者管理目录下，进行《北京协和医院职业暴露报告单》在线填报，应于职业暴露72小时内完成

若暴露源HBsAg（＋）	**若暴露源存在以下其一**
立即抽血查输血八项、ALT、HBV-DNA，需预防用药者应于用药前抽血	抗HCV（＋） HIV抗体（＋） 梅毒特异性抗体及快速梅毒血浆反应素试验（＋） 则立刻抽血查感染四项

需要抽取血样者
持化验申请单，工作日至相应处室盖章（参见各科室内职业暴露处置流程细则）、送检

需要预防用药者
持处方至相应处室盖章后，至急诊药房取药

■ HBV暴露后处理
  ✓血清学检测：立即检测乙肝五项、HBV-DNA、肝功（ALT、AST），并于3个月及6个月内复查
  ✓主动和被动免疫：若已接种过乙肝疫苗，且已知HBsAb≥10mIU/ml，可不特殊处理；若HBsAb＜10mIU/ml，立即注射乙肝免疫球蛋白200~400IU；同时，在不同部位接种一针乙肝疫苗，1、6个月后分别接种第2、3针
■ HCV暴露后处理
  ✓血清学检测：暴露后立即检测抗-HCV，2~4周检测HCV-RNA，12周和24周检测抗-HCV和肝功

✓ 无预防性用药；若抗-HCV和/或HCV-RNA阳性，立即起始抗病毒治疗（见**感染性疾病：病毒性肝炎**）

- HIV暴露后处理
  - ✓ 血清学检测：立即检测HIV抗体，并于4周、8周、12周及6个月后复查HIV抗体
  - ✓ 预防性用药
    - » 用药方案：首选恩曲他滨－替诺福韦联合整合酶抑制剂（拉替拉韦、多替拉韦）；如果整合酶抑制剂不可及，可以使用蛋白酶抑制剂（洛匹那韦/利托那韦、达芦那韦/考比司他）
    - » 合并肾功能下降者，可将恩曲他滨－替诺福韦替换为齐多夫定＋拉米夫定，联合整合酶抑制剂或蛋白酶抑制剂
    - » 治疗时间及疗程：HIV暴露后尽可能短的时间内（尽可能2h以内）进行预防性用药，疗程为连续服药28天

2. 北京协和医院经呼吸道传播疾病职业暴露后应急预案

- 职业暴露最常涉及的呼吸道传播疾病包括：各型流感、流脑、水痘、麻疹等，具体流程参见院内感染办公室文件
- 发生或可疑经呼吸道传播疾病职业暴露后（与确诊或疑似患者无防护或不规范接触）立即向所在科室报告
- 职业暴露者所在科室尽快统计发生暴露的医务人员名单和联系方式后报医务处备案，并根据疾病特点安排暴露防护、隔离或休假
- 预防用药或疫苗接种遵循自愿原则，预防性用药经医务处审核批准后，科室至急诊药房领药

中国肝脏病杂志（电子版），2015（3）：19-35.
中华内科杂志，2018（57）：867-884.

■ 常用静脉泵入药物

1. 多巴胺/多巴酚丁胺（20mg/2ml/支）：（体重kg×3）mg加0.9%NS至50ml，1ml/h相当于$1\mu g/(kg \cdot min)$，$1 \sim 20\mu g/(kg \cdot min)$

2. 去甲肾上腺素（2mg/1ml/支）：（体重kg×0.3）mg加0.9%NS至50ml，1ml/h相当于$0.1\mu g/(kg \cdot min)$，$0.1 \sim 2\mu g/(kg \cdot min)$

3. 肾上腺素（1mg/1ml/支）：（体重kg×0.3）mg加0.9% NS至50ml，1ml/h相当于$0.1\mu g/(kg \cdot min)$，$0.1 \sim 2\mu g/(kg \cdot min)$

附录

4. 异丙肾上腺素（1mg/2ml/支）：3mg＋0.9% NS 44ml，1ml/h（1μg/min）

5. 利多卡因（200mg/10ml/支）：原液（无需稀释），3～9ml/h（1～3mg/min）

6. 艾司洛尔（200mg/2ml/支）：原液，bolus 0.5mg/kg，维持50～300μg/kg·min，100μg/（kg·min）＝3.6/h（BW＝60kg）

7. 胺碘酮（150mg/3ml）：首剂150～300mg iv 10min内推完；450mg＋5%GS 36ml iv 泵入，6ml/h（1mg/min）×6h，减至3ml/h（0.5mg/min）持续泵入；24h总量＜2.2g（禁用NS）

8. 硝酸甘油（5mg/ml/支）：50mg＋0.9%NS 40ml，10μg/min开始，可用到200μg/min（10μg/min＝0.6ml/h）

9. 硝普钠（50mg/支粉剂）：50mg＋5%GS 50ml，10μg/min开始，可用到200～300μg/min（10μg/min＝0.6ml/h）

10. 亚宁定（25mg/5ml/支）：原液（无需稀释），从1.2ml/h（100μg·min）开始，可逐渐加量到400μg·min（4.8ml/h）

11. 尼莫地平（10mg/50ml/支），原液（无需稀释）起泵2.5ml/h，2h后加至5ml/h，根据血压调整，最高10ml/h，持续5～14d

12. 吗啡（10mg/1ml/支）：50mg＋0.9%NS 45ml，1～6ml/h（1～6mg/h）

13. 地西泮（10mg/2ml/支）：原液（无须稀释），0.2～3.0ml/h（1～6mg/h）

14. 咪达唑仑（5mg/5ml/支）：原液（无须稀释），1～6ml/h，0.04～0.20mg/（kg·h）

15. 德巴金（400mg/粉针）：1200mg＋0.9% NS 50ml（浓度24mg/ml）首次应用：Bolus 15mg/kg 静推＞3min，维持1～2mg/（kg·h）；原曾口服：以原剂量泵入［如BW＝60kg 0.5g tid po→1mg/（kg·h）］

16. 冬眠合剂：异丙嗪（50mg/2ml/支），氯丙嗪（50mg/2ml/支），哌替啶（50mg/1ml）；各1ml＋0.9% NS 17ml，泵速1～2ml/h

17. 异丙酚（200mg/20ml/支）：原液（无需稀释），5～80μg/（kg·min），10μg/kg·min＝3.6ml/h（BW＝60kg）

18. 万可松（4mg/支粉剂，1ml/支溶剂）：10支＋0.9% NS10ml，

$0.8 \sim 1.2\mu g/(kg \cdot min)$, $1\mu g/(kg \cdot min) = 1.8ml/h$（BW＝60kg）

19. 垂体后叶素（6IU/1ml/支）：首剂12 ～ 18U入壶；原液（无须稀释），消化道出血2 ～ 4ml/h（0.2 ～ 0.4U/min），咯血1 ～ 2ml/h（0.1 ～ 0.2U/min）

20. 生长抑素（思他宁）（3mg/2ml/支）：3mg ＋ 0.9% NS 48ml，bolus 250μg（4ml）；维持4ml/h（250μg/h）

21. 奥曲肽（善宁）（0.1mg/1ml/支）：bolus 0.1mg入壶；0.5mg ＋0.9%NS 45ml 维持2.5ml/h（25μg/h）

22. 普通肝素（12500U/2ml/支）：1支＋0.9% NS 48ml，2ml/h（500U/h），根据APTT调整

23. 氨茶碱（250mg/10ml/支）：500mg＋5%GS 30ml，2ml/h（24h＜1g）

■ 肝素与华法林方案调整

1. 肝素

■ 初始剂量与维持剂量依基础疾病而异（肺栓塞较ACS初始剂量高）

　✓ACS：初始剂量60U/kg（最大4000U），维持剂量12U/（kg·h）（最大1000U/h）

　✓PE：初始剂量80U/kg，维持剂量18U/（kg·h）

■ 给予初始剂量肝素后第6、12、24h查APTT

■ 调整剂量后每4～6h查APTT（肝素半衰期～90min）

■ 治疗过程中每天或Q12h查APTT

■ 每天查CBC确保Hct和PLT计数稳定

肺栓塞肝素抗凝调整表		ACS肝素抗凝调整表	
APPT	调整方案	APPT	调整方案
＜40	负荷5000U，泵速↑300U/h	＜40	负荷3000U，泵速↑100U/h
40～49	负荷3000U，泵速↑200U/h	40～49	泵速↑100U/h
50～59	泵速↑150U/h	50～75	维持
60～85	维持	76～85	泵速↓100U/h
86～95	泵速↓100U/h	86～100	暂停30min，泵速↓100U/h
96～120	暂停30min，泵速↓100U/h	＞100	暂停60min，泵速↓200U/h
＞120	暂停60min，泵速↓150U/h		

2. 华法林调整方案（*体重>80kg用7.5mg）

Day	INR				
	<1.5	1.5～1.9	2.0～2.5	2.6～3.0	>3.0
d1～3	5.0mg*	5.0mg*	2.5～5.0mg	0～2.5mg	0mg
d4～5	10.0mg	5.0～10.0mg	0～5.0mg	0～5.0mg	0～5.0mg
d6	根据INR目标值及先前5天内的剂量调整				

3. 华法林过量处理

INR	出血	处理
3.0～5.0	无	减量
5.0～9.0	无	停药＋VitK₁ 1～4mg口服
>9.0	无	停药＋VitK₁ 3～5mg口服
>20	有	停药＋VitK₁ 10mg i.v.＋FFP
无论多少	严重出血	停药＋VitK₁ 10mg i.v.＋凝血酶原复合物

■ 静脉通路与补液

静脉通路类型	直径（G）	长度（cm）	补液速度*（ml/min）
外周静脉置管	24G	1.9	22
	22G	1.9	36
	20G	2.5	55
	18G	2.5	82
中心静脉置管	18G	20	22
	16G	20	50
	14G	20	100
经外周中心静脉置管（PICC）	18G	60	21

注：*生理盐水在室温下由高于输液部位100cm处输注

■ Richmond躁动镇静评分（RASS）

+4	攻击行为	攻击或暴力行为
+3	非常躁动	拔除引流管或导管
+2	躁动	身体频繁无目的移动，对抗呼吸机
+1	不安	焦虑不安但身体无激烈移动

0		清醒且平静
−1	嗜睡	对声音刺激能够保持＞10秒清醒
−2	轻度镇静	对声音刺激保持短暂清醒（＜10秒）
−3	中度镇静	对声音刺激有反应
−4	深度镇静	对身体刺激有反应
−5	昏迷	对身体或声音刺激物反应

■ 疼痛行为量表（BPS）

面部表情	放松	1
	稍紧张	2
	非常紧张	3
	扭曲	4
上肢运动	无活动	1
	部分弯曲	2
	完全弯曲，手指屈曲	3
	持续弯曲	4
通气依从性	耐受通气	1
	呛咳但大多数时间耐受通气	2
	对抗通气	3
	无法通气	4
评分范围3～12 充分镇痛 ≤5		

■ 重症监护疼痛观察工具（CPOT）

面部表情	放松	0
	紧张	1
	扭曲	2
身体活动	无活动	0
	防护状态	1
	躁动不安	2
通气依从性	耐受通气	0
	呛咳但大多数时间耐受通气	1
	对抗通气	2
或 发声 （非气管插管）	正常腔调讲话或不发声	0
	叹息、呻吟	1
	喊叫、哭泣	2

附录

肌紧张	放松	0
	紧张、僵硬	1
	非常紧张或僵硬	2

评分范围 0~8
充分镇痛 ≤2

■ 静脉液体种类

| 液体种类 | mEq/L | | | | | pH | Osm/OP | 备注 |
	Na	Cl	K	Ca	碱基			
血浆	140	103	4	4	HCO₃⁻ 25	7.4	290 20	
晶体								
0.9%NS	154	154				5.7	308	25%在血管内→组织间隙液体↑→肺水肿 NS可致高氯性酸中毒
乳酸林格液	130	109	4	3	乳酸根 28	6.5	273	
5%GS						5.0	278	10%在血管内
胶体								
20%Alb	140	140				6.9	55	组织液移入血管内
6%HES	154	154				4.7	40	70%以上在血管内
4%琥珀酰明胶	154	120			HCO₃⁻ 34	7.4	20	潜在出血风险、肾毒性

Osm：渗透压（mOsm/L）；OP：胶体渗透压（mmHg）；HES：羟乙基淀粉

■ 血管活性药物

	受体	剂量	备注
去甲肾上腺素	$\alpha_1 > \beta_1$	0.1~2.0μg/（kg·min）	感染性休克时首选，也可用于其他类型休克
肾上腺素	α_1，α_2，β_1，β_2	0.1~2.0μg/（kg·min）	多用于心源性休克或合并CO降低的感染性休克
去氧肾上腺素	α_1	10~300μg/min	可通过外周静脉给药
血管加压素	V_1	0.01~0.10U/min	感染性休克的二线药物，去甲肾上腺素用至极量时可加用

	受体	剂量	备注
多巴胺	D	0.5~2.0μg/（kg·min）	不同剂量对不同受体的作用存在个体差异
	β，D	2~10μg/（kg·min）	
	α，β，D	>10μg/（kg·min）	多用于心源性休克，但存在致心律失常作用 可通过外周静脉输注
多巴酚丁胺	$\beta_1 > \beta_2$	2~20μg/（kg·min）	多用于心源性休克或合并CO降低的感染性休克
异丙肾上腺素	β_1，β_2	0.1~10μg/min	用于缓慢性心律失常
米力农	PDE	负荷量 50μg/kg 0.25~0.75μg/（kg·min）	多用于心源性休克或合并CO降低的感染性休克

■ 序贯器官衰竭评分（SOFA）

	0	1	2	3	4
呼吸：PaO_2/FiO_2	≥400	<400	<300	<200*	<100*
血液： PLT（×10^9）	≥150	<150	<100	<50	<20
肝脏： TBil（μmol/L）	<20	20~32	33~101	102~203	≥204
心血管： MAP（mmHg）	≥70	<70			
血管活性药物 （μg/kg·min） ≥1h			dopa≤5.0 或 DBA	dopa 5.1~15 或 NE/Epi≤0.1	dopa >15 或 NE/Epi>0.1
神经系统：GCS	15	13~14	10~12	6~9	<6
肾脏： Cr（μmol/L） 或 尿量（ml/d）	<110	110~170	171~299	300~439 或 <500	≥440 或 <200

注：*呼吸机支持条件下；dopa：多巴胺；DBA：多巴酚丁胺；NE：去甲肾上腺素；Epi：肾上腺素

■ 肺功能的4个容量和4个容积

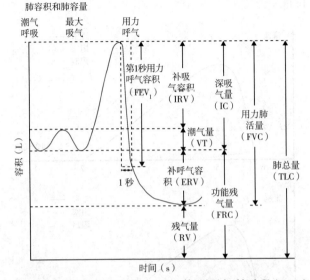

肺容积和肺容量

注：最重要的指标为用力肺活量（FVC）、第1秒用力呼气容积（FEV₁），以及1秒率（FEV₁/FVC）。肺量计测定无法直接测出残气量和肺总量

■ 肺功能检查程序

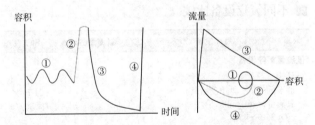

①潮气呼吸：均匀平静地呼吸；②最大吸气：在潮气呼吸末，深吸气至TLC位；③用力呼气：暴发呼气并持续呼气至RV位；④再次最大吸气：从RV位快速深吸气至TLC位

■ 常见类型肺通气功能障碍的流速——容积曲线特征

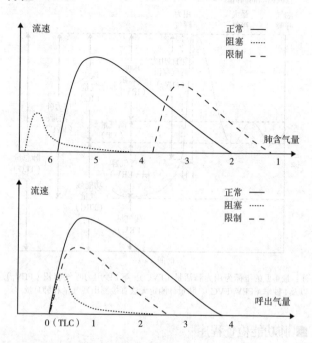

■ 不同氧疗设备比较

氧疗设备	氧流量L/min	FiO₂
低流量氧疗设备		
鼻导管 适于低流量、低浓度给氧 氧流量1～6L/min FiO₂ 25%～45%	1～6	（21＋4× 氧流量）%
普通面罩	6	35%
适用于高浓度给氧	7	41%
氧流量6～10L/min	8	47%
FiO₂ 35%～60%	9	53%
	10	60%

氧疗设备	氧流量L/min	FiO$_2$
储氧面罩 　适用于高浓度给氧 　与储氧袋配合使用（600～1000ml） 　氧流量10～15L/min 　FiO$_2$可接近100%	10～15	80%～ 100%
高流量氧疗设备		
文丘里面罩 　可准确控制FiO$_2$ 　通过调节面罩与导管连接处的旋钮或换 　　用不同颜色的文丘里阀来实现目标FiO$_2$ 　以不同颜色的文丘里阀为例，氧流量 　2～15L/min；FiO$_2$24%～60%	蓝色～2 白色～4 橙色～6 黄色～8 红色～10 绿色～15	24% 28% 31% 35% 40% 60%

■ 改良英国医学研究学会（mMRC）呼吸困难指数

评价等级	严重程度
mMRC 0级	只在剧烈活动时感到呼吸困难
mMRC 1级	在快走上或上缓坡时感到呼吸困难
mMRC 2级	由于呼吸困难比同龄人走得慢，或者以自己的速度 在平地上行走时需要停下来呼吸
mMRC 3级	在平地上步行100m或数分钟需要停下来呼吸
mMRC 4级	因为明显呼吸困难而不能离开房屋或者换衣服时也 感到气短

■ 慢性阻塞性肺疾病评估测试（CAT）

症状	评分（分）	症状
我从不咳嗽	0 1 2 3 4 5	我总是在咳嗽
我一点痰也没有	0 1 2 3 4 5	我有很多很多痰
我没有任何胸闷的感觉	0 1 2 3 4 5	我有很严重的胸闷的感觉
当我爬坡或上1层楼梯时 没有气喘的感觉	0 1 2 3 4 5	当我爬坡或上1层楼梯时 感觉严重喘不上气来
在家里的任何劳动都不受 慢阻肺的影响	0 1 2 3 4 5	我在家的任何劳动都很受 慢阻肺的影响

症状	评分（分）	症状
每当我想外出时，我就能外出	0 1 2 3 4 5	由于我有慢阻肺，从来没有外出过
我的睡眠非常好	0 1 2 3 4 5	由于我有慢阻肺，睡眠相当差
我精力旺盛	0 1 2 3 4 5	我一点精力都没有

■ 肺血栓栓塞症临床可能性评分表

简化Wells评分	计分	修订版Geneva评分[a]	计分
PTE或DVT病史	1	PTE或DVT病史	1
4周内制动或手术	1	1个月内手术或骨折	1
活动性肿瘤	1	活动性肿瘤	1
心率（次/分）≥100	1	心率（次/分）	1
咯血	1	75～94	
DVT症状或体征	1	≥95	2
其他鉴别诊断的可能性低于PTE	1	咯血	1
		单侧下肢疼痛	1
临床可能性		下肢深静脉触痛及单侧下肢水肿	1
低度可能	0～1		
高度可能	≥2	年龄>65岁	1
		临床可能性	
		低度可能	0～2
		高度可能	≥3

注：[a]修订版 Geneva 评分三分类法：0～1分为低度可能，2～4分为中度可能，≥5分为高度可能

■ 美国纽约心脏病学会（NYHA）心衰程度分级

分级	描述
I	日常体力活动（如走路、上楼梯等）不引起症状，体力活动不受限制
II	日常体力活动可引起症状（如气短、胸痛等），体力活动轻度受限
III	低于日常体力活动即可引起症状，体力活动明显受限
IV	休息时也可引起症状，体力活动严重受限

■ 加拿大心血管病学会（CCS）心绞痛分级

分级	描述
I	日常活动不引起心绞痛，剧烈、快速、长时间的体力活动引起发作
II	日常体力活动轻度受限；快走、快速上楼梯、爬山、饭后、晨起后、情绪激动时、寒冷时走路或上楼梯引起发作；一般速度在一般条件下步行1公里以上或登楼1层以上引起发作
III	日常体力活动明显受限；一般速度在一般条件下平地步行1公里内或上1层楼即可引起发作
IV	任何体力活动均可引起心绞痛，甚至休息时也可发作

■ 高血压分级及危险分层

1. 血压水平的定义和分类

类别*	收缩压	舒张压
正常血压	<120 mmHg和	<80mmHg
正常高值	120～139mmHg和/或	80～89mmHg
1级高血压	140～159mmHg和/或	90～99mmHg
2级高血压	160～179mmHg和/或	100～109mmHg
3级高血压	≥180mmHg和/或	≥110mmHg
单纯收缩期高血压	≥140mmHg和	<90mmHg

注：*若患者的收缩压与舒张压分属不同级别时，则以较高的分级为准

2. 高血压危险分层

其他危险因素和病史	SBP130～139和/或DBP85～89mmHg	1级高血压	2级高血压	3级高血压
无		低危	中危	高危
1～2个危险因素	低危	中危	中/高危	很高危
≥3个危险因素，或靶器官损害，或CKD3期，无并发症糖尿病	中/高危	高危	高危	高危
临床并发症，或CKD≥4期，有并发症糖尿病	高/很高危	很高危	很高危	很高危

■ 心血管危险因素
  ✓高血压（1～3级）；男性>55岁、女性>65岁

- ✓ 吸烟或被动吸烟
- ✓ 糖耐量受损（2小时血糖7.8～11.0mmol/L）和/或空腹血糖异常（6.1～6.9mmol/L）
- ✓ 血脂异常

  TC≥5.2mmol/L（200mg/dl）

  或LDL-C≥3.4mmol/L（130mg/dl）

  或HDL-C＜1.0mmol/L（40mg/dl）
- ✓ 早发心血管病家族史（一级亲属发病年龄＜50岁）
- ✓ 腹型肥胖（腰围：男性≥90cm、女性≥85cm）或肥胖（BMI≥28kg/m²）
- ✓ 高同型半胱氨酸 ≥15μmol/L

■ 靶器官损害

- ✓ 左心室肥厚

  心电图：Sokolow-Lyons＞3.8mV或Cornell乘积＞244 mV·ms

  超声心动图LVMI：男≥115g/m²、女≥95g/m²
- ✓ 颈动脉超声IMT≥0.9mm或动脉粥样斑块
- ✓ 颈-股动脉脉搏波速度≥12m/s
- ✓ 踝/臂血压指数＜0.9
- ✓ eGFR降低［eGFR 30～59ml/（min·1.73m²）］

  或血清肌酐轻度升高：男性115～133mmol/L、女性107～124mmol/L
- ✓ 微量白蛋白尿：30～300mg/24h或白蛋白/肌酐比：≥30mg/g（3.5mg/mmol）

■ 伴临床疾病

- ✓ 脑血管病：脑出血、缺血性脑卒中、短暂性脑缺血发作
- ✓ 心脏疾病：心肌梗死史、心绞痛、冠状动脉血运重建史、慢性心力衰竭、房颤
- ✓ 肾脏疾病：糖尿病肾病、肾功能受损［eGFR＜30ml/（min·1.73m²）］、血肌酐（男性≥133mmol/L、女性≥124mmol/L）、蛋白尿（≥300mg/24h）
- ✓ 外周血管疾病
- ✓ 视网膜病变：出血或渗出、视盘水肿
- ✓ 糖尿病

  新诊断：空腹血糖≥7.0mmol/L、餐后血糖≥11.1mmol/L

  已治疗但未控制：糖化血红蛋白（HbA1c）≥6.5%

中国高血压防治指南（2018年修订版）.

■ 血脂控制目标

符合下列任意条件者，可直接列为高危或极高危人群

极高危：ASCVD患者

高危：（1）LDL-C≥4.9mmol/L或TC≥7.2mmol/L

（2）糖尿病患者［LDL-C在1.8～4.9mmol/L（或TC在3.1～7.2 mmol/L）且年龄≥40岁］

↓不符合者，评估ASCVD10年发病危险

危险因素*		血清胆固醇水平分层（mmol/L）		
		3.1≤TC<4.1或 1.8≤LDL-C<2.6	4.1≤TC<5.2或 2.6≤LDL-C<3.4	5.2≤TC<7.2或 3.4≤LDL-C<4.9
无高血压	0～1	低危<5%	低危<5%	低危<5%
	2	低危<5%	低危<5%	中危5%～9%
	3	低危<5%	中危5%～9%	中危5%～9%
有高血压	0	低危<5%	低危<5%	低危<5%
	1	低危<5%	中危5%～9%	中危5%～9%
	2	中危5%～9%	高危≥10%	高危≥10%
	3	高危≥10%	高危≥10%	高危≥10%

↓ ASCVD10年发病危险为中危且年龄<55岁者，评估余生风险

具有以下任意2项及以上危险因素者，定义为ASCVD高危人群

- SBP≥160mmHg或DBP≥100mmHg
- 非-HDL-C≥5.2mmol/L
- HDL-C<1.0mmol/L
- BMI≥28kg/m²
- 吸烟

注：*危险因素包括：吸烟、低HDL-C以及男性≥45岁或女性≥55岁

- 调脂治疗目标值：极高危者LDL-C<1.8mmol/L，高危者 LDL-C<2.6mmol/L，中危和低危者LDL-C<3.4mmol/L，LDL-C基线值较高，不能达目标值者，LDL-C至少降低50%，极高危患者LDL-C基线在目标值以内者，LDL-C仍应降低30% 左右

- ASCVD患者，如使用最大耐受剂量的他汀，LDL-C仍不能降 至1.8mmol/L以下，可联用依折麦布，部分极高危患者（如出 现多次ASCVD事件者），可在依折麦布基础上加用PCSK9抑 制剂（如依洛尤单抗、阿利珠单抗）

- 强效他汀治疗方案（降低LDL-C≥50%）包括：阿托伐他汀

40~80mg qd，瑞舒伐他汀20~40mg qd

中华心血管病杂志，2016，（10）：833-853.
J Am Coll Cardiol, 2019, Jun 25; 73（24）: e285-e350.

■ 急性腹泻常见病原及其特点

水样泻			
	潜伏期	危险因素	其他（流行，Abx）
诺如病毒	24~48h	贝类，蔬果，预制食品	冬季常见，可暴发流行（餐馆、学校、医疗机构等）
轮状病毒	10~72h	被粪便污染的食物/水	夏秋常见，多见于儿童/免疫抑制者
霍乱弧菌	1~5d	被粪便污染的食物/水；贝类	Abx：多西环素/阿奇霉素/环丙沙星
ETEC	1~3d	被粪便污染的食物/水	
沙门菌	16~72h	蛋奶，禽类，馅饼	常见的食源性暴发病原；少数可血便
产气荚膜梭菌	8~16h	畜肉，禽肉，肉汁，自制罐头	
李斯特菌	1d	加工肉类，奶制品，水果	常见于孕妇、免疫抑制者；Abx：青霉素/美罗培南（CNS）
贾第鞭毛虫	7~14d	被粪便污染的食物/水；馅饼	托儿所，泳池，旅行；Abx：甲硝唑/替硝唑
隐孢子虫	2~28d	蔬果，未消毒牛奶，馅饼	托儿所，泳池，AIDS
痢疾样（黏液/血便）±发热			
	潜伏期	危险因素	其他
CMV	—	—	免疫抑制者，IBD
EIEC/EHEC/STEC	1~8d	牛肉，未消毒牛奶，果汁	托儿所，养老院
志贺菌	1~3d	生蔬菜	托儿所，旅行；男男性行为；Abx：环丙沙星/头孢曲松
耶尔森菌	4~6d	猪肉，水	多见于肝硬化，血色病，地中海贫血，输血

痢疾样（黏液/血便）±发热			
	潜伏期	危险因素	其他
弯曲菌	1~3d	禽肉，畜肉，未消毒牛奶；接触宠物	Abx：阿奇霉素/环丙沙星；少数可水泻
副溶血弧菌	1~3d	海鲜，贝类，水	可水源性传播；多见于肝硬化
溶组织阿米巴	1~3周	被粪便污染的食物/水	旅行；男男性行为；Abx：甲硝唑

■ 改良的 Marshall 评分

器官系统	评分				
	0	1	2	3	4
呼吸（PaO₂/FiO₂）	>400	301~400	201~300	101~200	≤100
肾脏（血肌酐μmol/L）[a]	≤134	134~169	170~310	311~439	>439
心血管（收缩压mmHg）[b]	>90	<90，输液有应答	<90，输液无应答	<90，pH<7.3	<90，pH<7.2

注：[a] 既往有慢性肾衰竭患者的评分依据基线肾功能进一步恶化的程度而定，对于基线血肌酐134μmol/L或1.4 mg/dl者尚无正式的修订方案；[b] 未使用正性肌力药物

■ Ranson 评分

入院时	入院48h后
非胆源性胰腺炎	非胆源性胰腺炎
·年龄>55岁	·Hct↓>10%
·WBC>16×10⁹/L	·BUN↑>1.79mmol/L
·血糖>11.1mmol/L	·Ca<2mmol/L
·LDH>350U/L	·PaO₂<60mmHg
·AST>250U/L	·碱缺乏>4mmol
	·液体需要>6L

入院时	入院48h后
胆源性胰腺炎	胆源性胰腺炎
·年龄>70岁	·Hct↓>10%
·WBC>18×10⁹/L	·BUN↑>0.71mmol/L
·血糖>12.2mmol/L	·Ca<2mmol/L
·LDH>400U/L	·碱缺乏>6mmol
·AST>250U/L	·液体需要>4L

符合标准	1~2条	3~4条	≥6条
病死率	1%	15%	≈100%

■ BISAP评分

参数	结果	评分
B血尿素氮	≤25mg/dl	0
	>25mg/dl	1
I意识障碍	无	0
	有	1
S SIRSᵃ	<2条	0
	≥2条	1
A年龄	≤60岁	0
	>60岁	1
P胸膜渗出	无	0
	有	1

注：以上5项，住院24h内出现1项记1分，总分为5分，≥3分死亡率明显升高。ᵃSIRS：①体温>38℃或<36℃；②心率>90次/分；③呼吸>20次/分或PaCO₂<32mmHg；④白细胞数>12.0×10⁹/L或<4.0×10⁹/L或幼稚细胞>10%

■ CTSI评分

CT表现	分级	评分
正常	A	0
胰腺实质改变，腺体局部或弥漫性肿大	B	1
胰腺实质或周围炎性改变，胰周轻度渗出	C	2
胰周明显渗出，胰腺内或胰周单个区域积液	D	3

CT表现	分级	评分
胰腺内外广泛积液，胰腺和脂肪坏死，胰腺脓肿	E	4
坏死面积评分：<33%　2分；33%~50%　4分；>50%　6分		
总分与病死率：3%　0~3分；6%　4~6分；17%　7~10分		

■ Child–Pugh 分级

	1分	2分	3分	分级	生存率
肝性脑病	无	Ⅰ~Ⅱ期	Ⅲ~Ⅳ期	A级	1yr 100%
胆红素（mg/dl）	<2	2~3	>3	5~6	2yrs 85%
腹腔积液	无	易控制	难控制	B级	1yr 80%
白蛋白（g/L）	>35	28~35	<28	7~9	2yrs 60%
PT（>对照几秒）	<4	4~6	>6	C级	1yr 45%
或INR	<1.7	1.8~2.3	>2.3	10~15	2yrs 35%

注：不适用于胆汁淤积性肝病，如PBC

■ NRS2002评分

开始评估

	是	否
1　BMI<20.5？		
2　患者3个月内是否有体重丢失？		
3　最近1周患者是否有进食的减少？		
4　患者是否患有重症疾病？（如重症监护治疗）		

注：是：任何问题有"是"的回答 → 进行表2的评估

否：所有问题都答"否" → 患者需要每周再进行评估（如患者有接受大型手术），需要考虑采用预防性的营养治疗计划以避免可能的营养风险

全面评估

营养状况的受损程度		疾病的严重程度（≈需要增加）	
不存在 Score 0	正常营养状况	不存在 Score 0	正常营养需求
轻度 Score 1	3个月内体重丢失>5%或食物摄入比正常需要量低25%~50%	轻度 Score 1	臀部骨折，慢性疾病，特别是并发急性感染：肝硬化，COPD，慢性血液透析治疗，糖尿病，肿瘤

营养状况的受损程度		疾病的严重程度（≈需要增加）	
中度 Score 2	BMI［18.5～20.5］且一般情况差或2个月内体重丢失＞5%或者食物摄入比正常需要量低50%～75%	中度 Score 2	大型腹部手术，中风，严重肺炎，恶性血液系统疾病
严重 Score 3	BMI＜18.5且一般情况差或1个月内体重丢失＞5%（或3个月体重下降15%）或者前一周食物摄入比正常需要量低75%～100%	严重 Score 3	头部损伤，骨髓移植，重症监护患者

总分＝

年龄 如果年龄大于70岁的患者，再增加1分（年龄调节分数）

■ PN渗透压估算

$$O_{PN}\left(\frac{Osm}{L}\right)=$$

$$\frac{5.56m_G+7.81m_{AA}+4.60m_{力太}+1.64m_{Fat}+34.18m_{NaCl}+26.85m_{KCl}}{V_{PN}}$$

上述结果另加20～30校正值

简化公式：O_{PN}（Osm/L）＝

$$\frac{5m_G+10m_{AA}+1.2～1.4m_{Fat}+35m_{NaCl}+27m_{KCl}}{V_{PN}}$$

O_{TPN}：PN渗透压；V_{PN}：PN体积；m_G：葡萄糖总质量；m_{AA}：AA总质量；$m_{力太}$：力太总质量；m_{Fat}：脂肪乳总质量；m_{NaCl}：NaCl总质量；m_{KCl}：KCl总质量

利尿剂作用部位

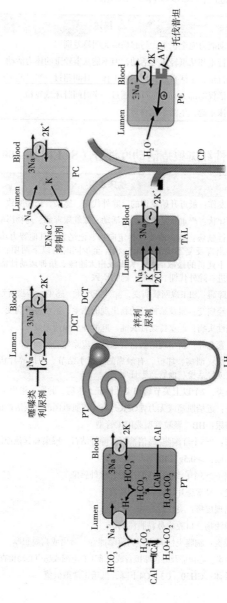

PT: 近端肾小管; LH: 亨利袢; TAL: 髓袢升支粗段; DCT: 远曲小管; CD: 集合管; PC: 主细胞; CA（I）: 碳酸酐酶（抑制剂）

■ 肿瘤患者ECOG体力状况评分

分级	描述
0	活动能力完全正常，与起病前无明显差别
1	能行走和从事轻体力活动，但不能从事较重的体力活动
2	能行走，生活自理，但不能工作，日间超过一半时间下床活动
3	生活仅能部分自理，日间超过一半时间卧床或轮椅
4	卧床不起，生活不能自理

■ 系统性红斑狼疮活动度评分（SLEDAI-2000）

积分	临床表现
8	癫痫发作：最近开始发作的，除外代谢、感染、药物所致
8	精神症状：严重紊乱干扰正常活动。除外尿毒症、药物影响
8	器质性脑病：智力改变，伴定向力、记忆力或其他智力功能的损害并出现反复不定的临床症状，至少同时有以下两项：感觉紊乱、不连贯的松散语言、失眠或白天瞌睡、精神运动性活动减低或亢进。除外代谢、感染、药物所致
8	视觉障碍：SLE视网膜病变，除外高血压、感染、药物所致
8	颅神经病变：累及脑神经的新出现的感觉、运动神经病变
8	狼疮性头痛：严重持续性头痛，麻醉性止痛药无效
8	脑血管意外：新出现的脑血管意外。应除外动脉硬化
8	脉管炎：溃疡、坏疽、有触痛的手指小结节、甲周碎片状梗死、出血或经活检、血管造影证实
4	关节炎：2个以上关节痛和炎性体征（压痛、肿胀、渗出）
4	肌炎：近端肌痛或无力伴CPK升高，或肌电图改变或活检证实
4	管型尿：HB、颗粒管型或RBC管型
4	血尿：>5个红细胞/高倍视野，除外结石、感染和其他原因
4	蛋白尿：>0.5g/24h
4	脓尿：>5个白细胞/高倍视野，除外感染
2	脱发：异常斑片状或弥散性脱发
2	新出现皮疹：炎症性皮疹
2	黏膜溃疡：口腔或鼻黏膜溃疡
2	胸膜炎：胸膜炎性胸痛伴胸膜摩擦音、渗出或胸膜肥厚
2	心包炎：心包痛及心包摩擦音或积液（心电图或超声心动检查证实）
2	低补体：CH50、C3、C4下降，低于正常最低值

积分	临床表现
2	抗dsDNA抗体增加
1	发热>38℃
1	血小板下降
1	白细胞下降，<3.0×10⁹/L（3000/mm³）

注：对SLE病情的判断：≤6分轻度活动；7～12分中度活动；>12分重度活动

■ 类风湿关节炎疾病活动度评分（DAS28）

■ DAS28包括关节压痛计数、肿胀计数、ESR（mm/h）水平以及患者自评四个项目，应用公式得出分数。一般使用DAS计算器计算

　✓ $DAS28 = 0.56 \times \sqrt{TEN28} + 0.28 \times \sqrt{SW28} + 0.70 \times ln(ESR) + 0.014 \times SA$

　✓ 28个/组关节说明：掌指（10）、近端指间（10）、肩（2）、肘（2）、腕（2）、膝（2）关节

　✓ TEN28：压痛关节数；SW28：肿胀关节数

　✓ SA（患者自评）：过去7天内病情评估，0～100分（0分为不活动，100分为极度活动）

当前DAS28	DAS28较病初改善		
	>1.2	>0.6但≤1.2	≤0.6
≤3.2	疾病缓解	治疗反应良好	治疗反应一般	治疗无反应
>3.2但≤5.1	疾病活动	治疗反应一般	治疗反应一般	治疗无反应
>5.1	高度活动	治疗反应一般	治疗无反应	治疗无反应

■ 简易智能精神状态检查量表（MMSE）中文版

项目	问题描述
时间定向力（5分）	现在是（哪一年）（什么季节）（几月份）（几号）（星期几）？
空间定向力（5分）	我们现在在哪里：（省市）（区或县）（街道或乡）（什么地方）（第几层楼）？

项目	问题描述
记忆力 （3分）	现在我要说三样东西的名称，在我讲完以后请您重复说 一遍。（请仔细说清楚，每一样东西一秒钟停顿） "皮球" "国旗" "树木" 请您把这三样东西说一遍。（以第一次答案记分） 请您记住这三样东西，因为几分钟后要再问您的
注意力和 计算力 （5分）	请您算一算100减7，然后从所得的数目再减去7，如此一 直计算下去，请您将每减一个7后的答案告诉我，直到我 说停为止。（若出现错误，但下一个答案是对的，则只 记一次错误，每次错误减1分）
回忆力 （3分）	现在请您说出刚才我让您记住的三样东西？ （"皮球" "国旗" "树木"）
命名能力 （2分）	（出示手表）这个东西叫什么？ （出示铅笔）这个东西叫什么？
复述能力 （1分）	现在我要说一句话，请您跟着我清楚地重复一遍。 "四十四只石狮子"
综合能力 （6分）	（1分）请您念一念这句话，并且按照上面的意思去做。 （闭上您的眼睛） （三步命令，3分）我给您一张纸请您按我说的去做，现 在开始："用右手拿着这张纸，用两只手将它对折起来， 放在您的大腿上。"（不要重复说明，也不要示范） （1分）您给我写一个完整的句子。（句子必须有主语、 动词，有意义） （1分）这是一张图，请您在同一张纸上照样把它画下 来。（正确：两个五边形的图案，交叉处有个小四边形）

■ 脑脊液常用检查项目

1. 常规项目
   常规、生化、细胞学

2. 感染指标
■ 细菌：涂片＋培养

- 结核：抗酸染色、培养、分枝杆菌核酸鉴定（Xpert）、淋巴细胞培养＋干扰素（T-spot.TB）
- 真菌：涂片＋培养、墨汁染色、隐球菌抗原定性
- 病毒：TORCH-IgM/G（弓形虫、风疹病毒、CMV、HSV1/2）、CMV-DNA、EBV-IgA/M/G、EBV-DNA、JCV-DNA
- 寄生虫：需送专科医院
- 其他：抗莱姆病抗体、梅毒抗体、RPR、TPPA、二代测序

3. 肿瘤指标
- 副肿瘤相关抗体：抗Hu、抗Yo、抗Ri、抗CV2、抗Ma2、抗Amphiphysin
- 自身免疫性脑炎抗体：NMDAR抗体、VGKC抗体、AMPAR抗体、GABAR抗体、GAD抗体等
- 淋巴瘤：IL6/10、TNFα、流式细胞、IgH基因重排检测

4. 免疫指标
- 自身免疫性脑炎抗体
- 寡克隆区带＋24h IgG鞘内合成率（同时送检血）
- 中枢神经系统脱髓鞘病：抗AQP4抗体、抗MOG抗体、抗GFAP抗体
- 周围神经病、脑干脑炎：抗神经节苷脂抗体

5. 代谢指标：乳酸

常用缩写

缩写	英文	中文
24hUFC	24 hour urine free cortisol	24小时尿游离皮质醇
24hUPro	24 hour urine protein	24小时尿总蛋白定量
6MWT	6-minute walking test	6分钟步行试验
A/C	assist control	辅助控制
AA	aplastic anemia	再生障碍性贫血
ABG	arterial blood gas	动脉血气
ABPA	allergic bronchopulmonary aspergillosis	变应性支气管肺霉菌病
Abx	antibiotics	抗生素
ACA	anti-centromere antibody	抗着丝点抗体
ACD	anemia of chronic disease	慢性病性贫血
ACEI	angiotensin converting enzyme inhibitor	血管紧张素转化酶抑制剂
ACL	anti-cardiolipin antibody	抗心磷脂抗体
ACR	albumin-to-creatinine ratio	尿白蛋白/尿肌酐比值
ACS	acute coronary syndrome	急性冠脉综合征
ACT	activated clotted time	活化凝血时间
ACTH	adrenocorticotropic hormone	促肾上腺皮质激素
ADC	apparent diffusion coefficient	表观弥散系数
AECOPD	acute exacerbation of chronic obstructive pulmonary disease	慢性阻塞性肺病急性加重期
AED	anti-epileptic drug	抗癫痫药物
AF	atrial fibrillation	房颤
AFL	atrial flutter	房扑
AG	anion gap	阴离子间隙
AGN	acute glomerulonephritis	急性肾小球肾炎
AIDS	acquired immune deficiency syndrome	获得性免疫缺乏综合征
AIH	autoimmune hepatitis	自身免疫性肝炎
AIHA	autoimmune hemolytic anemia	自身免疫性溶血性贫血
AIN	acute interstitial nephritis	急性间质性肾炎
AIP/DAD	acute interstitial pneumonia/diffuse alveolar damage	急性间质性肺炎/弥漫性肺泡损伤
AKI	acute kidney injury	急性肾损伤
AL	acute leukemia	急性白血病
Alb	albumin	白蛋白

520

缩写	英文	中文
ALD	aldosterone	醛固酮
ALL	acute lymphoblastic leukemia	急性淋巴细胞白血病
ALP	alkaline phosphatase	碱性磷酸酶
AMA	antimito chondrial antibody	抗线粒体抗体
AML	acute myeloid leukemia	急性髓系白血病
AMPAR	α-amino-3-hydroxy-5-methyl-4-isoxazole propionic acid receptor	α氨基-3-羟基-5-甲基-4-异噁唑丙酸受体
ANA	anti-nuclear antibody	抗核抗体
ANCA	anti-neutrophil cytoplasmic antibody	抗中性粒细胞胞质抗体
AOSD	adult onset still disease	成人still病
APS	antiphospholipid syndrome	抗磷脂综合征
APSGN	acute post-streptococcal glomerulonephritis	急性链球菌感染后肾小球肾炎
AQP4	aquaporin-4	水通道蛋白4
ARB	angiotensin receptor blocker	血管紧张素受体阻滞剂
ARDS	acute respiratory distress syndrome	急性呼吸窘迫综合征
ARNI	angiotensin receptor-neprilysin inhibitors	血管紧张素受体脑啡肽酶抑制剂
ASCA	anti-saccharomyces cerevisiae antibody	抗酿酒酵母抗体
AT	atrial tachycardia	房性心动过速
AT-II	angiotensin II	血管紧张素 II
ATD	antithyroid drug	抗甲状腺药物
ATG	antithymocyte globulin	抗胸腺细胞球蛋白
ATN	acute tubular necrosis	急性肾小管坏死
AVB	atrioventricular block	房室传导阻滞
AVM	arteriovenous malformation	动静脉畸形
AVNRT	atrioventricular node reer-trant tachycardia	房室结折返性心动过速
AVRT	atrioventricular reentrart tachycardia	房室折返性心动过速
AZA	azathioprine	硫唑嘌呤
BCAA	branched-chain amino acid	支链氨基酸
BM	bone marrow	骨髓
BMD	bone mineral density	骨密度
BMI	body mass index	体重指数
BO	bronchiolitis obliterans	闭塞性细支气管炎
BOOP	bronchiolitis obliterans with organizing pneumonia	闭塞性细支气管炎伴机化性肺炎

BP	blood pressure	血压
bpm	beat per minute	次/分
BPS	behavioral pain scale	疼痛行为量表
BSA	body surface area	体表面积
BUT	break up time	泪膜破碎时间
C	compliance	顺应性
CAA	cerebral amyloid angiopathy	脑淀粉样血管病
CABG	coronary artery bypass grafting	冠状动脉旁路移植术
CAG	coronary angiography	冠状动脉造影
CAP	community acquired pneumonia	社区获得性肺炎
CAPS	catastrophic antiphospholipid syndrome	灾难性抗磷脂综合征
CAT	COPD assessment test	慢性阻塞性肺病评估测试
CCB	calcium antagonists	钙通道阻滞剂
CGN	chronic glomerulonephritis	慢性肾小球肾炎
CHD	coronary heart disease	冠状动脉粥样硬化性心脏病
CI	cardiac index	心指数

CIN	contrast-induced nephropathy	造影剂相关肾病
CKD	chronic kidney disease	慢性肾脏病
CLBBB	complete left bundle branch block	完全性左束支传导阻滞
CLL	chronic lymphocytic leukemia	慢性淋巴细胞白血病
CML	chronic myelocytic leukemia	慢性髓细胞白血病
CMML	chronic myelomonocytic leukemia	慢性粒单核细胞细胞白血病
CMR	cardiac magnetic resonance	心脏磁共振
CMV	cytomegalovirus	巨细胞病毒
CNIs	calcineurin inhibitors	钙调磷酸酶抑制剂
CNS	central nervous system	中枢神经系统
CO	cardiac output	心输出量
COP	cryptogenic organizing pneumonia	隐源性机化性肺炎
COPD	chronic obstructive pulmonary disease	慢性阻塞性肺疾病
COX	cyclooxygenase	环氧化酶
CPAP	continuous positive airway pressure	持续气道正压
CPET	cardiopulmonary exercise test	心肺运动试验

CPOT	critical care pain observation tool	重症监护疼痛观察工具
CPR	cardiopulmonary resuscitation	心肺复苏
CR	complete response	完全缓解
CRBBB	complete right bundle branch block	完全性右束支传导阻滞
CRE	carbapenem resistant enterobacteriaceae	耐碳青霉烯酶肠杆菌
CRRT	continuous renal replacement therapy	连续性肾脏替代治疗
CsA	cyclosporin A	环孢素A
CSE	convulsive status epilepticus	惊厥性癫痫持续状态
CSF	cerebrospinal fluid	脑脊液
CT	computerized tomography	计算机断层扫描
CTA	computerized tomography angiography	计算机断层扫描动脉成像
CTD	connective tissue disease	结缔组织病
CTE	CT enterography	CT小肠造影
CTO	chronic total occlusion	慢性完全性闭塞病变
CTV	computerized tomography venography	计算机断层扫描静脉成像
CTX	cyclophosphamide	环磷酰胺
CVC	central venous catheter	中心静脉导管
CVID	common variable immunodeficiency	普通变异性免疫缺陷症
CVP	central venous pressure	中心静脉压
CVR	cardiovascular risk factor	心血管危险因素
CVST	cerebral venous sinus thrombosis	颅内静脉静脉系统血栓形成
CVVH	continuous veno-venous hemofiltration	连续性静脉-静脉血液滤过
CVVHD	continuous veno-venous hemodialysis	连续性静脉-静脉血液透析
CVVHDF	continuous veno-venous hemodiafiltration	连续性静脉-静脉血液透析滤过
CysC	cystatin C	血清胱抑素C
DAH	diffuse alveolar hemorrhage	弥漫性肺泡出血
DAVF	dural arteriovenous fistula	硬脑膜动-静脉瘘
DAWN		临床-梗死核心不匹配心卒中发病6~24小时机械取栓研究

DPLD	diffuse parenchymal lung disease	弥漫性肺实质疾病
DRESS	drug reaction with eosinophilia and systemic symptoms	伴嗜酸性粒细胞增多和系统症状的药疹
DRG	diagnosis related groups	疾病诊断相关组
DSA	digital subtraction angiography	数字减影血管造影
DST	dexamethasone suppression test	地塞米松抑制试验
DTC	differentiated thyroid carcinoma	分化型甲状腺癌
DVT	deep venous thrombosis	深静脉血栓
DWI	diffusion weighted imaging	弥散加权成像
E.coli	escherichia coli	大肠埃希菌
EBV	Epstein-Barr virus	EB病毒
ECG	electrocardiography	心电图
ECMO	extracorporeal membrane oxygenation	体外膜氧合
eGFR	estimated glomerular filtration rate	估算肾小球滤过率
EGPA	eosinophilic granulomatous vasculitis	嗜酸性肉芽肿性多血管炎

DBA	dobutamine	多巴酚丁胺
DBP	diastolic blood pressure	舒张压
DCB	drug-coated balloon	药物涂层球囊
DDAVP	desmopressin	去氨加压素
DEFUSE3		灌注图像选择下卒中发病6～16小时机械取栓研究
Dex	dexamethasone	地塞米松
dFLC	difference between involved and uninvolved free light chain	游离轻链差值
DIP	desquamative interstitial pneumonia	脱屑性间质性肺炎
DKA	diabetic ketoacidosis	糖尿病酮症酸中毒
DLBCL	diffuse large B cell lymphoma	弥漫大B细胞淋巴瘤
D$_L$CO	carbon monoxide diffusing capacity of the lung	肺一氧化碳弥散量
DM	diabetes mellitus	糖尿病
DNR	daunorubicin	柔红霉素
DO$_2$	oxygen delivery	氧输送
dopa	dopamin	多巴胺
DPG	diastolic pressure gradient	舒张压梯度

EIA法	enzyme immuno assay	酶联免疫法
EIS	endoscopic injection sclerotherapy	内镜下硬化剂注射
ELWI	extravascular lung water index	血管外肺水指数
EM	electron microscope	电镜
ENaC	epithelial sodium channel	上皮钠通道
ENBD	endoscopic nasobiliary drainage	鼻胆管引流
ENT	ear-nose-throat	耳鼻喉
EOS	eosinophil	嗜酸性粒细胞
EP	eosinophilic pneumonia	嗜酸细胞性肺炎
Epi	epinephrine	肾上腺素
EPO	erythropoietin	促红细胞生成素
ERCP	endoscopic retrograde cholangiopancreatography	内镜下逆行胰胆管造影
ERV	expiratory reserve volume	补呼气量
ESRD	end-stage renal disease	终末期肾病
ESSDAI	EULAR Sjogren's syndrome disease activity index	EULAR干燥综合征病活动度评分
EST	endoscopic sphincterotomy	内镜括约肌切开术
ET	primary thrombocytosis	原发性血小板增多症
ETT	exercise tolerance test	运动耐量试验
EUS	endoscopic ultrasonography	超声内镜
EVL	endoscopic esophageal varix ligation	内镜下静脉曲张套扎术
F	compound F	皮质醇
FBG	fast blood glucose	空腹血糖
FEV1	forced expiratory volume in 1 second	第一秒用力呼气容积
FFP	fresh frozen plasma	新鲜冰冻血浆
FFR	fractional flow reserve	血流储备分数
FiO$_2$	fraction of inspired oxygen	吸入氧浓度
FMC	first medical contact	首次医疗接触
FN	fever and neutropenia	粒缺发热
FNA	fine needle aspiration	细针穿刺
FRC	functional residual capacity	功能残气量
FRNS	frequent recurrent nephrotic syndrome	频繁复发型肾病综合征
FSGS	focal segmental glomerular sclerosis	局灶节段性肾小球硬化

FSH	follicle-stimulation hormone	卵泡刺激素
FTC	emtricitabine	恩曲他滨
FVC	forced vital capacity	用力肺活量
GA	glycosylated albumin	糖化白蛋白
GABAR	γ-aminobutyric acid receptor	γ-氨基丁酸受体
GAD	glutamic acid decarboxylase	谷氨酸脱羧酶
GBM	glomerular basement membrane	肾小球基底膜
GBS	Guillain-Barre syndrome	格林-巴雷综合征
GC	glucocorticoid	糖皮质激素
GCS	glasgow coma score	格拉斯哥昏迷等级评分
GDM	gestational diabetes mellitus	妊娠糖尿病
GEDI	global end-diastolic index	全心舒末容积指数
GERD	gastroesophageal reflux disease	胃-食管反流病
GFAP	glial fibrillary acidic protein	胶质纤维酸性蛋白
GFR	glomerular filtration rate	肾小球滤过率
GH	growth hormone	生长激素
GI	gastrointestinal	胃肠道
GN	glomerulonephritis	肾小球肾炎
GnH	gonaclotropic hormone	促性腺激素
GnRH	gonaclotropin-releasing hormone	促性腺激素释放激素
GPA	granulomatosis with polyangiitis	肉芽肿性多血管炎
GPI	glycoprotein Ⅱb/Ⅲa receptor inhibitor	血小板糖蛋白Ⅱb/Ⅲa受体抑制剂
GRE	gradient echo	梯度回波序列
GS	glucose solution	葡萄糖溶液
GVHD	graft versus host disease	移植物抗宿主病
GVT	graft versus tumor	移植物抗肿瘤
HAP	hospital acquired pneumonia	医院获得性肺炎
HAV	hepatitis A virus	甲型肝炎病毒
HbA1c	glycosylated hemoglobin	糖化血红蛋白
HBP	his bundle pacing	希氏束起搏
HBV	hepatitis B virus	乙型肝炎病毒
hCG	human chorionic gonadotropin	人绒膜促性腺激素
HCV	hepatitis C virus	丙型肝炎病毒
HD	hemodialysis	血液透析
HDM	high dose melphalan	大剂量马法兰

HDV	hepatitis D virus	丁型肝炎病毒
HES	hydroxyethyl starch	羟乙基淀粉
HEV	hepatitis E virus	戊型肝炎病毒
HFmrEF	heart failure with mid-range ejection fraction	射血分数中间值的心衰
HFNC	high flow nasal cannula	经鼻高流量吸氧
HFpEF	heart failure with preserved ejection fraction	射血分数保留的心衰
HFrEF	heart failure with reduced ejection fraction	射血分数降低的心衰
HGPRT	hypoxanthine-guanine phosphoribosyl transferase	次黄嘌呤—鸟嘌呤磷酸核糖转移酶
HHS	hyperglycemic hyperosmolar state	高血糖高渗状态
HHV	human herpesvirus	人疱疹病毒
HIT	heparin-induced thrombocytopenia	肝素诱导的血小板减少症
HIV	human immunodeficiency virus	人免疫缺陷病毒
HLH	hemophagocytic lymphohistiocytosis	噬血细胞性淋巴组织细胞增多症

527

HP	hypersensitivity pneumonitis	过敏性肺炎
HPF	high power field	高倍视野
HR	heart Rate	心率
HSCT	hematopoietic stem cell transplantation	造血干细胞移植
HSP	Henoch-Schönlein purpura	过敏性紫癜
HSV	herpes simplex virus	单纯疱疹病毒
HUS	hemolytic uremic syndrome	溶血尿毒综合征
I/O	input/output	出入量
IABP	intra-aortic balloon pump	主动脉内球囊反搏
IAP	intra-abdominal pressure	腹腔内压力
IBD	inflammatory bowel disease	炎性肠病
IBS	irritable bowel syndrome	肠易激综合征
IC	inspiratory capacity	深吸气量
ICD	implantable cardioverter defibrillator	埋藏式心律转复除颤器
ICS	inhaled corticosteroid	吸入糖皮质激素
IDA	iron-deficiency anemia	缺铁性贫血
IE	infective endocarditis	感染性心内膜炎
IF	immunofluorescence	免疫荧光

LM	light microscope	光镜
LPFB	left posterior fascicular block	左后分支传导阻滞
LPL	lymphoplasmacytic lymphoma	淋巴浆细胞淋巴瘤
L-T$_4$	levo-thyroxine	左旋甲状腺素
MAHA	microangiopathic hemolytic anemia	微血管病性溶血性贫血
MALT	mucosa-associated lymphoid tissue lymphoma	黏膜相关组织结外边缘区
MAP	mean arterial pressure	平均动脉压
MAT	multifocal atrial tachycardial	多形房速
MCD/MCNS	minimal change disease/minimal change nephrotic syndrome	微小病变性肾病
MCT	medium chain fat	中链脂肪乳
MDR	multi-drug resistance	多重耐药
MEN	multiple endocrine neoplasia	多发性内分泌腺瘤病
MF	myelofibrosis	骨髓纤维化
MGUS	monoclonal gammopathy of undetermined significance	意义不明的单克隆免疫球蛋白血症
MINOCA	myocardial infarction with non-obstructive coronary arteries	冠状动脉非阻塞心肌梗死

MM	multiple myeloma	多发性骨髓瘤
MMF	mycophenolate mofetil	霉酚酸酯
MMI	Thiamazole	甲巯咪唑
mMRC	modified British Medical Research Council scale	英国医学研究会量表校良版
MN	membranous nephropathy	膜性肾病
MODS	multiple organ dysfunction syndrome	多器官功能障碍综合征
MOG	myelin oligodendrocyte glycoprotein	髓鞘少突胶质细胞糖蛋白
MPA	microscopic polyangiitis	显微镜下多血管炎
mPAP	mean pulmonary arterial pressure	肺动脉平均压
MPGN	membranoproliferative glc-merulonephritis	膜增生性肾小球肾炎
MPN	myeloproliferative neoplasm	骨髓增殖性肿瘤
MRA	magnetic resonance angiography	磁共振动脉成像
MRCP	magnetic resonance cholangiopancreatography	磁共振胰胆管成像
MRD	minimal residual disease	微小残留病灶

缩写	英文全称	中文
MRE	magnetic resonance enterography	磁共振小肠造影
MRI	magnetic resonance imaging	磁共振成像
MRSA	methicillin-resistant staphylococcus aureus	耐甲氧西林金黄色葡萄球菌
MRV	magnetic resonance venography	磁共振静脉成像
MS	multiple sclerosis	多发性硬化
MV	minute volume	分钟通气量
NAFLD	non-alcoholic fatty liver disease	非酒精性脂肪性肝病
NAG	N-acetyl-β-D-glucosaminidase	N-乙酰-β-D-氨基葡萄糖苷酶
NCC	Na-Cl cotransporter	Na-Cl共转运子
NDHP-CCB	non-dihydropyridine calcium channel blocker	非二氢吡啶类钙通道阻滞剂
NDRD	nondiabetic renal disease	非糖尿病性肾病
NE	norepinephrine	去甲肾上腺素
NIHSS	the National Institutes of Health Stroke Scale	美国国立卫生研究院脑卒中量表
NKCC2	Na-K-Cl cotransporter	Na-K-2Cl转运子
NMDAR	N-methyl-D-aspartate receptor	N-甲基-D-天冬氨酸受体
NOAC	novel oral anticoagulant	新型口服抗凝药
NPJT	nonparoxysmal junctional tachycardia	非阵发性交接区性心动过速
NRS	numerical ranking scale	疼痛数字评分
NS	normal saline	生理盐水
NS	nephrotic syndrome	肾病综合征
NSAIDs	non-steroidal anti-inflammatory drugs	非甾体抗炎药
NSIP	non-specific interstitial pneumonia	非特异性间质性肺炎
NSTE-ACS	non-ST-segment elevation acute coronary syndrome	非ST段抬高急性冠状动脉综合征
NSTEMI	non-ST-segment elevation myocardial infarction	非ST段抬高型心肌梗死
NSVT	nonsustained ventricular tachycardia	非持续性室速
OCT	optical coherence tomography	光学相干断层成像
OGTT	oral glucose tolerance test	口服葡萄糖耐量试验
OP	oncotic pressure	胶体渗透压

PCC	prothrombin complex concentrate	凝血酶原复合物
PCI	percutaneous coronary intervention	经皮冠状动脉介入治疗
PCSK9	proprotein convertase subtilisin/kexin type 9	前蛋白转化酶枯草溶菌素9
PD	peritoneal dialysis	腹膜透析
PD	disease progression	病情进展
PEEP	positive end expiratory pressure	呼气末正压
PEEPi	intrinsic PEEP	内源性呼气末正压
PEEPtot	total PEEP	总呼气末正压
PFT	pulmonary function test	肺功能
PH	pulmonary hypertension	肺动脉高压
PICC	peripherally inserted central catheter	经外周静脉置入中心静脉导管
PiCCO	pulse index contour cardiac output	脉搏波形心输出量监测
PK	pyruvate kinase	丙酮酸激酶
PLA2R	phospholipase A2 receptor	磷酸酯酶A2受体

OP	osteoporosis	骨质疏松症
OR	odds ratio	相对危险度
Osm	osmolarity	渗透压
OSS	ocular staining score	角膜染色评分
PA	pulmonary artery	肺动脉
PAASH	prognosis on admission of aneurysmal subarachnoid hemorrhage	动脉瘤性SAH入院患者预后
PAC	pulmonary artery catheter	肺动脉导管
PAH	pulmonary arterial hypertension	动脉性肺动脉高压
pAL	primary light chain amyloidosis	原发性轻链型淀粉样变
PAN	polyarteritis nodosa	结节性多动脉炎
PAP	pulmonary artery pressure	肺动脉压
PAP	pulmonary alveolar proteinosis	肺泡蛋白沉积症
PAWP	pulmonary arterial wedge pressure	肺动脉楔压
PBC	primary biliary cirrhosis	原发性胆汁性肝硬化
PBSC	peripheral blood stem cells	外周血造血干细胞
PC	pressure control	压力控制

PLCH	pulmonary Langerhans' cell histiocytosis	肺朗格汉斯组织细胞增多症
PLT	platelet	血小板
PM	pacemaker	起搏器
PML	progressive multifocal leukoencephalopathy	进行性多灶性白质脑病
PMN	polymorphonuclear leukocyte	多形核白细胞
PMSH	perimesencephalic nonaneurysmal subarachnoid hemorrhage	中脑周围非动脉瘤性出血
PNH	paroxysmal nocturnal hemoglobinuria	阵发性睡眠性血红蛋白尿
PO	per os	口服
Ppeak	peak pressure	峰压
PPFE	pleuroparenchymal fibroelastosis	胸膜肺弹力纤维增生症
PPI	proton pump inhibitor	质子泵抑制剂
Pplat	plateau pressure	平台压
PR	partial response	部分缓解
PRA	plasma renin activity	肾素活性
PRL	prolactin	泌乳素
PRPP	5-phosphoribosyl-1-pyrophosphate	5-磷酸核糖-1-焦磷酸
PRWP	poor R wave progression	R波递增不良
PS	pressure support	压力支持
PSC	primary sclerotic cholangitis	原发性硬化性胆管炎
PSVT	paroxysmal supraventricular tachycardia	阵发性室上性心动过速
PTCD	percutaneous transhepatic cholangiography and drainage	经皮肝穿刺胆道引流
PTE	pulmonary thromboembolism	肺血栓栓塞症
PTH	parathyroid hormone	甲状旁腺素
PTU	propylthiouracil	丙硫氧嘧啶
PV	polycythemia vera	真性红细胞增多症
PVR	pulmonary vascular resistance	肺血管阻力
PVRI	pulmonary vascular resistance index	肺循环血管阻力指数
qSOFA	quick sequential organ failure assessment	快速序贯器官衰竭评分
R	resistance	阻力
RA	right atria	右心房
RA	rheumatoid arthritis	类风湿关节炎

RAL	raltegravir	拉替拉韦
RAP	right atrial pressure	右房压
RASS	Richmond Agitation-Sedation Scale	Richmond躁动镇静评分
RBBB	right bundle branch block	右束支传导阻滞
RBC	red blood cell	红细胞
RB-ILD	respiratory bronchiolitis-interstitial lung disease	呼吸性细支气管炎伴间质性肺病
RF	rheumatoid factor	类风湿因子
RHC	right heart catheterization	右心漂浮导管
rhGH	recombinant human growth hormone	重组人生长激素
ROSC	return of spontaneous circulation	自主循环恢复
RPGN	rapid progressive glomerulonephritis	快速进展性（急进性）肾小球肾炎
RR	respiratory rate	呼吸频率
RRT	renal replacement therapy	肾脏替代治疗
RSE	refractory status epilepticus	难治性癫痫持续状态
RTA	renal tubular acidosis	肾小管酸中毒
rtPA	recombinant tissue plsminogen activator	重组组织型溶酶原纤激活剂
RV	residual volume	残气量
SABA	short-acting beta2-agonist	短效β2受体激动剂
SAH	subarachnoid hemorrhage	蛛网膜下腔出血
SAMA	short-acting musacrinic antagonist	短效抗胆碱能药
SBP	systolic blood pressure	收缩压
SBT	spontaneous breathing trial	自主呼吸试验
SCD	sudden cardiac death	心脏性猝死
SCM	sternocleidomastoid	胸锁乳突肌
SD	stable disease	病情稳定
SDNS	steroid-dependent nephrotic syndrome	激素依赖型肾病综合征
SERMs	selective estrogen receptor modulators	选择性雌激素受体调节剂类
SGLT2	sodium-glucose transporter-2	钠-葡萄糖共转运蛋白2
SIADH	syndrome of inappropriate antidiuretic hormone	抗利尿激素分泌异常综合征
SLE	systemic lupus erythematosus	系统性红斑狼疮
SLL	small lymphocytic lymphoma	小淋巴细胞淋巴瘤

SMV	superior mesenteric vein	肠系膜上静脉
SMVT	sustained monomorphic ventricular tachycardia	持续性单形性室速
SOFA	sequential organ failure assessment	序贯器官衰竭评分
SpO₂	oxygen saturation measured by pulse oximter	脉氧饱和度
SRNS	steroid-resistent nephrotic syndrome	激素抵抗型肾病综合征
SS	sjögren's syndrome	干燥综合征
ST	sinus tachycardia	窦性心动过速
STEMI	ST-segment elevation myocardial infarction	ST段抬高型心肌梗死
SV	stroke volume	每搏输出量
SVR	systemic vascular resistance	体循环血管阻力
SVRI	systemic vascular resistance index	体循环血管阻力指数
SWI	susceptibility weighted imaging	磁敏感加权成像
T1DM	type 1 diabetes mellitus	1型糖尿病
T2DM	type 2 diabetes mellitus	2型糖尿病

T_3	triiodothyronine	三碘甲状腺原氨酸
T_4	tetraiodothyronine	甲状腺素
TAVR	transcatheter aortic valve replacement	经导管主动脉瓣置换术
TBil	total bilirubin	总胆红素
TC	total cholesterol	总胆固醇
TCD	transcranial doppler	经颅多普勒超声
TCO2	total carbon dioxide	总二氧化碳结合力
TDF	tenofovir disoproxil fumarate	富马酸替诺福韦二吡呋酯
TdP	torsades de pointes	尖端扭转性室性心动过速
TEE	transesophageal echocardiography	经食管超声心动图
TEN	toxic epidermal necrolysis	大疱表皮松解型药疹
TG	triglyceride	甘油三酯
TgAb	thyroglobulin antibodies	甲状腺球蛋白抗体
THSD7A	thrombospondin type-1 domain-containing 7A	1型血小板反应蛋白7A域
Ti	inspiratory Time	吸气时间
TIBC	total iron binding capacity	总铁结合力

uACR	urinary albumin to creatinine ratio	尿白蛋白与肌酐比值
UAE	urinary albumin excretion rate	尿微量白蛋白排泄率
UAG	urinary anion gap	尿阴离子间隙
UCB	umbilical cord blood	脐血
UCG	ultrasonic cardiogram	超声心动图
UDCA	ursodeoxycholic acid	熊去氧胆酸
UIP/IPF	usual interstitial pneumonia/idiopathic pulmonary fibrosis	寻常型间质性肺炎/特发性肺纤维化
U_{osm}	urine osmolality	尿渗透压
uPCR	urinary protein to creatinine ratio	尿蛋白与肌酐比值
V/Q	ventilation-perfusion	通气血流比
VALI	ventilator-associated lung injury	呼吸机相关性肺损伤
VAP	ventilator associated pneumonia	呼吸机相关性肺炎
VB	van bijsterveld	角膜染色评分
VBG	venous blood gas	静脉血气
VC	volume control	容量控制

TLC	total lung capacity	肺总量
TLS	tumor lysis syndrome	溶瘤综合征
TMA	thrombotic microangiopathy	血栓性微血管病
TMP-SMX	trimethoprim and sulfamethoxazole	复方磺胺甲噁唑
TMPT	thiopurine methyltransferase	巯嘌呤甲基转移酶
TNF	tumor necrosis factor	肿瘤坏死因子
TOAST	trial of Org 10172 in acute stroke treatment	急性卒中Org10172治疗试验
TP	total protein	总蛋白
TPN	total parenteral nutrition	全肠外营养
TPOAb	thyroid peroxidase antibody	甲状腺过氧化物酶抗体
TRAb	TSH-receptor antibodies	促甲状腺素受体抗体
TSH	thyroid stimulating hormone	促甲状腺素
TTE	transthoracic echo	经胸超声心动图
TTP	thrombotic thrombocytopenic purpura	血栓性血小板减少性紫癜
TV	tidal volume	潮气量
UA	unstable angina	不稳定型心绞痛

535

VGKC	voltage-gated potassium channel	电压门控钾离子通道
VGPR	very good partial response	非常好的部分缓解
VILI	ventilator-induced lung injury	呼吸机诱导的肺损伤
VIP	vasoactive intestinal peptide	血管活性肠肽
VO_2	oxygen consumption	氧利用
VP	ventriculo-peritoneal	脑室-腹腔
V_T	tidal volume	潮气量
VTE	venous thromboembolism	静脉血栓栓塞症
vWD	von willebrand disease	血管性血友病
VZV	varicella-zoster virus	水痘带状疱疹病毒
WFNS	World Federation of Neurological Surgeons	世界神经外科医师联盟
WM	Waldenstrom's macroglobulinemia	华氏巨球蛋白血症
WU	wood units	伍德单位
XLA	X-linked agammaglobulinemia	X连锁无丙种球蛋白血症
α1-MG	α1-microglobulin	α1微球蛋白
β2-MG	β2-microglobulin	β2微球蛋白

后　记

　　第三版《协和内科住院医师手册》问世了。正值北京协和医院百年院庆，两位主编邀请我为这本小书写几句话，以示不忘初心，继往开来之意。这让我有点忐忑。百年协和名家辈出，经典著作比比皆是，可谓"山阴道上，应接不暇"。这本手册能躬逢盛典，是一项不小的殊荣。

　　命题作文是个苦差。思忖再三，决定介绍一下这本书的由来，或许能给年轻的同道们一点启发。2004年，美国加州大学旧金山医学院（UCSF）的几位内科住院医师来到我院工作，大家相处十分愉快。临别之际，获赠一本由他们自己编写的工作手册。这本手册针对住院医师工作中的常见问题，短小精悍，字字珠玑，颠覆了我们对学术著作的想象。惊叹于该书体例新颖，简明实用的同时，我们对住院医师为住院医师写书这件事也萌生了浓厚的兴趣。此后由李剑师兄牵头，我们在短短数月内将该手册翻译成中文，并印制成内部刊物试用。

　　用了一段时间之后，大家感觉原书虽好，但由于美国的疾病谱、诊疗体系乃至工作习惯与国内差异较大，有时难免南橘北枳，隔靴搔痒。看来，仅仅翻译这本书还不能满足我们自己的需求，应当创作一本完全基于北京协和医院内科特点的住院医师手册——这也成为本书第一届编委会的共识。他们是：李剑、吴东、王迁、李玥、朱卫国、王颖轶、吴炜、裴丽坚和李菁。那时候最"资深"的李剑师兄是第5年住院医师，我是第3年，其他人在第2年到第4年之间。大家都是初出茅庐，说干就干。编委会讨论后决定，整体工作由李剑牵头，由我统稿、润色和定稿。记得那是2007年的夏天，我正好担任内科总住院医师。白天会诊，夜里抢救，下夜班后毫无倦意，继续看稿、改稿，对每一个标点甚至空格都反复斟酌。那时候我用的是一台老式的明基笔记本电脑，价格相当于我四个月的工资，净重约等于两块板砖。其最大的问题是容易罢工，每次开机后风扇隆隆作响，键盘越来越热，然后突然挂掉。用它写东西我总是胆战心惊，要不停地保存。这么多年过去了，那种"火热"的写作状态仍记忆犹新。2008年第一版手册问世，热销包括港台地区的全国各地，并长期占据主流图书销售平台医学类书籍畅销榜前列。

回想起来，为了增加本书可读性并控制篇幅，我们当时的出发点是：①站在住院医师的角度，传授解决问题的思路；②语言准确、精炼；③采用表格和流程图；④使用英文缩写以方便记忆。例如读胸片要点包括：A（airway，气道）；B（bone，肋骨和胸椎）；C（cardiac，心脏）；D（diaphragm，横膈）；E（effusion，渗出影），诸如此类。这些出发点看来是经受住了时间的考验。2013年再版工作启动。第二版秉持相同理念，并更新了逾半的内容，主要是新知识和新技术。还根据读者反馈增加了新的专题，包括临床工作规范、知情同意、医患沟通、病房教学等。这一届编委会成员是赵久良、冯云路、陈适、弓孟春、王为、徐蕙、夏鹏、张路、张晟瑜、张婷、张炎、张遥、张昀和张蒙清。铁打的营盘流水的兵，第一届编委此时已结束了住院医师培训，进入了专科，恰好成为第二版的审稿人。

第三版编写是2019年启动的，编委会迎来了新鲜血液，我和李剑师兄担任主审。2020年，作为北京协和医院援鄂抗疫医疗队第二批队员，我有幸参加了武汉抗疫。我们在武汉同济医院中法新城院区新建了一个ICU，专门收治危重型COVID-19患者。两个多月里，我和队友们经历了很多次生死时刻。记得有一位患者突发肺泡出血导致窒息、室颤，必须紧急建立气道。当时我的护目镜完全被水雾蒙住，别说插管，就连患者的脸都看不清楚。眼睁睁地看着一条生命即将逝去，那一刻我心急如焚，肾上腺素大量奔涌。急中生智，我用力上下甩头并在原地跳，镜片上的水雾终于形成水滴流了下来，露出一条缝隙。依靠这条救命的缝隙，我成功插管，把患者从死亡边缘拉了回来。十多年过去了，自己在住院医师阶段打下的危重症底子还在，还能胜任极限条件下的工作，这令我欣慰。我要感谢协和内科长时间的锤炼，感谢前辈们的严格要求，当然也要感谢这本手册带给我的成长。能够与一茬又一茬优秀的住院医师们共事，是我一生的荣幸。

协和援鄂医疗队的医生中，约三分之二来自内科。注重"胜任力"、强调"三基三严"、追求"一专多能"，是协和内科培养人才的宗旨，也是初心。这份初心在抗疫斗争的严酷战场上经受住了考验，向党和人民交出了一份满意的答卷。

老兵不会凋零，他们只是在回望来时的路，期盼后来者能够跨越他们当年的足迹，走得更快、更好、更远。

吴 东

北京协和医院消化内科 党支部书记
主任助理
2021年5月16日